小郎中学医记

——爷孙俩的中医故事 5

曾培杰　陈创涛　编　著

中国中医药出版社

·北京·

图书在版编目（CIP）数据

小郎中学医记.爷孙俩的中医故事.5 / 曾培杰，陈创涛编著 .—北京：中国中医药出版社，2023.6

ISBN 978 – 7 – 5132 – 6686– 4

Ⅰ . ①小… Ⅱ . ①曾… ②陈… Ⅲ . ①中医学—普及读物 Ⅳ . ① R2 – 49

中国版本图书馆 CIP 数据核字（2021）第 010713号

中国中医药出版社出版

北京经济技术开发区科创十三街 31 号院二区 8 号楼
邮政编码　100176
传真　010–64405721
山东华立印务有限公司印刷
各地新华书店经销

开本 710×1000　1/16　印张 15　字数 260 千字
2023 年 6 月第 1 版　2023 年 6 月第 1 次印刷
书号　ISBN 978 – 7 – 5132 – 6686 – 4

定价　58.00 元
网址　www.cptcm.com

服 务 热 线　010–64405510
购 书 热 线　010–89535836
维 权 打 假　010–64405753

微信服务号　**zgzyycbs**
微商城网址　**https://kdt.im/LIdUGr**
官 方 微 博　**http://e.weibo.com/cptcm**
天猫旗舰店网址　**https://zgzyycbs.tmall.com**

如有印装质量问题请与本社出版部联系（010–64405510）

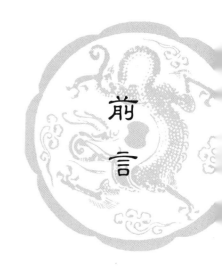

前言

　　一个病人说，当我通过学习中医知识，知道养生保健在用药之先，就开始节饮食、慎风寒、惜精神、戒嗔怒，发现自己感冒少了，吃药少了，家人受到影响，也少了很多烦恼，多了些快乐和微笑。

　　同事问我，怎么跟以前不同了？我跟他说，以前下馆子点很多菜，暴饮暴食，不吃得撑，每不罢休。以前风扇必开到最大，甚至吹通宵。以前不把熬夜当回事，看电视看到夜里一两点。以前碰到一些烦心事，就对周围人发怒。

　　同事又问，那现在呢？我跟他说，现在很少下馆子，即使偶尔去外边吃，菜也点得少了，只吃到七分饱，觉得胃很舒服。睡觉时，虽然热，打开风扇，必调定时，绝不吹通宵。自从不熬夜后，人就精神了很多。少看电视后，晚上那些乱七八糟的梦也少了，睡得很香。一有时间就到大自然中去，爬爬山，散散步，发脾气也很少了。

　　这个病人已经不是病人了，而是健康的常人，他自己的改变带动了整个家庭，甚至影响到他的同事、亲戚……

　　中医攻克疾病有两条路，一条路是选择用药物、针灸等手段，从下而上，辨证论治，治疾病之已成；而另一条路却是选择从日常生活起居、情志劳逸下手，从上而下，饮食有节，起居有常，不妄作劳，治疾病之未萌。

　　讲解药物，必须要明白疾病是怎么生成的，懂得养生便于更好地学好药物、用好药物。药物和养生相结合，是中医普及的康庄大道。

药物能够治一人一时之病，而养生却可以通过改变一个人的禀质，不仅影响他的一生，更能够通过他的行为处事、生活习惯而影响更多的人。

从这个意义上来说，中医养生文化的传播和普及，必将给世人带来更为持久全面的健康。所以中医是人生不可不了解的一门学问！

现在很多人呼吁中医文化进校园，让学生们早接触、多接触中医，而国家也正在研究试推，这是一个好现象！我们以后也会创作更多的作品，来羽翼中医校园教育，普及健康理念，发扬中医精神！

中医之所以能传承至今，最重要的就是它为人所需，为世所重，是人们自发自愿自觉去学习实践的，不需要考试，不需要强迫，它有广大的群众基础，久远的文化传承。虽然经历了近现代西医文化的冲击，但依然坚韧不拔地存续了下来，无怨无悔地守护着民众的生命健康。

我们要做的就是信中医，学中医，行中医，证中医，让中医为更多的人服务，让世间因为中医而美丽，因为中医而幸福！

中医普及学堂

2022 年冬

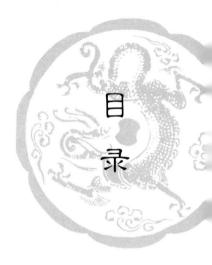

目 录

1. 川芎

◎头痛不离川芎

小指月看着竹篱茅舍外面种的川芎，节节横生，长根作苗。

爷爷说，川芎的本事很大。川芎，取枝横埋于土中，能够迅速生根发芽，节节吐嫩，可见它有一股升阳之气，故无壅不宣，无间不达。

小指月说，难怪川芎能上达头目，下行血海，旁开郁结。

爷爷说，这川芎是风药，气香善于走窜，最善于上头，所以古人有头痛不离川芎之说。陈士铎认为治头痛用川芎如神，但不可单用。指月，这是为什么呢？

小指月说，川芎主要以辛散为主，辛散药的不足就是容易消耗阴气。邹润安说，凡物之性燥味辛，能升发阳气者，必能消耗阴气。所以用畅达阳气之药，必须要顾及滋养阴血。

爷爷点点头说，学习药物要直接从性味上面下手，各种巧用都离不开四气五味。当你知道川芎能升发阳气，但又容易消耗阴气时，你就知道必须要佐以养阴益气之品。不然如果单用一味川芎，血就容易躁动而散失，即行气之药得养血之品，则气行而血不耗散矣。

有个头痛的病人，每每疲劳后头痛加重，吹一阵风都痛。

爷爷说，这是什么头痛？小指月说，这是血虚加外感。

爷爷说，血虚夹外风头痛，必用当归、川芎。李东垣《东垣十书》中说，血虚头痛，当归、川芎为主。这病人吃了几次药后，头就不痛了。

小指月说，这种劳损后头痛，怕风加重的，是营血亏损，不能上荣，导致脑髓脉络空虚，至虚之处便是容邪之所。所以补血养荣的当归，配合辛散祛风的川芎，扶正祛邪，头痛立愈。随后小指月在小笔记本中记道：

《医学衷中参西录》记载，友人郭某之妻，产后头疼，或与一方，当归、川芎各一两煎服即愈。此盖产后血虚兼受风也。愚生平用川芎治头疼不过二三钱。一人年三十余，头疼数年，服药或愈，仍然反复，其脉弦而有力，左关尤甚，知其肝血亏损、肝火炽盛也。投以熟地、柏实各一两，生龙骨、生牡蛎、龙胆草、生杭芍、枸杞各四钱，甘草、川芎各二钱，一剂疼止，又服数剂，永不反复。又治一人，因脑为风袭头疼，用川芎、菊花各三钱，煎汤服之立愈。

◎ 中药不传之秘在于量

小指月说，爷爷，有人说川芎治头痛，必须量大方为功，有人说量小走上焦方为王道，究竟是要量大还是量小？

爷爷说，一切都要视病性和人体虚实而论，不能就药论药，谈空说妙。小指月点点头，知道爷爷又要说中医学以人为本，一切讲药都要具体问题具体分析。

果然爷爷说，产妇体虚受风头痛，用川芎一二钱，配以养血的当归，随手即愈。如果内伤瘀血偏头痛，血瘀顽固，痰瘀交阻，非重用川芎不为功，如散偏汤，川芎便可用至一两，取它辛以散之，上行头目，冲开瘀血之功。小指月点点头。

爷爷又说，体虚之人，如果重用川芎便有拔肝木之忧；体壮实之人，川芎用量小了，如隔靴搔痒。所以川芎剂量的调整还得凭脉辨证。

有位老太太，头痛好几年了。她拿着一个专治偏头痛的方子，前来竹篱茅舍，说，大夫，这个方子，我吃着比较有效，可一不吃又头痛起来。

小指月一看这方子有八味药：川芎 15 克，白芷 2 克，白芥子 9 克，白芍 15 克，甘草 3 克，柴胡 3 克，郁李仁 3 克，香附 6 克。

爷爷说，这是陈士铎《辨证录》里的散偏汤，是治疗各类偏头痛的特效方。

小指月说，为何这么好的方子没治好她的偏头痛呢？爷爷说，中药的不传之秘在于量。剂量这关如果没有突破，往往效失参半。这散偏汤里的川芎一般要重用到 30 克，特别是顽固瘀血、脉涩滞的，重用到 30 克，方能迅速达到止痛的目的。如果减到 15 克，那么疼痛只是减轻，不能够根治。

小指月点点头，原来医生有时怕剂量大出问题，又担心老年人身体受不了，便把古方剂量减小，殊不知一减下来，就不是在治病，而是在养痈。老太太拿着增加了剂量的散偏汤，回去再吃，头痛如失。随后小指月在小笔记本中记道：

尹志美经验：川芎治头痛，量小效不张。尹老在葛洪《肘后备急方》重用川芎治疗头痛的启发下，数十年来，重用川芎治愈多例顽固性神经性头痛、血管性头痛和偏头痛。其常用方为川芎茶调散和清空膏。头痛不严重，仅感头昏者，川芎用量在 18~24 克；头痛明显者，川芎至少用 30 克，临床疗效显著。

曾有一陈姓 90 岁高龄病人苦头痛，他医以川芎茶调散加连翘、蝉蜕，川芎仅用 12 克而不效，尹老去连翘、蝉蜕，将川芎用量加至 30 克，其他药物不变而收全功。（《名老中医用药心得》）[1]

---

[1] 本系列图书所引用名老中医经验，除非特别指出，均是引自原人民军医出版社出版的《名老中医用药心得》系列（本系列图书最新修订版将由中国中医药出版社出版），后不赘述。

◎ 补药必佐宣通

《神农本草经》记载，川芎主中风入脑头痛，寒痹，筋挛缓急，金创，妇人血闭无子。

小指月说，爷爷，《神农本草经》中提到川芎，一治头痛，二治痹痛，三调月经。

爷爷说，川芎是血中气药，它治疗疾病，总离不开活血行气、祛风止痛。但这味药善于走窜。名医张山雷说，川芎味薄气雄，一往直前，譬犹勇敢之士，冲锋陷阵，锐不可当。如果想要用川芎为将的话，必须要选一些辅助良才，与川芎并用，方能直捣病所，有犁庭扫穴之功。

一妇人贫血，有时两三个月才来一次月经，结婚3年多，还没怀上孩子，面色㿠白，脉象细弱。爷爷说，这是血气虚少，不能养胎。

于是给她用四物汤补血，川芎只用5克。连吃了2个月，月经顺畅后就怀上了孩子。小指月说，为什么用四物汤来调经助孕呢？

爷爷说，四物汤是血家第一方，用熟地黄、当归、白芍以补血，稍佐以川芎，血气就能流通而不郁滞，而且川芎还能下行血海，乃妇科良药，引众补血药直趋下焦，令胞宫血足。《日华子本草》说它能调众脉，破宿血，养新血。随后小指月在小笔记本中记道：

江苏名老中医孟景春常用川芎于补血剂中，如常用的四物汤，但用于补血剂中的川芎用量不能重，因补血药有呆滞之弊，必用川芎起和血之功，方能久服无弊。这就是清代名医叶天士所说的"补药必佐宣通"的道理。

◎ 川芎拾珍

张和平经验

张氏根据《华佗神方》中"华佗治崩中神方"，用单味川芎煎服治疗功能失调性子宫出血29例，效果满意。治法：每日取川芎24~28克，加白酒30毫升，水250毫升，浸泡1小时后，加盖，用文火炖煎，分2次服。不饮酒者，可单加水顿服。一般2~3日血即止。病程较长者，可在血止后减量续服8~12日，以巩固效果。

张某，49岁，医生，已婚。阴道出血已25天，曾经刮官及服止血药、激素等药效果不明显。近两天出血量增多，以紫暗血块为主，伴有腹痛，乏力，腰膝酸软，面色萎黄，舌淡有瘀斑，脉细涩。每日用川芎28克，加白酒30毫升，水250毫升，浸泡1小时后，以文火炖，分早、晚2次服。当日出血明显减少，2日后血止。为巩固疗效，继服 8 日。1 年后随访未复发。

指月按：川芎少用 3 ~ 5 克，则升清阳，可治头目痛，如《简便单方》治风热头痛，用川芎 3 克，配合茶叶，水煎服。川芎中等剂量用 6 ~ 10 克，可以行气活血，条达肝郁，如柴胡疏肝散。川芎重用 20 ~ 30 克，反而能够收缩子宫，减少出血量。

《伤寒论》记载，虚劳虚烦不得眠，酸枣仁汤主之。

指月按：酸枣仁汤治失眠，为何用川芎？非川芎有安神之功，郁解则神安。川芎能旁开郁结，凡郁病在中焦者，可用川芎，开提其气以升之，气升则郁自降也。故《丹溪心法》说，苍术、川芎总解诸郁。

2. 延胡索

◎广谱止痛药

小指月正在药房里，用醋炮制延胡索。延胡索乃中药止痛妙品，醋制后行气止痛力量倍增，不管头面胸腹、四肢跌打损伤，还是食伤忧伤，但见气血凝滞，不通则痛者，用上延胡索，无不应手取效。所以李时珍在《本草纲目》中说，延胡索能行血中气滞、气中血滞，故专治一身上下诸痛，用之中的，妙不可言。盖延胡索乃活血化气第一品药也。

一个小伙子吃饭的时候，发现餐桌上没有自己喜欢的红烧肉，边怄气边吃饭，谁知只吃到半碗，胃脘就拘挛疼痛，他用手捂着胃，痛得冷汗淋漓。家人都被吓着了，赶紧带这小伙子来竹篱茅舍。

小指月一摸，这脉象双关郁结如豆，明显有食积气滞。爷爷说，这叫吃了压气饭，生了气又吃饭，这是在自我摧残。这样肝气打结，饭食不下，不通则痛。

于是小指月给他包了一小包延胡索散，让他用温水马上先服半包，疼痛立解。

《汤液本草》说延胡索"治心气小腹痛，有神"。小指月今天亲眼看到疗效，心里马上有底了，原来中药起效之快速，真的可以用覆杯而愈来形容。随后小指月在小笔记本中记道：

《本草纲目》中记载了两个验案：荆穆王妃胡氏，因食荞麦着怒，遂病胃脘当心不可忍。医用吐下行气化滞诸药，皆入口即吐，不能奏功，大便三日不能。因思《雷公炮炙论》云：心痛欲死，速觅延胡。乃以延胡索三钱，温酒调下，即纳入，少顷大便行而痛遂止。华老，年五十余，病痢，腹痛垂死，已备棺木，余用延胡索三钱，水饮服之，痛即减半，后调理而安。延胡索，又名元胡、玄胡，性温味辛苦，入心、肝、脾经，有活血行气止痛之功效。其止痛作用显著，作用部位广泛，且持久而无毒性，是一味比较优良的广谱止痛药。

◎延胡索拾珍

王幸福经验

临床上经常碰到一些病人捂着肚子喊痛，遇到这种情况肯定是先止痛，以解决当务之急。但作为一名中医，这时你不可能给人家开汤药或哌替啶（度冷丁）。这不现实，但也不能拒之门外。怎么办呢？我有一个妙法，即用市售元胡止痛片，20片碾碎，一次冲服，5分钟即可解决问题，病人笑逐颜开。《雷公炮炙论》载：心痛欲死，速觅延胡。延胡就是现在的元胡或延胡索。古人有条件把草药即时碾碎冲服，因过去医药不分家，在一起。现在不同了，医是医，药是药。但我们也要与时俱进，充分利用现代科技成果，把元胡止痛片碾碎不就成了。

用这个方法时，一定要注意，先排除胃穿孔一类的急腹症，这一点不用多说了。切记：元胡止痛片一定要保证足量，而且必须碾碎冲服，不能减量或吞服。

举一例子。2009年大约7月时，一个病人在我那里排队等看病，突然叫起来，捂着胃部蹲下，说肚子痛。我只好放下手头病人，过去看看。经简单检查认为是胃痉挛，过去没有胃病史，也没喝凉啤酒，我就随手拿了一小包元胡止痛片，两角钱，碾碎冲服，5分钟后病人安静下来，不痛了。旁边的人说，你这是啥药？这么厉害，几分钟就止住痛了。我戏言，不能外传，祖传的。众人大笑不止。

指月按：延胡索止痛，不管是单味药，还是用中成药，或者加到复方里，如金铃子散，效果都比较好。头痛可加川芎，腹痛可加小茴香，跌打损伤、心脑血管疾病可加三七，产后恶露不下可加童便、温酒。随身体病症需要灵活加味，应手取效。如果是体虚之人，应该配合些补益之品，如黄芪、当归同用，这样气行痛止，不至于耗伤正气。

3. 郁金

◎妇人倒经要药——郁金

《本草备要》记载，郁金行气解郁，凉血破瘀，治吐衄、妇人经脉逆行。

小指月正在粗糙的石块上磨着郁金，这块石头是爷爷特地找了很久才找到的。

一般人只听说过用石头磨刀，却很少听过用来磨药的。小指月说，爷爷，为什么那么费事呢？我们不是有打粉机吗，一下子就打好了，可以省多少时间啊！

爷爷笑笑说，为什么现在机器制造业这么发达，人们还需要手工裁缝呢？有些手工制作是机器无法代替的。而且有些药物要求不见铁器，用石头磨，更接近传统加工炮制要求。

有一妇人，每次月经来临时，不是鼻子出血，就是牙龈出血，有时出得还挺多的，月经过后就好了。这次出血居然有不可止之势，她赶紧来到竹篱茅舍。

爷爷说，指月，像这种女子月经期的人体上部出血，如鼻衄或牙龈出血，叫妇人倒经，可以用一味顺经汤。小指月从没听说过一味顺经汤。

爷爷说，就一味郁金。郁金是治倒经要药，既能清热凉血，也能顺气解郁。再加上它味苦性寒，能降泄诸气，正符合吐衄必降气之意。《神农本草经疏》中说，郁金本属血分之气药，其治以上诸血证，正谓血之上行，皆属于内热火炎。此药能降气，气降则火降，而郁金之性又善入血分，故能降下火气，则血不妄行。

这妇人每次冲服郁金粉 6 克，冲服了一次血就止住了，第二个月又冲服了几次，接下来倒经的现象就消失了。随后小指月在小笔记本中记道：

郁金磨汁服，下气降血之功更速。虽然也可以走捷径用机器打粉，但效果会稍逊。其实郁金质地不坚，易磨，但须用力轻匀，手重则散。

◎重用郁金治胆囊炎

小指月说，爷爷，为什么叫郁金？爷爷说，肝喜条达，而恶抑郁。诸气膹郁，皆属于肺。大凡气机郁结都出于肝、肺，这郁金气味芳香，又能引气血畅达，郁气死血，皆可得下。

近代医家唐容川做过一个实验，来证明郁金逐死血之力甚大。一个盘里装一些动物的血块，往上面洒些郁金粉末，这些积血很快分开而化走四边消掉，可见它逐散瘀血之力甚大。所以可以看出郁金治郁是把气凝血聚之象解放开来，故无论是郁气、郁血、郁热、郁痰诸症，用郁金皆能解其郁，化散其病理产物，使邪浊出下窍，归浊道，这样气机恢复条达，疾病可除。

小指月说，难怪这郁金被称为郁闷者的金子。

有个急性胆囊炎病人，胁部刺痛难忍，服了消炎利胆片，虽然有所好转，仍然不断根，一吃饭就有恶心呕吐之感。

爷爷摸他左关脉弦硬如豆，便说，用郁金磨粉，每天 30 克水煎，连服 3 天。

这病人如法服药，并且遵循胆囊炎必须清淡素食的原则，服药 3 天，胁痛就消失了，胃口大开，吃饭不再恶心呕吐了。

小指月说，爷爷，为何单味郁金治胆道炎症如此神效？爷爷说，胆道的炎症不外乎就是气郁、血瘀、痰浊交结在那里，堵塞发热，而一味郁金不仅能够破其气郁、血瘀、痰热，还能把痰浊从胆道赶入肠中，排出体外。古书里说，用一味郁金可以治疗蛊毒、肝胆积郁，服之即可泻下恶物。

小指月说，原来是这样，郁金还能把肝胆的郁热赶到肠管，真是形象极了。

爷爷说，《医宗金鉴》里有个颠倒木金散，由木香、郁金二药组成。木香化右关气郁，郁金化左关血瘀。如果左关郁结，肝胆堵塞厉害，就重用郁金；右关郁结，脾胃板结厉害，即重用木香。此二药能将气逆、气郁、气乱等中焦不顺、颠倒之象，把它们理顺过来，乃中焦气滞血瘀痛症之黄金搭档。如果纯粹是肝胆炎症堵塞，用郁金即可。随后小指月在小笔记本中记道：

《实用经效单方》记载，崔某，男，右胁痛，与日俱增，食欲不振，时有恶心，身体逐渐消瘦。医院检查诊断为胆囊炎，用消炎利胆药效果不明显。后改用广郁金（即广东的郁金，最为道地），每天用 60 克煎汁，分 3 次服，前后用药 13 天，胁痛日减，胃口日增，遂愈。

◎ 郁金拾珍

龚士澄经验 郁金通便

黄郁金，性微寒，味辛微苦。治血积，生肌定痛，能下气而解肺金之郁，故名郁金。古方白金丸，治疗因惊扰而痰血郁聚所发之癫狂，是取郁金入心去恶血，配明矾化顽痰也。龚氏遇食积便秘、热病便秘而热不退、腹胀满之夹瘀者，惯用黄郁金 8～9 克，冷开水磨汁，和入煎成去渣之汤药中服，4～6 小时，即解软溏大便而不稀泻，屡用未见流弊。郁金通大便，有泻热涤痰之功，最宜于虚人与小儿。此药即使用之不当，亦不致伤正陷邪。郁金之所以能通便，全在下气去积之力，唯须磨汁（连渣）内服方效，煎汤即无通便功能。

指月按：郁金能化血，能让瘀化下行，如盆中死血得郁金则化散；明矾能净水，如浊水中放入明矾立即澄清，此浊降清升也。所以白金丸，即白明矾配合郁金，能令攻心的痰瘀下行，故心神复清，癫狂减轻。肝主疏泄，郁金能入肝，助肝疏泄，令胃肠可以泻出恶物。故凡肠道有郁闷之气胀满者，亦可用郁金以解之。不过郁金开郁通滞，必须体实。如若体虚者，必须配以补剂，无补剂则愈开愈郁，故血亏者若再用破血之药以开郁，郁不能开，而阴血却先伤，万不可犯此虚虚实实之戒。

4、姜黄

◎姜黄乃肩背痹痛引药

小指月说，爷爷，郁金、姜黄它们本是同根生啊。

爷爷说，还有莪术，也是它们队伍里的一员。郁金是药用根块，它苦寒能破血行瘀，下气解郁。而姜黄却是根茎，它辛温而不寒，能行散瘀血，止肩周痹痛。

有个产后肩臂疼痛的病人，医生给她用了桂枝汤，效果不理想。爷爷就在原方基础上加黄芪、当归益气养血，姜黄、海桐皮入肩臂，祛风止痛。这样再次服用，痹痛就消失了。老中医不是说，经方以不加减为贵吗？

爷爷说，没有执死方而治活病的。知道理法，加减也对；不知道理法，守方也错。小指月点点头，原来爷爷抓住产后气血两虚，加上风邪痹阻肩痛，加黄芪、当归强壮气血，以扶其正，用姜黄引药达肩臂，配合海桐皮祛风湿以去其邪。这样正气复，邪气退，是以痹痛除。

爷爷说，姜黄乃肩臂痛不离之引药，汤方中有它，就有了方向。随后小指月在小笔记本中记道：

姜黄、海桐皮乃肩痹痛对药。严用和《济生方》的蠲痹汤及孙一奎的姜黄散都能治肩臂背痛，但严氏蠲痹汤中有黄芪、当归益气养血，孙氏姜黄散中有白术、甘草补脾扶正，皆是宣痹不忘扶正之意。张仲景有虚劳血痹之论，虚劳者多容易血脉痹阻，如产后易得风湿痹证。而血脉痹阻者又往往夹杂虚劳，所以老人气血亏虚者，痹痛容易反复发作。治痹之时，用祛风湿之品，就必须配合益气养血药，一防气血耗伤，二能扶正以托邪外出。

5、乳香．没药

◎痈疮黄金药组——乳香、没药

小指月说，爷爷，为何你治疗疮疡或外伤喜欢用乳香、没药？

爷爷笑笑说，乳香、没药又名海浮散，是漂洋过海来到中国的，虽然是外来的药，但由于功效好，价格不高，所以常用。小指月说，乳香、没药比较难喝啊。

爷爷说，苦口的是良药，逆耳的是忠言。虽然难喝，但管用就行。对于脾胃虚弱的人来说，用量不要太大，以防呕吐。

有个乳痈的妇人，局部痈肿热痛。爷爷说，指月，阳毒痈疮开手第一方是什么？

小指月说，当然是仙方活命饮了。这仙方活命饮里就有行气活血、消肿止痛的乳香、没药。

3剂药喝完，气通血活，痈疮这团气血凝聚肿热之象就消散了。

爷爷说，乳香、没药都是树脂，它们功效大抵相似，所以常相须为用。由于它们辛香善于走窜，像是树的血脉，善入人体血脉，以辛开气结，涌泄瘀血，所以凡是局部血凝气聚，痈疮肿痛，皆以此二药为黄金药组。随后小指月在小笔记本中记道：

《医学衷中参西录》记载，一少妇，左胁起一疮，其形长约五寸，上半在乳，下半在胁，皮色不变，按之甚硬而微热于他处。延医询方，调治两月不效，且渐大于从前。后愚诊视，阅其所服诸方，有遵林屋山人治白疽方治者，有按乳痈治者。愚晓病家曰：此证硬而色白者，阴也。按之微热者，阴中有阳也。统观所服诸方，有治纯阴阳之方，无治半阴半阳之方，勿怪其历试皆不效也。用活络效灵丹，俾作汤服之，数剂见轻，三十剂后，消无芥蒂。一妇人年五十许，脑后发一对口疮。询方于愚，时初拟出活络效灵丹方，即书而予之，连服十剂痊愈。

活络效灵丹：治气血凝滞，癥瘕积聚，心腹疼痛，腿疼臂疼，内外疮疡，一切脏腑积聚，经络湮淤。当归五钱，丹参五钱，生明乳香五钱，生明没药五钱。上药四味作汤服。若为散，一剂分作四次服，温酒送下。腿疼加牛膝，臂疼加连翘。妇女瘀血腹疼，加生桃仁（带皮尖，作散服，炒用）、生五灵脂。疮红肿属阳者，加金银花、知母、连翘。白硬属阴者，加肉桂、鹿角胶（若恐其伪，可代以鹿角霜）。疮破后生肌不速者，加生黄芪、知母（但加黄芪恐失于热）、甘草。脏腑内疼，加三七（研细冲服）、牛蒡子。

◎乳香、没药拾珍

张锡纯经验

一人年三十许，当脐忽结癥瘕，自下渐长而上，其初长时稍软，数日后即硬如石，旬日长至心口。向愚询方，自言凌晨冒寒，得之途间，时心中有惊恐忧虑，遂觉其气结而不散。（按：此病因甚奇，然不外气血凝滞。）为制此方（灵效活络丹），于流通气血之中，大具融化气血之力，连服十剂全消。以后用此方治内外疮疡，心腹四肢疼痛，凡病之由于气血凝滞者，恒多奇效。

乳香、没药不但流通经络之气血，诸凡脏腑中有气血凝滞，二药皆能流通之。医者但知其善入经络，用之以消疮疡，或外敷疮疡，而不知用之以调脏腑之气血，斯岂知乳香、没药者哉。乳香、没药最宜生用，若炒用之则其流通之力顿减，至用于丸散中者，生轧作粗渣入锅内，隔纸烘至半熔，候冷轧之即成细末，此乳香、没药去油之法。（《医学衷中参西录》）

指月按：周身之气通而不滞，血活而不留瘀，气通血活，何患疾病不愈。乳香、没药辛散走气，苦泄入血，能行血中气滞，化瘀止痛，内可宣通脏腑气血，外能透达经络百脉，故一切气滞血瘀，凝结成包块痛症，皆可用之。若体虚者，加补益之品，方能保证行血而不耗血，调气而不散气。

6. 五灵脂

◎痛得没有笑脸了

《鸡峰普济方》记载，治卒暴心痛，不可忍者，五灵脂为细末，每服二钱，热酒下，妇人醋汤下。

一妇人产后腹痛难忍。爷爷说，是像针刺那样痛，还是胀痛？妇人说，就像针刺那样。小指月看她痛得皱眉，一筹莫展。

爷爷说，如果是胀痛，属于气滞，可以用厚朴、小茴香。如果是刺痛，属于血瘀，就要用失笑散。病人脉象细涩，唇暗，又是刺痛，那是血瘀腹痛无疑了。

小指月给她包了一包失笑散，叫她用醋水趁热服。喝下去，过了会儿，微微出点汗就不痛了。那一脸疼痛之状马上转为欢喜微笑。

小指月哈哈一笑说，这就是失笑散，"失笑"者，忍俊不禁而发笑。此方仅两味平易之药，竟能使瘀血疼痛霍然若失，其止痛效果之佳，使人忍不住发出笑声。故称之曰"失笑散"。血一化开，通则不痛，笑脸就回来了。

爷爷说，这五灵脂和蒲黄两味药，乃治疗妇人心腹瘀滞刺痛之良药，用醋煎，可以加强止痛效果，配合温水趁热喝，能温通血脉。血脉遇寒则凝，得温则行。

如果没有蒲黄的话，单用五灵脂也管用。《本草纲目》认为，五灵脂也可治男女一切心腹胁肋少腹血瘀诸痛。然后小指月在小笔记本中记道：

治产后心腹痛欲死，蒲黄（炒香）、五灵脂（酒研，淘去砂土）等份，为末，先用酽醋调二钱，熬成膏，入水一盏，煎七分，食前热服。

◎相反相激妙用人参、五灵脂

一病人经常愤怒忧虑，又暴饮暴食，忧恚伤肝，暴食伤脾，长此以往，肝部长了囊肿，隐隐作痛，医院检查还肝脾大，搞得饭也吃不下，觉也睡不好。医生给他用破血逐瘀的三棱、莪术，肝部的病灶仍然无动于衷。

爷爷摸他脉象，弦滑搏指，便说，弦为肝胆病，滑乃痰湿重，脉象弦滑有力，乃痰湿气血互凝之象。治病如同解死结，如何把痰瘀互凝之象解散开呢？

爷爷说，用四物汤化散其瘀血，用二陈汤消磨其痰湿，再配人参、五灵脂。

小指月有两大疑惑，第一个疑惑是这四物汤和二陈汤如此平和之药，能治疗这肝疾吗？三棱、莪术破不开的肝区囊肿，难道这普通的四物汤就能解散开吗？

爷爷说，再复杂的病也是由基本的病理组成的，离不开痰饮、瘀血，二陈汤乃化痰饮祖方，四物汤乃血家第一方，痰瘀互结，用此平和之方，往往最为有效。

小指月第二个疑问，人参最怕五灵脂，它们是十九畏里的药，能配在一起吗？

爷爷说，相反相激，人参得五灵脂能补气化瘀，五灵脂得人参善推陈出新，这两味药能够令陈莝去、新血生、瘀滞尽、营卫昌。由四物汤带入肝中，利用它们相互激荡，可以将病灶化开。原本用三棱、莪术都没能化散开的肝脾大、肝囊肿，这次用这么平和的汤药，反而使得肿胀消，胃口好，大便排出很多黑血。半个月后，肝区的囊肿居然消失了。随后小指月在小笔记本中记道：

《脉诀汇辨》记载，一官夫人经常在忧恚交加中吃饭，患了严重的噎膈，胸中隐痛，饭食不下。其阳脉滑而阴脉搏，明显是痰血互凝之象，于是用二陈汤加当归尾、桃仁、郁金、五灵脂，连续服用4剂，症状没有大的改善。于是又想到人参和五灵脂相配，善于融化瘀血，便在前方中加人参两钱，倍用五灵脂，然后再服用，死血遂从大便出。服用10剂时，噎膈止，胃口开，胸中隐痛消失，遂愈。

◎五灵脂拾珍

谷济生经验　人参、五灵脂配伍治疗肝脾大

"人参最怕五灵脂"，是"十九畏"中的一畏，属中药配伍禁忌。谷老将两药配伍治疗慢性肝炎、肝脾大每获良效，从未发现不良反应。孙某，男，54岁。患慢性乙型肝炎10余年，肝功能反复异常，1970年求诊于谷老。自述体倦乏力，腰膝疲软，肝区疼痛，腹胀，面色晦滞，舌质暗红，边有瘀点，苔白滑，脉弦涩。

B 超提示：肝大，肋下 3 厘米；脾大，肋下 4.5 厘米。诊为气虚血瘀型。处方：黄芪 30 克，人参 10 克（先煎），五灵脂 10 克，当归 10 克，穿山甲（代，下同）15 克，炙龟甲、鳖甲各 15 克，白术 10 克，丹参 15 克，赤芍 20 克，鸡骨草 15 克，枳壳 10 克，郁金 20 克。每日 1 剂。本方连续服用 2 个月，再次做 B 超，肝肋下 1.2 厘米，脾肋下未触及。后以原方配制丸剂，每日 20 克，连续服用 1 年，迄今 20 余年，肝功能正常，肝脾大消失。

指月按：吴仪洛《本草从新》说，人参配五灵脂因相恶而效更奇。久病多虚，久病多瘀，既虚且瘀，需要益气活血。人参得五灵脂则补而不滞，益气化血而无留瘀之弊；五灵脂得人参则扶正祛邪而无伤正之虞。章次公先生在其编写的《药物学》中即指出：二者完全可以同用，希望医药界同仁勿为成说束缚。

7. 夏天无、枫香脂

◎ 风湿与高血压

有个血压高的病人，腕关节风湿痹痛。爷爷给他开了点夏天无打粉，每次服 9 克，痹痛大减，血压也降下来了。

小指月说，那么多祛风湿药，爷爷为什么选择夏天无呢？爷爷说，本草书里记载，治疗风湿性关节炎、血脉瘀阻之高血压，用夏天无粉，每次 9 克，每日服 2 次。原来这夏天无除了祛风湿止痛外，还可以活血化瘀。

爷爷说，指月，为什么治疗风湿常要加活血之品呢？小指月说，治风先治血，血行风自灭。

爷爷又说，指月，为什么降血压不是纯用平肝潜阳，常要加些活血通络之药？小指月说，血络通畅，管道压力就减轻。

爷爷说，夏天无这味药，既能祛除在表的风湿，又可以活血通络，缓解里面的压力。若非表里相兼治，高血压、风湿何能康？原来这风湿痹证外因是风寒湿痹阻，而痰饮瘀血却是内在的病理产物。所以治风湿必须要内外兼治，其效方速。

◎ 痤疮就是小痈疽

爷爷说，枫香脂，顾名思义就是枫香树干燥的树脂。小指月说，爷爷，枫香脂作用和乳香、没药差不多吧？因为它们都是树脂。

爷爷说，它们的功用确实大致相同，都能活血止痛，消肿生肌。

有个小伙子面部痤疮，满脸都是，别人看了惨不忍睹，他自己也痛痒难耐。喝了不少凉茶，吃了不少清热解毒的药，可痤疮依旧。

爷爷居然一反常规思路，给他用仙方活命饮加枫香脂。还真奇怪，吃了几剂药，痤疮不痛痒了，而且修复起来非常快。

小指月不解地问，爷爷，这治痈疽的仙方活命饮，你拿它治痤疮，想不通啊！

爷爷笑笑说，顽固的痤疮，你可以当成痈疽治，都是局部气凝血聚，热肿痒痛，甚至溃烂。所以你可以把痤疮看成是小痈疽，或者痈疽看成是大痤疮。

小指月恍然大悟。爷爷说，为什么要用乳香、没药、枫香脂这些树脂呢？

小指月说，痤疮可以看成一团瘀血，这些树脂能够活血，乃树之精血也。痤疮局部堵塞，还会痛痒，通过活血，血脉通则不痛，所以痒痛自止。

爷爷说，还有呢？小指月说，还有最重要的，这些树脂能消肿生肌，痤疮肿痒，甚至溃烂，肌肉迟迟不能新生，用它们可以迅速地把气血引过去，让肌肉生长出来，局部就修复得快。所以乳香、没药、枫香脂大都有消肿生肌的作用。

爷爷点点头，痤疮能够分析到这个层面，就相当于把一个疾病予以解剖，看到疾病的本质，这样再去治疗，再顽固的痤疮，还是离不开这几大法，活血止痛、消肿生肌、清热解毒等。

8. 丹参

◎疾病伤人何处

一建筑工人在工地忘了戴头盔，不小心被一块石头砸中头部，头部大量出血，送往医院缝了几针，出血止住了，随后就上班了，但却留下了后遗症，每当刮风下雨或者劳累过度，头部便会刺痛不止。他用了元胡止痛片，还有各类治头痛的西药片，发现用时效果不错，停药后又会痛起来。

爷爷说，指月，用一味丹参散，50克，水、酒各半煎服。这病人连吃了5剂，用丹参打粉，水酒煎饮，吃完后面红目赤，额头微微出汗，觉得非常舒服。他以为这次治病效果可能也是暂时的，但以后的几个月，头部刺痛都没有再发作，他才知道原来这个一味丹参散彻底治好了他的头痛后遗症。

小指月说，爷爷，为什么丹参用这么大剂量呢，而且还用水酒煎服这么奇怪的办法？爷爷说，单味药重用，辨证准确，必然力专效宏。用酒煎是因为酒能上行头目，疏通血管，周身无处不到，这样丹参得酒臂助，力量就更雄。所以凡血脉有瘀滞死血的，不论是手足痹痛、头痛、痛经，还是脏腑瘀痛，丹参在酒的带领下，皆能抵达病灶，所过皆化。小指月点点头。

爷爷说，你看外感、内伤，最终伤什么呢？小指月沉思了，究竟疾病终极伤人伤在哪里？如果连疾病如何伤人都没有搞明白，如何下手去治病呢？

爷爷便引王清任《医林改错》说，无论外感内伤，初病伤人，不能伤脏腑，不能伤筋骨，不能伤皮肉，所伤者无非气血，故治病要诀在于明白气血。

小指月点点头，气血不外乎是盈、虚、通、滞四字而已。若气血亏虚，便要令其盈满，如黄芪、当归；若气血滞塞，便要令其通透，如丹参、川芎。

爷爷说，治病始终还要把握住元气，人行坐活动全仗元气。若元气足则有力，元气衰则无力，元气绝则死矣。如果病人气虚血瘀，就不能纯用丹参，得加进大量的黄芪，这也是王清任的独到心得。随后小指月在小笔记本中记道：

近代山东名医孙鲁川经验，丹参治疗不孕症。张某，女，26岁，护士。结婚4年，不曾受孕，按期行经，腰腹疼痛，量少色黑有瘀块，脉象弦细兼数，舌红，苔薄黄。脉证互参，显属瘀血痛经之症，治以活血化瘀。方用丹参饮，丹参90克，每月月经来潮第一日即煎服此药，连服3日。病人遵嘱，每逢经期就服3剂，3个月后报以喜讯，届期生一子。丹参一物，性微寒而味苦，有活血祛瘀、调经止痛之特效，对于血热有瘀之月经不调及女子（生理无异常）不孕之症，孙老常取此味用之，每每收到良效。

◎心胃同治——丹参饮

小指月说，爷爷，这胃既痛又胀，是怎么回事？爷爷说，一般胃局部刺痛是血瘀，胀满是气滞，所以治疗胃胀痛，总离不开行气活血。

有个冠心病的老人，经常胃胀痛不适。爷爷说，早期的胃病要治心，晚期的心病要治胃。总之，心胃相关，要一起调治。

小指月说，心气要靠胃来下达，胃的动力要靠心来推一把，所以心肌劳损，胃消化能力必会减退，这叫火不生土。老胃病必定容易加重心脏病胸闷，因为土虚不旺四脏。爷爷说，那有没有一个心胃相连、协同治疗的方子？

小指月说，丹参饮，由丹参、檀香、砂仁三味药组成。这病人用丹参饮后，不仅胃胀痛消除了，而且也不胸闷了。他说，这三味药治我的胃，也治我的心啊！

小指月说，丹参和檀香能把心胸中的瘀滞化散开，砂仁能够调理脾胃中焦闷胀之气，三味药心胃同治，故有显著疗效。随后小指月在小笔记本中记道：

孟景春经验：治疗胃脘痛属于有瘀血者，即久痛入络，痛点固定，痛时拒按并有胀者，常用丹参 20 克，春砂仁 3 克，檀香 6 克（后二味后下），有兼证者随证加味治之，服至按之不痛为度。

◎丹参拾珍

来春茂经验 痛经验方三两三

紫丹参、当归、生山楂各 30 克，威灵仙 15 克，先煎服 3～5 剂，疼痛缓解后研为散剂，每次吞服 3～5 克，早、晚各服 1 次，温开水送下，7 天为 1 个疗程，可服 3～4 个疗程。本方为来春茂老中医家传验方，具有温经活血、通络止痛的功效。曾治一中年妇女，确诊为子宫内膜异位症合并慢性宫颈炎，每当经期即发生剧烈腹痛，两乳房亦胀痛，面色苍白，眩晕呕吐，经行量少色黑。病史达 5 年余。经用上方 3 剂后，症状基本控制。继服 10 余剂，月经正常，慢性宫颈炎亦痊愈。观察 2 年，未再发生疼痛。

指月按：民间秘方三两三，是民间中医智慧的结晶，充分体现了中医简验便廉的特色。比如治疗痛经，以丹参、当归补血活血；山楂破瘀下行，消化瘀血；再以威灵仙宣风通气，唯宣可以去壅。这样局部壅闭滞塞得到畅通，气血亏少得到补充，其痛自愈。这三两三就像中医的金子。懂得痛经三两三，还要学到更多疾病的三两三验方，这样顺藤摸瓜，你就能够以点带面，闻一知十。

袁国华经验

北京中医药大学宋孝志老中医总结了民间医袁国华先生的"三两三"经验。民间名为"三两三"的方剂大都属于秘传，多捷效，一般掌握在民间医师手里，草药医掌握得更多。在群众中流传这样一句话，"病要好得快，须用三两三"，可见群众对"三两三"的评价之高。"三两三"的组成一般都是四味药，君臣佐使配合很严谨，每一个"三两三"的汤方，都有三分保密药，由医师亲自加入汤药内，虽然加的只是三分药，但疗效就提高很多。

（1）疮疡三两三

组成：生黄芪 30 克，金银花 30 克，全当归 30 克，生甘草 9 克，川蜈蚣 0.1 克。

主治：此方养气血解毒，用于久治不愈的皮肤病及荨麻疹等。

方解：金银花治一切风湿气；当归治一切风，除湿痹；黄芪能止诸经之痛；甘草通经脉，利血，坚筋骨，长肌肉；蜈蚣善走祛风。蜈蚣辛温有毒而能除风攻毒，主治丹毒疮疹、便毒瘰疬，用于迁延日久之疮疹，更具殊功。此物虽有毒，但在能解百药毒的甘草协调之下，无不良反应。黄芪、甘草宜生用，不宜炙用，炙则纯属内补，排毒之力转微。

刘某，男，40余岁。患肌肉风湿痛已10余年，更历多医，迄未根治，甚以为苦，后更生黄水疮，自以为疮疹小毒，未曾就医，迁延2年余，形体日愈。前来就诊，详其病情经过，按辨证施治标本先后原则，先治其新病，予疮疡三两三6剂，药后不但黄水疮结痂告愈，肌肉风湿痛亦随之大减。遂教其再将原方服6剂，肌肉风湿痛亦获痊愈。后随访未再复发。此后，每遇肌肉风湿痹痛之久治无功者，转予本方，莫不获效。

邱氏，女，20余岁。经闭3年余，多方治疗无效，时发风疹来诊。予本方服3剂后，风疹愈而经行。后曾多次用于体弱经闭病人，均得奇功。

（2）首风三两三

组成：麻黄30克（打碎节，先煎，去沫），桂枝30克（去皮），罂粟壳30克，甘草9克。痛偏于左的加龙胆草0.1克，痛偏于右的加钩藤0.1克，痛不偏的加陈细茶0.1克。用水约四碗，先煎麻黄，沸后去净沫（或连水都去掉），再用600毫升水纳诸药同煎，取药液240毫升，分温作三服，一服痛已，即止后服。服药6日内禁生冷、油腻、鱼腥、酸辣，36日内禁房事，男女同法。本方剂量不可减轻试用，否则病人容易产生抗药性，以后再足分量，亦不生效。注意：麻黄必须打碎节，先煎去沫，或去头煎。桂枝必须去皮，不然会有鼻衄的后果。

主治：风寒入里之头痛或偏头痛。发病有时的头痛或偏头痛是临床上常见的顽固性病症，不易根治，如果气候有变化或将要起大风时，先一日必出现剧烈头痛，正如《素问·风论》所说："首风之状，头面多汗，恶风，当先风一日则病甚，头痛不可以出内，至其风日，则病少愈。"头痛、偏头痛久而不愈的主要原因是风寒入于骨髓。一般性头痛其痛不会逾月。正如《素问·奇病论》所说："帝曰：人有病头痛，以数岁不已，此安得之，名为何病？岐伯曰：当有所犯大寒，内至骨髓，髓者以脑为主，脑逆故令头痛齿亦痛，病名曰厥逆。"又如《素问·风论》所说："风气循风府而上，则为脑风……所沐中风，则为首风。"治法以祛风逐寒为主。

方解：凡风寒之邪皆由皮毛而入，故必使之从皮毛而出。本方麻黄散寒，桂枝祛风，更以罂粟壳固表止痛，甘草和中。痛偏于左为肝气上逆，用龙胆草泻肝火；偏于右者为肺失清肃，以钩藤平肝风（左右以先天八卦定位：东方震木为肝，右为兑金为肺），陈细茶解结止痛，服之鲜有不效者。轻者一服即愈，重者2剂必愈。如服1剂不效，不可再服。因尚有不属于风寒入里之头痛，如梅毒蕴结、胃热熏蒸等，就不是本方所可治疗的。

邓某，男，50 余岁。患偏头痛 10 年，发则头面汗出，每遇气候将变，疼痛必甚。适有袁国华医师在宜章执业（时在 1936 年），我即介绍予以医治。袁医师予首风三两三，服药 1 剂，其痛即止。后屡经随访，迄今未复发。

（3）跌打三两三

组成：全当归 30 克，金银花 30 克，大川芎 30 克，穿山甲 9 克，滇三七 0.1 克（研冲）。此药将酒一碗，水两碗，合煎取一碗半，分 2 次温服。服第一次约经 4 小时后，伤者必然大便，若便中带血，不必惊讶，继续二煎服下，次日必渐能行动，再将原方配服 1 剂，静养 2～3 日就可以劳动了。

主治：病者从高树或楼上失足跌下，伤重垂危，无破皮折骨。《素问·玉机真脏论》说："急虚身中，卒至五脏绝闭，脉道不通，气不往来，譬于堕溺，不可为期。"就是说，仆跌、溺水这一类外伤，由于本身虚竭，仓促支不住而出现失足、沉溺，以致五脏闭绝，脉道不通，气不往来。如由高坠下，必须一时出现目眩心悸才会失足跌下，这就是所谓急虚身中。治宜通经脉、活气血。因为是急虚，所以着重通气活血；因为是身中，所以着重在解结去瘀。

方解：当归除客血内塞，温中止痛，破恶血，生新血，协同川芎理一切血，去瘀血，养新血；金银花通行十二经，消诸肿痛；穿山甲出阴入阳，通窜经络，能直达病所；三七散血止痛，于跌仆未出血者更为要药。君臣佐使配合得宜，真有起死回生之妙。如果骨断筋折，就不属于本方范畴了。

《素问·玉机真脏论》"急虚身中"一段，句读不明，历来注家都解释为"内伤"，不想想在临床上的"内伤急中"没有不出现真脏脉的，只有堕、溺之类的外伤，虽由急虚所引起，但不会出现真脏脉。古人正恐人误会内伤，所以举例"譬于堕溺，不可为期"。其脉绝不来，若人一息五六至，其形肉不脱，真脏脉虽不见，犹死也。这里要指出的内伤脉象，一息五六至是决不会死人的。外伤就不同了，血伤之后，应当脉见迟涩，若有数象，证明瘀血入心，舌中必见瘀点，这就很危险。

宋老曾特地访问伤者，他说："昨日吃了药后，大便下了两次血，当时觉得周身舒服，疼痛减轻。"我问："你是怎样从树上摔下来的？"他说："我在树上，忽然心中悸动，头眩眼花，手脚支持不住，就跌下来了。"这样对照袁医师所说，确和事实相符，不能不令人心折。以后这一跌打三两三，宋老常在临床上应用，都收到了如期效果。

1947 年，有一曾姓者由高楼跌下，牙关紧闭，气绝无声，其家人请村中一跌打医师出诊，该医师见病危重，连摇头表示不可救。当时宋老正在该村出诊，遂请同往救治，检查伤势后即处原方予之，那位跌打医师不信，并有激词，宋老即对伤家说："吃了这三剂药便可挽救。"药煎好，即将滇三七末调入汤中与服。药后腹中雷鸣，过了 3 个多小时，伤者渐知人事。再将二煎药服下，又过 1 小时许，大便 1 次，便中纯为紫色血块。第二日原方继续服 1 剂，又下紫黑血块 2 次，疼痛消失，已能步履。第三日再服 1 剂，便中已无血，伤势也基本好了。那位跌打医师方才信服。以后三四年当中他用此方治疗 15 例，没有不收到效果的。

按语：1976 年五建老工人队为中医研究院盖房，墙高 2 米多，夜间施工，一老工人失足从铁架跌下，上午 8 点多用担架抬至门诊，神志清醒，跌下已 5 个小时，不见出血征象，受了点惊吓，臀部先着地，地下是松软湿土，所以伤得个重，脉无涩象，方处以减半跌打三两三 5 剂，7 天假满就能来上班了。

（4）溃疡三两三

组成：赤小豆 30 克，瓜蒌根 30 克，浙贝母 30 克，大冰片 0.1 克。上药各研成极细末，称足分量后，再将药末和匀，视疮口大小分为 2～3 包，每包用鸡蛋清调敷，日换一次。换下之药不可扔掉，将脓血放置净土上，（地气）吸去其毒，次日仍以鸡蛋清合前药调匀包敷。以一料交替使用，至愈为止，药力始可用尽。此药用后可保存，使用次数越多，效越大，看起来不符合卫生和科学原理，但在实践中确是如此，原理在哪里，仍不可知。

主治：痈疽溃后，久不敛口，或远年近日之溃疡均可敷贴。

彭某，男，60 余岁，中医师。足生痈毒，冬愈春发，往始 20 余年。内服外敷，百药不效。后来求诊时自称为臁疮，遂予本方敷贴 20 余日，即告痊愈。

吴氏，女，患手背发 1 年余，溃后肉腐见骨，更历十余医，均未见效。因家贫寒异常，遂教向彭某家乞其余药，敷贴 10 余日，即生肌敛口而愈。其邻居家有小孩，头部生一疖毒，已 3 年余，医药未效，吴氏以余药予之，敷贴六七日，亦获痊愈。

按语：宋老说还有一些"三两三"，在临床上未验证，所以没有发表，加之已过 26 年，也忘掉一部分。如：

热痹三两三：益母草 30 克，透骨草 30 克，仙鹤草 30 克，知母 9 克，制马钱子 0.1 克。主治热痹、类风湿关节炎及痛风等。

按语：我（指整理者高齐民）从此方化裁出一个痛风丸，专治痛风。

安眠三两三：生地黄 30 克，酸枣仁 30 克，茯神 30 克，防己 9 克，朱砂 0.1

克（分冲）。主治少寐易醒（即神经衰弱症）。但朱砂不能多服，6～12 剂即可。

按语：本方有防己地黄汤之意，若温服后加白酒或黄酒一杯，则会不安神而神自安。

自汗三两三：生黄芪 30 克，生龙骨、生牡蛎各 15 克，黑豆 30 克，炒白术 9 克，灯心 0.1 克。主治自汗出。宋老常用此方，惜未将底方保存下来。我也常用，常去炒白术，加桑叶 9 克。

按语：1964 年，在汨罗治疗急性血吸虫病所致顽固性鼻衄，中西医皆束手无策时，宋老创制了"镇衄三两三"（生地黄 30 克，桑叶 30 克，白茅根 30 克，党参 10 克），用于治疗除阳虚以外的各种衄证，如鼻衄、耳衄、齿衄、眼衄、唇衄、指衄、肌衄（血小板减少）、精衄（精索炎症）、乳衄等。特别令人高兴的是，镇衄三两三，每服 1 剂，可提高血小板数量，一般 7 剂，衄血可止。若阳虚则用甘草干姜汤（甘草 6 克，炮干姜 15 克），5 剂即可，再用附子理中丸善后。（《高齐民先生经方临床经验集》）

9. 桃仁、红花

◎ 补气祛瘀治老胃病

小指月说，红花不是活血化瘀之品吗？怎么《药品化义》说它能泻能补？

爷爷笑笑说，大黄不是泻下通腑之药吗？怎么又可以用来健胃消食呢？

小指月说，小量可健胃，小剂量用大黄可以健胃消食。爷爷说，用红花全在于剂量大小，量大一般是破血；量小能调血和血，令血气通调，就相当于补益；如果用中等剂量，就可以活血。

有个老爷子，胃下垂，经常胃痛，胃镜检查局部有溃疡点，糜烂出血，还引起便血。爷爷说，指月，这种胃病该如何治？

小指月说，下陷者，升举之。像这种年老体虚的胃下垂，少不了用黄芪。

爷爷又说，那局部的瘀血溃烂疼痛，该怎么办？小指月说，久病多瘀，用活血化瘀，血行则痛止。

爷爷说，要选一味药，既可以活血祛瘀止痛，又能修复局部溃烂伤损。

小指月说，红花是活血祛瘀止痛妙品，又是伤科要药，溃疡瘀肿等同于跌打伤损。爷爷点点头说，黄芪用 60 克，红花就用 6 克。大剂量补气以治其本，小剂量活血以去其标，这样下垂得到升提，加以活血止痛，便血也就消失了。

病人吃了 5 剂药后，果然气顺了，胃不痛了，人也有劲了。半个月后，他又去做胃镜检查，发现局部溃疡点居然大部分都长好了。随后小指月在小笔记本中写道：

贺支支经验：贺氏临证常以黄芪与红花相伍，用黄芪之甘温补中益气，红花活血化瘀，共奏益气和血、活血化瘀之功，以此治疗胃出血、水肿等疑难重症，疗效显著。黄芪尚可托毒排脓，红花尚有润燥散肿之功，正符合溃疡病血肉肿腐之变，故两者可协调发挥作用。贺氏提出，临床中胃及十二指肠溃疡、胃黏膜脱垂及胃炎等，易合并出血而呈现中医学中的"便血"（黑粪）时，大多属于虚性出血（虚证），而十之八九是由于脾气虚弱、血失统摄所致，故称之为"脾虚便血"，一旦失血，每每留瘀为患，可致继续出血，或反复出血，甚或出血不止。

贺氏治脾重用黄芪，去瘀择用红花。方用黄芪 60 克，红花 6 克。汤剂凉服，每日 1 剂，三五日即效。贺氏认为临床使用红花量多、量少有行血、养血之别，中等剂量既养血又行血，一般应以 6 克为宜，与黄芪相伍，其比例为 10∶1。

如熊某，男，18 岁。以胃脘隐痛半个月、黑粪 3 天入院。诊断为胃溃疡。面色苍黄无华，唇舌指甲青白。辨证：中气虚弱，脾不统血，瘀血内滞。治以益气摄血，和血化瘀。用上方 2 日，大便转黄，复检大便隐血阴性。再 2 剂头晕改善，未再便血，调理 1 周出院。

指月按：胃脘疼痛，出血之后，一般络通而痛止。本例仍见脘腹疼痛，且不喜按，是为失血之后，血积不去，瘀滞作痛，正如《血证论》所说，血家腹痛，多是瘀血。故取红花行血去瘀，化其血积；黄芪补气摄血，助血运行，故药后血止痛却。

◎痰瘀同源，狼狈为奸

一肺结核病人，胸痛，咳吐痰浊，反复低热不去，医家用滋阴化痰之法，病人脸色日渐晦暗，痰浊交结难化，骨蒸劳热遂加重。

爷爷说，面暗者有瘀血，肺中痰浊不降者，大肠不通也。要找一味药，既能化瘀血，又可以通大肠，给浊阴下行打开一条通路。小指月说，桃仁既能活血化瘀、润肺止咳，又可以润肠通便。爷爷便加进大量桃仁为君。

小指月不解地问，爷爷，顽固痰咳为何用桃仁化瘀？爷爷说，这病人肺部有一团阴影，医院说是肺结核，虽然用尽化痰药，却没能化散这团阴影，是因为没有加强活血。小指月说，治痰难道要活血？

爷爷说，血脉运行不好，痰浊怎么能够排走，就像空气不对流，这污浊之气就会留下来。你看治疗肺痈的千金苇茎汤，孙思邈为何用桃仁去配合薏苡仁、冬瓜仁和芦根呢？当时他就认识到痰瘀同源、狼狈为奸的道理。

小指月说，爷爷的意思是这局部阴影可以看成肺部的一团痈肿，而这团痈肿便是停痰和死血相互纠结，只要去其死血，让血液通畅，痰浊就容易化散开。

爷爷点点头说，所以治痰别忘活血，活血别忘祛痰，这瘀血和痰浊经常是一起的，只要断其一头，另外一头就容易解散。果然这病人服药后咳唾胸痛大减，大便顺畅，骨蒸潮热之感渐渐消退。随后小指月在小笔记本中记道：

《章次公医术经验集》记载，吾家太炎先生尝论骨蒸（肺结核）之治，当以祛瘀为第一义。先生所说，时下医工闻之，未有不骇怪以为妄者。其实李时珍谓桃仁主治骨蒸，堪相印证。曩年西藏白普仁大师来内地为人治肺病，服红花，病者难之，大师告以须瘀血去而鲜血生方愈也。此更可为上说之佐证。然则肺病之攻瘀一法，亦有采用之价值，唯水蛭、虻虫，病者栗栗不敢服，赤芍、红花其力又薄弱不堪用，就中唯桃仁是此等病症之专品耳。且桃仁以新说言之，谓有镇咳之效，于新旧学理，俱无背戾。但桃仁之性，虽平于水蛭、虻虫，亦易遭时医之攻击，招病家之疑忌，可与知者道，难为俗人言也。广东有印赠善书者，末附恶核奇方，以桃仁为主药，余亦祛瘀之品。比来治一形瘦中年男子，颈际瘰疬，大如龙眼，凡三四枚成串，治瘰疬普通方剂，如滋阴养肝、降火消痰，前医均已与服。不得不别出途径，遂以桃仁为主药，而以赤芍、牡丹皮、鳖甲片佐之，药数服，瘰疬由硬而软，嗣以便利起见，日服大黄䗪虫丸，而以昆布、海藻、夏枯草煎汤送丸，效大见。

◎桃仁、红花拾珍

来春茂经验 红花泡酒可降血压

治一高血压病人段某，58 岁，服药 1 个月之久，以后 1 年多未再来复诊。后病人因咳嗽频繁，又来求治，询问高血压病，他说："已经好了，服红花泡酒 1 年来血压正常。"测量血压，果尔如此，即录之。红花 30 克，泡白酒 1 斤，1 周后即可服，每次一小酒杯，每日服 2 次，服时摇瓶使其均匀。此方治病例 14 人，7 人血压降至正常，4 人显效，3 人不能饮酒，故未坚持。用药量最多照方泡过 3 次。近期疗效尚可，远期疗效还待日后进行观察。

指月按：血脉如果通透，管壁压力就会减轻；血脉如果瘀滞阻塞，管壁压力就会增大。对于血脉瘀滞引起的血压偏高，用红花酒确实可以疏通血脉，降低血压。正如水管管垢堵塞，管壁压力会增大，把管垢去除，管壁压力便会下降。

龚士澄经验 童便炒红花治血崩

河北高式国云：亡友王哲言之师，是辽宁高学良先生。有一日，先生出诊回来，因心有所思，没注意，头忽碰撞电线杆，额棱肿破。学生说：先生老矣，行路要小心，再出门须人侍从。先生曰：心不在焉，视而不见也。学生问：师又想何书？答曰：为重病谋治法耳。询知是为血崩考虑。问用何药？先生曰：四两红花。当时忙为先生敷药，不及细问。学生想，论治虽有通因通用之法，何至红花用四两之多？后得其详，用童便炒黑，研细，分多次服。

指月按：红花祛瘀血，生新血，为妇科经产病症常用药，治产后血晕、口噤及腹中恶血绞痛等。朱丹溪认为多用破留（瘀）血，少用养血。缪希雍谓红花乃行血之要药。童便，即无病童男清澈尿液，味咸性寒，无毒，效能滋阴降火，用为止血消瘀药。红花以童便炒黑，又兼吸着作用，故能伏虚火而血不妄溢。高学良先生治病用药，心谋神运，如此精专，已至忘我之医境。

桃仁治久咳有效。古今治咳嗽喘息，大多非杏仁莫属。由于邪气先伤气分，即需杏仁之苦泄；继则伤及血分，痰瘀肺络，可致咳逆日久，愈咳愈剧，或昼夜俱咳无已时，此时需用桃仁之通润。夫气者血之用，气行则血濡；血者气之体，血行则气降。桃仁、杏仁能调肺间气血痰瘀，龚士澄老中医常用于阴虚劳嗽之外的一切久咳喘满、喉干、胸痛及痰涎胶滞欲咳不出诸症，悉见显效。考《食医心镜》原方，有载治上气咳嗽，胸满气喘，单用桃仁三两（90 克），去皮、尖，以水一升，研汁，和粳米二合（200 毫升）煮粥，分次服食。证明古人早有用桃仁止咳的经验。

指月按：凡物润则密和无间，燥则破绽百出。又机器有锈迹阻塞，便发出噪声，当把锈迹清除，局部润滑，噪声便消失。而桃仁这味药是取仁入药，凡仁皆润，能够润滑脏腑，润肠通便，它又是活血化瘀药，能够化散脏腑间血瘀锈垢，浊阴不挡道，咳嗽、"噪声"便会减轻，甚至消失。

10．益母草、泽兰

◎积血与积液

小指月说，爷爷，为什么叫益母草呢？爷爷说，顾名思义，乃有益于为人母者也，故益母草乃妇科常用药。

小指月说，为什么有益于妇人？爷爷说，妇人的疾病主要集中在月经和带下，而月经和带下主要体现在瘀血和水停。益母草这味药既能活血化瘀，又能利水消肿，把瘀血、水停两大病因都治理了。

小指月说，原来是这样，既活血，又利水，真是一味有本事的药啊！

一妇人生完小孩后，第一次来月经，肚子痛得没法忍受，急急到医院检查，发现子宫里有细小积块，盆腔里有积液。

爷爷说，不管是子宫积血，还是盆腔积液，只需把它看作是血水互结，用益母草活血化水，即可以治疗少腹血水互结疼痛。

小指月说，只用益母草就行了吗？爷爷说，需要加点姜、枣，调和中焦脾胃，这样气血生化有源，就更有气力去清除血水了。

这妇人喝完这小汤方，肚子痛马上消失了。再喝了几次，去复查，盆腔积液没了，子宫里的积血也消失了。随后小指月在小笔记本中记道：

蒲辅周治痛经方：益母草30克，煨老生姜30克，红糖60克，煎取3碗（每碗250～300毫升），分3次热服。治经行腹痛，每于行经时服之。能治多年痛经。益母草能调经活血，利水消肿，为妇科常用药，故有"益母"之称。

◎清塘底，养好鱼

小指月问，爷爷，益母草和泽兰都能活血利水，它们有何不同？

爷爷说，益母草偏寒凉一些，活血利水，还能清热解毒，血水化热可以用它；而泽兰就偏温一点，能够温经，故血水偏寒的可以用它。

一妇人结婚5年了，还没有孩子，各项检查也没有发现什么问题，唯独每次来月经都排出不少血块，而且容易腹痛。平时脸色有些偏白，轻度贫血。医生给她开了不少补血药，看看能不能把血气补足以有利于孕育。八珍汤、归脾丸、四物汤、十全人补汤这些大补益气血之药，她没少喝。

爷爷说，指月，这脉象关尺部瘀涩，说明下焦有血水挡道，所以想怀上孩子先得把挡道的血水清理开，欲助孕，先调经。

小指月说，爷爷，前面用了那么多补血之品、调经之药，怎么还没有调好？

爷爷说，你看她一派濡弱之象，其实是虚中夹瘀，腹中刺痛，加上月经有血块，这实是阴实挡道，如果不清理开，血气就补不进来。

小指月马上想到每年村里的池塘都会做一次大清理，挖走塘底的淤泥，这样水才够深，鱼才养得肥。如果不把塘底清理干净，塘水就会变浅，水浅不养龙，当然鱼儿也养不好。不清塘底的话，即使再补水，水还是补不进去。只有先清理干净塘底，才能养好鱼。只有先清除瘀血，才能养好新血，新血养好，才能受孕。

爷爷点点头说，用再多的归脾汤、四物汤去养血，如果不把瘀血障道清除，身体受不了这些补益之品，一补就上火发热。就像塘底没清理，一加水就往外溢。

这病人点点头说，没错，大夫，我多喝点补药就上火。爷爷说，你试试我的这剂补药，绝对不上火。原来爷爷在胶艾四物汤的基础上加了益母草、泽兰、香附。这样欲补先通，欲加清水，先清塘垢。

她喝完后发现不但不上火，而且月经量大，不再有血块，面色渐渐转红润，随后没过几个月就怀上了孩子。

小指月说，爷爷，我知道你加益母草、泽兰、香附的道理了。

爷爷说，什么道理呢？小指月说，瘀不去，新不生。淤泥不挖掉，鱼塘怎么能装满清水？就像六味地黄丸三补三泻一样，浊水不通过茯苓、泽泻、牡丹皮泻掉，那清水怎么能靠熟地黄、山药、山茱萸补进来呢？用胶艾四物汤补血水的同时，再用益母草、泽兰、香附，疏泄其气滞血瘀水停。陈旧去则新血生，瘀浊尽则营卫昌。经水调和，子宫就有生生之机，便能够顺利受孕。随后小指月在小笔记本中记道：

朱莘臣经验：活血利水喜用泽兰叶。彭王氏，女，28 岁。月事愆期，婚后七载未孕。本期经水淋沥不断月余，腹痛绵绵，痛势加剧则经量增多，色暗且有瘀块。前医以归脾汤、桃红四物汤治之不愈。邀先师诊治，脉呈弦涩，舌有瘀点，少腹喜温畏寒，拒按。诊为冲任失调，气滞血瘀。以胶艾四物汤加味，处方：全当归 10 克，川芎 5 克，生地黄、京赤芍、济阿胶（烊冲）、醋香附、茺蔚子各 10 克，泽兰叶 15 克，陈艾叶 10 克，4 剂。药后少腹痛减，漏下未止，复以原方加泽兰叶为 20 克。续进 4 剂，并嘱醋炒麦麸布包熨贴少腹。上方服后，行经瘀块甚多，漏下渐停，腹痛亦除。又以前方去赤芍，减泽兰叶为 10 克，嘱每临月经前服四五剂。3 个月后果月事如期，半年闻讯已得身孕。

先师谓胶艾四物汤为妇科调经要方。香附、茺蔚子直入胞宫，善调冲任，为种子良药。妙在泽兰叶味苦微温，苦可坚阴，温可散寒，养血气，破宿血，芳香透达，分疏通利，无所隔凝，活血而不损血，行气而不耗气，乃为调经佳品，故收良效。

11. 牛膝

◎引气血下行的川牛膝

膝伤加牛膝，非牛膝不过膝。小指月正背着琅琅上口的中医药名句。

爷爷说，如果把牛膝看成是下肢疼痛的专药，这不能一尽牛膝之长。牛膝有怀牛膝、川牛膝之分。小指月说，有什么分别呢？

爷爷说，你到药柜里拿来尝尝便知。小指月尝后感觉怀牛膝黏腻，川牛膝干爽。

爷爷说，凡药黏腻多汁偏补益，而干爽偏通利。所以这怀牛膝能补益肝肾强筋骨，而川牛膝更偏重于引气血水热下行，活血通经力量更强。所以牛膝不仅治腰膝病，它更能广泛地运用于祛瘀通经、利尿通淋、引气火下行的各类杂病。

一高血压病人，最近目胀耳赤，头痛欲裂。大凡暴病属实，久病多虚。

小指月摸他脉象弦硬，亢盛有力。爷爷说，亢则害，承乃制。需要找一味药，能够把亢盛的脉象往下顺收下来。小指月说，引气血水热下行，用牛膝最好。

爷爷点头，然后给病人用30克川牛膝。没有泻火，没有平肝，只让气血对流，一剂知，二剂已。

爷爷说，人身不过气血升降上下，上逆者引其下行，下陷者让其升举。如此调其上下，使得寒热气血对流，其病自愈。随后小指月在小笔记本中记道：

《医学衷中参西录》记载，牛膝，味甘微酸，性微温。原为补益之品，而善引气血下注，是以用药欲其下行者，恒以之为引经。故善治肾虚腰痛、腿痛，或膝痛不能屈伸，或腿痿不能任地，兼治女子月闭血枯，催生下胎。又善治淋痛，通利小便。此皆其力善下行之效也。然《名医别录》又谓其除脑中痛，时珍又谓其治口疮齿痛者何也？盖此等证，皆因其气血随火热上升所致，重用牛膝引其气血下行，并能引其浮越之火下行，是以能愈也。愚因悟得此理，用以治脑充血证，伍以赭石、龙骨、牡蛎诸重坠收敛之品，莫不随手奏效，治愈者不胜记矣。为其性专下注，凡下焦气化不固，一切滑脱诸证皆忌之。此药怀产者佳，川产者有紫、白两种色，紫者佳。在辽宁时，曾治一女子，月信期年未见，方中重用牛膝一两，后复来诊，言服药三剂，月信犹未见，然从前曾有脑中作痛病，今服此药脑中清爽异常，分毫不觉痛矣。愚闻此言，乃知其脑中所以作痛者，血之上升者多也。今因服药而不痛，想其血已随牛膝之引而下行。遂于方中加䗪虫五枚，连服数剂，月信果通。友人袁某，素知医，时当季春，牙痛久不愈，屡次服药无效。其脉两寸甚实, 俾用怀牛膝、生赭石各一两, 煎服后, 痛愈强半, 又为加生地黄一两, 又服两剂, 遂霍然痊愈。

◎牛膝拾珍

郭汉章经验

腰部疼痛有虚实寒热之异, 伤科亦然。由于闪失扭挫者, 多属气滞血瘀, 当以活血祛瘀。常用红花、延胡索为主, 配以牛膝, 煎汤饮服。牛膝意在引经, 用量不宜过大。且牛膝具有一定的补性, 若用量过大, 可使气血壅滞, 反为不美。以此方为基础, 随证加减, 治疗瘀滞腰痛, 皆获佳效。

指月按: 牛膝有川、怀之分, 如果体虚可用怀牛膝补益, 如果体实可用川牛膝通利。顽固腰痛或扭伤皆可按伤科治理, 红花乃伤科活血妙药, 延胡索乃行气止痛要药, 两味药行气活血, 在牛膝的带领下直抵腰膝, 使腰膝气通血活, 疼痛自愈。

丛春雨经验

经行吐衄应以治肝为本, 降逆为标。故临床除抓住主要特征分型辨证、立法拟方外, 于各方中必用二药, 即怀牛膝、香附。怀牛膝善降逆火, 引血下行, 余曾重用达 90 克, 配伍入方, 甚效。香附长于疏肝调经, 但嫌其辛燥, 可嘱病家如法炮制: 先用米泔水浸, 以制其燥, 并借其气引入胃腑, 再予童便浸泡后, 炒黑存性, 碾粉冲服。此二药性平, 与他药配伍, 寒热无妨, 且可协力奏效, 诚为佳品。

指月按: 吐衄必降气, 而肝乃逆气者总司也, 能够顺肝之气降逆下行, 乃治疗吐衄上越之症的一条捷径。而香附善于顺肝气, 牛膝能够降逆下行, 这样气逆得降, 血逆随之而降, 气为血之帅也。童便浸泡能加强引血下行的功效, 烧灰存性更能收敛止血。

12. 鸡血藤

◎鸡血藤酒治手足麻木

小指月正在用切刀切着又大又长的鸡血藤。鸡血藤横断面非常漂亮, 就像车轮一样, 周围还有很多小孔, 切面有很多红色的汁液, 就像鲜血一样, 难怪这味中药叫鸡血藤。如果不亲自切药，不会身临其境地体会到这药名的由来。

爷爷说，指月，你看这鸡血藤，想到了什么？

小指月说，想到两点。第一点，它是藤类药，藤类善于祛风湿通经络，所以这鸡血藤肯定能够舒筋活络，治风湿痹痛。第二点，其横断面有很多红色汁液，色红入血分，所以这鸡血藤能补血活血。病人血虚血瘀，应该可以用它。

爷爷点点头说，没错，当归缺货时，可以用鸡血藤代，足见它补血活血之功。

小指月说，爷爷，为什么治各类风湿痹证，你都喜欢用大剂量鸡血藤？爷爷说，首先，这味药很平和，第二，治风要先治什么？

小指月说，治风先治血，血行风自灭。爷爷说，没错，鸡血藤为藤类药，善祛风湿通经络，而它本身更能行血补血。风湿痹证大都是外在风寒湿束缚，内在经脉扭曲，形成瘀血痰浊。而用鸡血藤就能内外兼治，故为风湿痹证常用药。

一病人手足麻木，屡治不效，经常短气乏力，不欲言语。

爷爷说，气虚则麻，血虚则木。于是给他用黄芪配合鸡血藤泡药酒服用，补气生血，疏通经脉。每天晚上喝一小杯，而且一定要把酒温热了喝，并且不能一饮而尽，要用千口一杯饮的办法，小口小口地品。结果一瓶药酒还没喝完，手足就不麻木了。

小指月说，看来这鸡血藤药酒治疗筋骨麻木，效果果然好啊！

◎鸡血藤拾珍

孙玉齐经验

鸡血藤性味苦甘温，入肝经，有活血补血、舒筋活络之功。历代医著皆以其活血行血力专，补血养血力逊，而将其列于理血药中的活血化瘀药一类。家父早年临床诊病，常用单味大剂量鸡血藤，治疗因阴血亏虚所致的肠燥便秘，临床收效颇佳。刘某，女，28岁。产后8个月余，大便干结，排便不畅，3～4日一行。伴头晕眼花，手足发麻，腰脊酸痛，舌质淡，苔薄白，脉沉细。多次治疗，便秘只是一时取效，停药后如故。遂给予鸡血藤100克，水煎取汁，早晚分服。3剂后，大便趋于正常，每日一行。改为鸡血藤60克，水煎服。连服20余剂，诸症消失，大便通畅。随访半年，未复发。鸡血藤温润，行补兼备。对便秘兼有筋骨麻木、风湿痹痛者及老人、妇女尤为适宜。其无攻下药苦寒伤胃、养血通便药甘润腻滞之弊。唯其用量需大，必以60克以上，方可收效。

指月按：鸡血藤通肠之功鲜为人知，世人大都知道它通经脉之效，但想想经脉就像小肠管，肠管就像大经脉，所以小剂量鸡血藤可以走窜经脉，养血和血，而大剂量鸡血藤却直接下降肠管，润肠通便，令整条肠管动起来。

13. 王不留行

◎聪明还是勤奋

爷爷今天跟指月讲西晋才子左思的故事。左思因为写了《三都赋》而享誉文坛，《三都赋》一出，洛阳纸贵。

每个人的成功都不是偶然。左思小时候非但不聪明，而且还有些愚钝，琴棋书画，样样不精。他的父亲说，这孩子连我小时候的聪明都比不上，家里要指望他光宗耀祖，看样子是不行了，他实在不是一块读书的料。当时左思非常羞愧，他便决定用十倍的功夫来苦读。人花一分功力能做到，我花十分；人花十分能做到，我花百分。只要有这种精神，虽愚必明，虽柔必强。愚钝的左思便把这句话当成他的座右铭。

于是他书不离手，心无旁骛，虽然在庭院散步，也经常手握纸笔，只要一有文思，立即记下。并且到处去拜访文学大家。他花了 1 年的时间写《齐都赋》，描写齐国都城的风光。后来又花了 10 年的岁月，写成历史上著名的《三都赋》，描写三国魏、蜀、吴的秀丽山川和丰富物产。这篇杰作天下流传，大家争相买纸来抄录，导致当时洛阳的纸价飞涨，因而有"洛阳纸贵"的美谈。

小指月惊呆了，他吃惊的不是这《三都赋》词句有多华美，而是一个人居然花费 10 年时间反复修改琢磨，写成一篇赋。爷爷笑笑说，勤能补拙是千古良训，这个世界上缺的不是聪明的人，而是勤奋的人。

后来左思的妻子生了个孩子，可孩子生下来后却苦于乳汁不足，这种医学上的问题却急坏了大文豪。突然他听到有走方郎中手摇铃铛，高唱道：通乳如涌泉，我有王不留，妇人服了乳长流。左思马上向走方郎中买来这通乳如涌泉的方子，并且按照走方郎中的办法，给他妻子服用，果然其效如神，乳汁很顺畅。

于是左思便非常高兴，做了一首诗：

产后乳少听吾言，山甲留行不用煎。

研细为末甜酒服，畅通乳汁如涌泉。

这是说妇人产后乳少，用穿山甲和王不留行两味药打粉，不用水煎，用甜酒送服，随后乳汁畅通，就像泉水一般，源源不断。足见王不留行通乳之功，非常神奇。小指月笑笑说，王不留，穿山甲，妇人服了乳常流。

◎王不留行拾珍

《本草纲目》记载，王不留行能走血分，乃阳明、冲任之药。俗有"穿山甲，王不留，妇人服了乳长流"之语，可见其性行而不住也。

《针灸资生经》记载，一妇人患淋卧久，诸药不效。其夫夜告予，予按既效方治诸淋，用剪金花十余叶煎汤，遂令服之。明早来云：病减八分矣。再服而愈。剪金花，一名禁宫花，一名金盏银台，一名王不留行是也。

指月按：王不留行又叫三通草，一通乳，二通水道，三通经血。病人小便淋涩不畅，用之遂通。故李时珍说，此物性走而不住滞，虽有王命亦不能留其行，故名王不留行。现在把它通水道利小便的作用，广泛运用于膀胱炎、尿道炎、前列腺肥大或尿路结石的病人，尽显王不留行通淋利尿之功。

14、月季花、凌霄花

◎花善开放常用于开闭解郁

爷爷说，学习花类药，就要掌握花类药的一般特点。小指月说，我知道，花类药善于开放，能开闭解郁，疏肝理气，治疗郁闷，情志不舒，肝不条达。

爷爷说，色红的花类药，大都善于入血分。它们疏肝解郁的同时，还能活血化瘀，用来治疗跌打损伤瘀血或者月经不调。

有两个抑郁的妇人，一个大便素来不通，爷爷叫她用月季花泡茶，喝完后大便通了，郁闷也解了。另外一个经常头痛，皮肤瘙痒，爷爷叫她用凌霄花泡茶，结果一样郁解，头痛除，皮肤瘙痒减轻。

小指月不解地问，爷爷，为什么用不同的花类药来解郁呢？爷爷说，病人郁闷又大便不通的，首选月季花，因为月季花除了疏肝解郁外，还能够通便。抑郁又伴有头痛、身痒的，首选凌霄花。凌霄者，上凌云霄也，能直达巅顶，有代藁本之功。小指月点点头说，原来花类药也是同中有异。

爷爷说，如果是严重抑郁，还伴月经不调，有血块，或者脸上长斑，选玫瑰花就更好。因为玫瑰花带刺，能够主攻破，逐瘀消肿，解郁之功要胜于诸花。

◎凌霄花拾珍

凌霄花有引风药至巅顶及解郁、祛风、清热等作用。

（1）巅顶头痛：临床常用藁本上达巅顶以祛风定痛，然配用凌霄花则效尤显。另如妇女郁证，肝气上犯巅顶，疼痛按之不适，不宜用藁本，却适用凌霄花，与疏肝解郁方药，如郁金、合欢花、香附等相伍。

（2）不寐：有些顽固失眠，一般药物效果不著，用王清任血府逐瘀汤取效，但有的病例初用尚可，久服又复不寐，加用凌霄花后，确有良效。

（3）皮肤瘙痒：单味凌霄花研粉，用酒服 3 克，治疗通身痒（虞抟《医学正传》）。老年人皮肤瘙痒颇多，属血虚风燥者，凌霄花配当归、女贞子、豨莶草、胡麻；气虚风胜者，配玉屏风散、蝉蜕。凌霄花还可煎水洗浴治肤痒难忍之症，或加米糠（包）同煮，其效尤著。

指月按：凌霄花解郁的同时还能上达巅顶，开发毛窍，所以肝郁头痛、胸闷气塞、失眠，或者烦躁、皮肤瘙痒，用凌霄花解郁透达，皆可愈之。

凌霄花又名堕胎花，足见它逐瘀血下行之功也很强。故《徐氏胎产方》用这种功效治疗女子经闭不行。凌霄花打粉，温酒服下两钱，治妇人血瘀经闭。所以孕妇及准备怀孕的妇人应该慎用，甚至其他花类药也不要轻易服用。《本草经疏》说，凌霄花长于破血消瘀，凡妇人血气虚者，一概勿施，胎前断不宜用。

15. 土鳖虫

◎一味土鳖虫治急性腰扭伤

䗪虫化瘀，伤愈经通。小指月背着琅琅上口的《药性赋》，也就是说，土鳖虫善于破血逐瘀，通络理伤。爷爷说，单味土鳖虫是急性腰痛的特效药。

一农民因为强力举重闪了腰，顿觉腰痛难以支撑，卧在床上不能转侧，更没法干活。爷爷说，痛处有瘀血，土鳖虫善于破瘀止痛。用黄酒加温送服土鳖虫粉，一次而痛减，三次而痛除，行步如常。爷爷说，以后要小心了，身体疲劳虚损，就要少干重活，不然腰再扭伤就不好治了。

小指月说，爷爷，为什么独用土鳖虫一味治疗急性腰扭伤？爷爷说，《本草经疏》里提到，土鳖虫治跌打损伤、续筋骨有奇效，乃伤科要药，而且虫类药本身善于搜刮人体顽固瘀血，同时虫蚁走动之力比一般草木要强，这样再加黄酒送服，局部气血得以畅通，疼痛遂止。不过腰痛毕竟分虚实，土鳖虫所治腰痛，大都是急性外伤或瘀血阻滞，属于实证的效果好。如果是肾虚腰椎间盘突出或骨质增生，就必须配合补虚之品，根据久病多虚多瘀而择药用之。

小指月说，这土鳖虫是虫类药，有一股腥臭气，有些病人闻了恶心，吃了难受，怎么办？爷爷说，那就不要让他看见，把药粉装在胶囊里吞服，既不会闻到腥臭气，又能够暗度陈仓，直达病所。正因为它这股腥臭之气，才能够以浊降浊，祛除瘀血浊阴之物。随后小指月在小笔记本中记道：

孟景春经验：丁某，男，30岁，农民。劳动时不慎扭伤腰部，双腿麻木沉重，腰间刺痛，不能转侧，无法下地劳动。痛处固定，夜晚加重。舌质紫暗，舌下静脉曲张。随后用土鳖虫9个，焙黄研细粉，分3次服，均以黄酒加温送下，疼痛大减。病人说他服药后感到腰部、腿部有虫蚁走动之感，后再服6次，腰痛全除，又可以参加劳动了。

◎土鳖虫拾珍

朱良春经验

土鳖虫活血化瘀、疗伤化癥。土鳖虫善治骨折损伤，能接续筋骨，促进骨痂生长，已被大量资料所证实。1976年7月28日，河北省唐山、丰南地区地震，8月上旬部分伤员来南通治疗，南通市中医院亦收治了一批肋骨、骨盆及四肢骨折的伤员，除整复固定外，均配合服用"接续筋骨合剂"，处方为：土鳖虫、续断、红花、赤芍各9克，自然铜、骨碎补、当归、川芎各15克，甘草5克。每日1剂。其功活血散瘀，消肿止痛，接骨续筋，加速骨痂形成。经治病人多数在3～4周即骨痂增生而愈合。

指月按：有个对照试验，骨折损伤后，服用活血化瘀、补益中药的与没服中药的差别很大。服用中药的不仅局部修复快，而且长得牢固，可以提前下地行走，并且骨折损伤的后遗症也比较少。

土鳖虫对瘰疬具有卓效。《神农本草经》谓其主血积癥瘕，破坚，能软坚散结，对瘰疬不论已溃、未溃均有佳效。取鲜土鳖虫、陈瓦花（屋上隔年者佳，瓦上煅存性）等份，同捣烂，用膏药贴，每2日一换，一般1～2周即获显效，直用至痊愈。薛某，女，42岁，农民。有肺结核史，诊为淋巴结核。苔薄，脉细。此瘰疬也，予土鳖虫、瓦花验方，共敷12次而愈。

指月按：瘰疬是局部气滞血瘀痰阻的产物，治疗这些包块结节，必须活化气血为主导，贯穿始终。土鳖虫不单是为瘀血在腰疼痛而设，若瘀血在腹闭经，在头顽痛，在颈瘰疬结节，都可以用它。土鳖虫是足厥阴肝经药，肝经上至巅顶，循咽喉布胸胁，下络阴器。但凡肝经所过之处，有瘀结死血，土鳖虫皆善化之。不过服药用药之时，必须戒嗔怒，人之情志不与药力相抗，则病易愈。

16．马钱子

◎顽固风湿马钱子

爷爷说，马钱子是大毒之药，是中药里的一个异数。

小指月说，异数？何异之有？爷爷说，马钱子苦寒，但它极苦，却能够健胃，性寒却可以开通经脉，祛逐风湿，振废启颓。

小指月更是一头雾水，只听过苦寒败胃、寒凝气滞的，苦寒之品只会加重痹痛，令经脉收引，凭什么马钱子却超出这种常规原则，能够开通经络，透达关节，开胃纳食？爷爷说，天生造物，有些东西难以用言语来解释，或许是物极必反吧。不过马钱子为大毒之品，必须引起高度重视。往往大毒之品必有大用在里面。近人张锡纯《医学衷中参西录》称其毒性烈，而其毛与皮尤毒，开通经络、透达关节之力实远胜于他药也。

一白虎历节病人，关节痹痛，痛起来难以忍受，浑身僵硬，几近瘫痪，麻木疼痛，不能屈伸，无法下地。百药乏效，不得已求助于竹篱茅舍。

爷爷说，顽固风湿病，百药乏效时，就要想起马钱子。这往往是医者的最后一招撒手锏，不到关键时刻切不可轻用。王洪绪《外科症治全生集》称它能搜筋骨入骱之风湿，祛皮里膜外凝结之痰毒。至此，马钱子治疗风湿性疾患的作用始被人确认。然后爷爷教他用单味制马钱子内服，常用量为每次 0.2 克，每日 2 次，重症病人每日 3 次，但其总量以每日不超过 1 克为宜。并且对病人说，你服用到一定程度，肌肉可能会抽动，这时正是药物起效的关键，如果确实抽动难耐，饮白糖水即解，不用担心。

这病人连服了一周多，发现肌肉疼痛逐渐减轻，筋骨关节没有以前那么僵硬了，而且时不时手脚不自主抽动，还好有老先生前面事先言明，他便用白糖水服之即解。爷爷说，如果不达到这种效果，很难根治顽疾。古人说，药不瞑眩，顽疾难愈，估计也是这个道理。随后这病人感到浑身舒坦，百脉通畅，可以下地走路，高兴极了。

小指月问爷爷，如何炮制马钱子？爷爷便跟指月讲了好几种办法。随后小指月在小笔记本中记道：

马钱子的炮制至关重要。诚如张锡纯所说："制之有法，则有毒者，可至无毒。"制马钱子法如下。①张锡纯法：将马钱子先去净毛，水煮两三沸而捞出，用刀将外皮皆刮净，浸热汤中，日暮各换汤一次，浸足三昼夜取出，再用香油煎至纯黑色，擘开视其中心微有黄意，火候即到。将马钱子捞出，用温水洗数次，以油气尽净为度（《医学衷中参西录》）。②赵心波法：马钱子先用砂锅煮，内放一把绿豆，至开花时，剥去马钱子外衣，用刀切成薄片，晒两三天后，再用沙土炒至黄色，研末备用（《赵心波儿科临床经验选》）。③朱良春法：马钱子水浸去毛，晒干，置麻油中炸，火小则中心呈白色，服后易引起呕吐等中毒反应；火大则发黑而炭化，以致失效。在炮制过程中，可取一枚用刀切开，以里面呈紫红色最为合度。（《虫类药的应用》）（《朱良春用药经验集》）

◎ 马钱子拾珍

郭效宗经验　治瘰疬秘方

郭氏从师学医时，其师曾亲授秘方，专治瘰疬。在多年的临床实践中，屡用屡见奇效。具体方法：马钱子60克，鸡蛋12个，加水以盖住鸡蛋为准，以文火炖1小时，将鸡蛋取出，蛋皮破者弃之勿用。余者每次食1个，每日2次。药汤留用，可连煮3次。一般食6~12天，破溃的淋巴结核可封口，肿大的淋巴结可逐渐减小，甚至消失。

指月按：马钱子性寒味苦，乃有大毒之品，用于阴寒内盛之痹证或痰核瘰疬极效，此经验系从外科名方小金丹得来。《外科症治全生集》谓小金丹能治一切阴寒痰核。方中以马钱子为主药，治疗各类痈疽疮毒，不管外用还是内服，单用即效。

朱春庐经验　马钱子治痹证效著

我县已秘传七世之"杨九牧痹证健虎丸"，其用马钱子、川草乌、川羌活、独活各6.4两，附子1.2两，乳香、没药各2.8两，当归、牛膝、麻黄、木瓜各5.6两，共研末，另将桂枝2两煎成浓汁，代水泛丸如绿豆大，临睡前每服1钱，服后宜取微汗。方中以马钱子为主药，但其炮制甚为讲究，兹附录如下：将马钱子浸清水中，每天换水，以浸透为度（夏季浸5天，春、秋两季浸7天，冬季浸10天），取出切成薄片，再用清水漂1天后洗净，然后用绿茶1两（合马钱子6.4两），加水适量与马钱子煮透，取药去汁，清水淘净晒干后，再用麻油或茶油炮炙（以色深黄为度，枯焦则失效），然后与马钱子一半量之麻黄（即马钱子6.4两，麻黄3.2两）用文火同炒研末，混合他药泛丸。杨家沿用此方已七世，至今仍深得苏、嘉、沪一带群众信赖和赞誉，可见其功效之确凿也。

指月按：服用治顽固风湿痹证的方子，要严格慎风寒，取微汗，药后身体微微汗出最佳。必须严格远房劳，戒嗔怒，这样药力才能发挥得淋漓尽致。

17、自然铜

◎武当伤科一把草

丹参刘寄奴，血藤赤芍药。内外诸伤损，加减需斟酌。
破瘀用桃仁，止痛乳没药。血竭与元胡，瘀痛效最高。
硬肿加三棱，软坚山甲妙。骨折自然铜，土鳖不可少。
碎补与续断，螃蟹接骨妙。出血加三七，丹皮大小蓟。
尿血白茅根，便血用地榆。槐花仙鹤草，血证不能少。
小便不通利，车前泽泻宜。大便若秘结，大黄草决明。
用药要慎重，引经药莫离。头上加川芎，白芷羌活宜。
胸中加枳实，枳壳茯苓皮。胁痛用柴胡，川楝郁金宜。
手臂用桂枝，桑枝威灵仙。小茴与木香，肚痛效果良。
腰痛用杜仲，菟丝五加皮。膝伤加牛膝，独活寄生宜。
木瓜与苡仁，脚伤且莫离。祖师传秘诀，莫向庸人提。

小指月背着琅琅上口的《武当伤科一把草》歌诀。原来民间伤科医生只需要背熟一些常用的伤科歌诀，就能够开出有效的伤科方子，这里头都是有套路的。

爷爷说，丹参刘寄奴，血藤（即红藤）赤芍药。这四味药以活血祛瘀为主，同时又能够清理伤损病灶处的死血坏水这些浊阴。可以作为伤科的基础方，在此基础上加减变化，其妙无穷。

一病人手部绑着纱布，挂着拐杖，来到竹篱茅舍。原来一场车祸让他手臂骨折，腿脚拉伤，现在虽然用手法复位了，但伤处经常作痛，迟迟不愈。

爷爷说，这是瘀血阻滞，不通则痛。小指月已经把伤科四味药的底方开好了，就等着爷爷加味。爷爷说，骨折用什么呢？小指月说，骨折自然铜。

爷爷点点头，把自然铜加进去，可以加快骨折修复。在《张氏医通》里就有一个自然铜散，专门治疗跌仆骨折，能够接筋续骨，促进折断处修复。

这病人就拿着这伤科药方回去，水酒各半煎服，喝了几剂伤痛大减，不禁称赞这伤科方子的神奇。随后小指月在小笔记本中记道：

《张氏医通》记载，自然铜散治跌仆骨断，自然铜（煅通红，醋淬七次，放湿土上月余用）、乳香、没药、当归身、羌活等份为散，每服二钱，醇酒调，日再服。骨伤用骨碎补半两，酒浸捣绞取汁冲服。

18. 苏木

◎ 气逆晕仆

一妇人产后，跟婆婆吵闹了起来，马上血随气升，晕倒在地。

产后晕仆，有些是因为血虚而晕，有些是因为瘀血上攻心脑而晕。爷孙俩被请到家里来，只见这妇人闷胀欲死，烦躁不安。

爷爷说，这种血气上逆，阻胸闷膈，要当成伤科跌仆来治。《本经逢原》记载，若因恼怒气逆，阻滞经脉者，可用苏木，血化下行，闷胀可消。

小指月马上又想到童便。爷爷点点头说，就用苏木加童便，活血逐瘀下行。

于是赶紧用苏木粉末煎水，加童便一杯。这汤药一灌下去，妇人缓缓苏醒过来，咳嗽了几下，胸中闷胀之感顿消。

爷爷跟她说，产后要以清静为本，体质薄弱，不耐怒气摧残。唯有家庭和睦，息怒便是息病。大家都虚惊了一场，才知道无故为小事而生气争吵乃是最无益之事，既招惹病痛，也要破费喝药。随后小指月在小笔记本中记道：

《陆川本草》记载，治产后血晕，苏木五钱，煎水，加童便一杯顿服。

《本草经疏》记载，苏木辛能走散，咸可入血，主下降，能够辛散败浊瘀血，并导归浊道，这样血脉清宁，诸症自愈。故可以治心胸积血，以及产后血晕胀闷欲死等一切凝滞留结的死血败血之症。

◎ 苏木拾珍

竺友泉经验

苏木为三阴经血分药，《本草求真》提到，苏木功用类红花，少用则能活血，多用则能破血。此外，苏木尚有祛风的功用，也可用于痹痛。竺老大夫还以苏木用于心肌梗死（胸痹）等症，有缓急止痛的效果，其用量为 30 克左右方可获效。

指月按：心胸中有瘀血刺痛，常选用藏红花，但藏红花价格高，这时可以用苏木来代替。各类冠心病心脉瘀阻，用苏木可以化瘀血下行，血化下行不作劳。风湿痹痛之药得到活血药的臂助，其效更佳，所以叫治风先治血，血行风自灭。

19. 骨碎补

◎食疗治愈深部脓肿

小指月说，骨碎补，这名字一听就让我想起跌打损伤骨折断碎可补。

爷爷说，没错，这味药正是补肾强骨、活血疗伤的伤科要药，因其善入肾补骨治伤而得名，单用骨碎补泡酒或者煲汤，可治疗各类骨伤。

有个小伙子，大腿深部长了一个脓疮，好几个月了都不好，没法正常走路。医生说再治不好就要把整条腿锯掉。小伙子在他家人带领下来到竹篱茅舍。

爷爷说，为什么别人长疮都在皮肉之间，而你长疮却深入到筋骨呢？

大家都不知道。爷爷说，小伙子要爱惜自己的生命，不要经常看那些不健康的网页，更不能养成手淫的坏习惯。这小伙子羞愧地低下了头，因为爷爷讲的正是他经常做的。

爷爷说，色是刮骨钢刀。现在很多年轻人病痛多，都是毁在这上面。因为反复手淫，耗伤了正气，一病就病到骨子里去了。即使得个小感冒，也是少阴伤寒，非常难治，拖个十天半月，甚至一两个月，严重的还会拖出鼻炎、肾炎、心肌炎。

小指月说，为什么会这样呢？爷爷说，手淫习惯让很多年轻人内脏精血空虚，各类邪气自然乘虚而入，到最深处安营扎寨，祸患身体。

然后爷爷便教他用骨碎补煲猪肉。《开宝本草》记载，骨碎补主破血止血，补伤折。必须要从深部骨头里把正气补上来，靠正气才能把毒疮治愈。

小伙子连续服用了三个多月，深部的脓肿慢慢变浅变小，疮毒被彻底托出来，最后终于愈合了，免除了锯腿之祸。家人都很高兴，小伙子从病痛的泥潭里被拉了回来，从此再也不敢乱来了。随后小指月在小笔记本中记道：

江西名老中医许樵南经验：刘某，男，18 岁，学生。发病 4 年，瘘管 5～6 厘米，瘘口凹陷，灼热疼痛，内有死骨，久不愈合，苔白，脉细。予骨碎补 60

克，猪精肉 60 克，炖汤连肉服。连服 3 个月，死骨似长笋退出，病愈。

◎ 满口牙痛

一老者牙痛，几个月都不好。

爷爷问他，你这牙是怎么个痛法？这老者说，满口牙都隐隐作痛。

爷爷说，暴痛剧痛属实，隐痛缓痛属虚。虚则补之，实则泻之。

小指月说，爷爷，我知道了，就用六味地黄丸，补肾壮骨，齿为骨之余，肾主骨功能加强，牙齿便会牢固不痛。爷爷点点头说，还要加一味骨碎补，30 克，这样补肾壮骨就更有针对性。《本草纲目》记载，骨碎补主补肾，故治耳鸣及肾虚久泻、牙痛。

这老者服药后齿痛如失，牙根牢固，连经常腰酸、尿频的症状也减轻了。随后小指月在小笔记本中记道：

许樵南经验：牙痛有寒热虚实之分。寒者宜温经散寒，骨碎补加附子；热者宜清热解毒，骨碎补加金银花；虚者宜调补气血，骨碎补加当归、党参；实者宜泻火解毒，骨碎补加生大黄。骨碎补性降，能补肾而收浮阳，对肾虚阳浮之牙痛定当有效，可配入六味地黄丸应用。

王某，女，20 岁，学生。惯发牙痛，近来又灼热、肿胀，不能饮食，甚以为苦，服止痛片或针灸始稍缓。舌苔薄，质紫，脉沉弦。此虚火上攻，用六味地黄丸加骨碎补。服 4 剂，药后痛未剧作。续服 5 剂，即获根治。

孟景春经验：牙痛由于肾虚引起者，骨碎补应为首选药物。既可以内服，亦可外用。内服：若肾阴虚虚火上越而致牙痛，可用六味地黄丸加骨碎补 10～12 克共煎服，一般服 5～7 剂，均可缓解。外用：①骨碎补 30 克，焙干，研极细末，以之刷牙，每 4 小时 1 次，连用 1～2 日即见良效。②骨碎补 10 克，生大黄 10 克，用水一大碗，浸 30 分钟后，煎 30 分钟，去渣，以之漱口，每日漱 4～5 次，漱 1～2 日疼痛即止。此方适用于牙痛、牙龈红肿发热者。③有人食猪肉而牙痛者，骨碎补为治此种牙痛的专药（见《蒲辅周经验集》114 页）。蒲老曰："一例牙齿食猪肉即痛，服此药而愈，乃肾气不足所致也。"

◎ 药物引起的耳鸣耳闭

有个女孩，因为感冒后大量用消炎药，鼻塞，耳鸣，一边耳朵闭住，听不见声音。几个月过去了，耳朵还是时常鸣响，一边听力障碍。

爷爷说，为什么过用抗生素或消炎药，会使听力或视力、嗅觉减退呢？小指月说，这些偏于寒凉的药物容易损伤人体阳气，特别要以消耗肾中元气为代价，肾为五脏六腑元阳之根。这些药物的代谢要靠肾，而肾负担太重时，功能就会减退，肾一伤，不仅会腰酸腿沉，肾开窍于耳，所以听力也容易出问题。

爷爷点点头说，用药切莫过度，过犹不及。如果过度用药，不是在治病，而是在制造疾病。故《内经》多次提到，大毒治病，十去其六，或曰衰其大半乃止。

这女孩说，治病不治个彻底，如果留一些病尾怎么办呢？爷爷说，真正帮你把病邪驱赶出去的不是药物，而是你身体的正气。所以后续的病尾就要靠养生，靠饮食有节，起居有节，不妄作劳。如果一味依赖药物，身体自愈功能便会逐步减退，抵抗力会越来越差，每次感冒时间会越来越长，用药也会越来越多。

然后爷爷便给她开了一味骨碎补。没有骨折为何用骨碎补？爷爷说，通过骨碎补补肾壮骨，肾开窍于耳，肾气充足，就可以使耳窍听力得到修复。

这女孩吃了 1 周的骨碎补后，果然听力恢复了。她高兴极了，从此她不再熬夜，而且多运动，这样即使得了感冒，也很容易康复。随后小指月在小笔记本中记道：

《孟景春用药一得集》记载，凡由链霉素引起的耳聋、耳鸣，用骨碎补有较好的效果。骨碎补 15 克，水煎一次服，每日 1 剂。亦可作预防链霉素中毒使用。

◎骨碎补拾珍

许樵南经验

外感时邪，饮食不节，或肝气抑郁等原因，均可导致腹泻，久则脾胃虚弱，运化吸收功能障碍，脾病及肾，脾肾两虚。许老诊治此症用狗肾加入骨碎补，炖熟食之，甚效。胡某，男，54 岁，农民。宿有慢性肠炎，药物杂投，经年屡月不愈，近年来发作较频，每日黎明时脐下作痛，肠鸣即泻，大便多有不消化食物，腹部怕冷作怯，食欲不振，舌质淡苔白，脉沉细。用狗肾加骨碎补煮食，连服 1 个月病愈。

指月按：初泻伤脾，久泻伤肾，若脾肾两虚，则久泻难愈。治疗顽固五更泄泻有用补肾壮阳的四神丸而起效，当然也可以加进骨碎补，或者单用骨碎补食疗也有效果。《本草纲目》讲用骨碎补打粉，放在猪肾里煨熟吃，可以迅速温肾暖脾，以治久泻。中医认为脾胃就像锅鼎，下面肾阳就像炉火，只有炉火力够，锅鼎中物才能彻底腐熟，而不至于泄泻，拉出不消化的食物。

20. 血竭

◎用伤科药治痤疮

有个小伙子，脸上痤疮，星星点点，他经常挤破，流出脓水，脸上凹凸不平，疮口感染，留下深深的疮疤，久不愈合。

爷爷说，指月，还有没有七厘散？小指月说，有啊。

爷爷就让他包点七厘散，叫这小伙子抹在疮口处，疮口很快就修复了。不可思议的是，一两年不消的痤疮瘢痕，用了七厘散，也消失了。

小指月不解地问，爷爷，这七厘散不是治跌打损伤的名方吗？它可是程钟龄治疗金疮伤折、遍身疼痛的拿手方子，用指甲一勾，就那一丁点，只需要七厘就能起效，爷爷怎么把七厘散用来治痤疮和疮瘢呢？

爷爷笑笑说，这叫异病同治。七厘散里有味重要的药叫血竭，《医宗金鉴》里有个生肌散，就用血竭来敛疮生肌，治疗各类疮口不敛。这血竭可以和血收口，止痛生肌，消瘀排脓。《本草求真》里讲，血竭善入肝经血分，凡跌仆损伤，气血搅乱刺痛，内伤积聚，可单用血竭同酒调服，令积者消，聚者散，痛者愈，故血竭乃血疮疼痛圣药也。

小指月恍然大悟，原来外伤出血和痤疮出血都需要活血化瘀，止血生肌，所以用血竭皆有效果。而《济急仙方》中说，疮口不合，血竭末敷之，以干为度。《日华子本草》讲，血竭敷一切恶疮、疥癣久不合。这顽固痤疮也属于恶疮之类，痤瘢就是瘀血，痤疮出血就像伤科出血，所以用血竭可以活血止血，敛疮生肌止痛，真是一物而多用，所以速显功效。

爷爷说，当你理解了这里头的医理，没有七厘散怎么办？药方是死的，立法思路是活的，必须靠灵活的思路，才能治疗复杂的疾病。你单用一味血竭也行啊，把它加到凡士林或者大宝（一种化妆品）里，就是最好的祛除痤瘢单方。

◎血竭拾珍

《野记》中记载，李翰林被击肋折，医云须贞血竭，治药以板夹肋敷之，越一日，夜遂苏焉。

指月按：血竭乃活血疗伤圣药，特别适用于外伤出血，活血止痛而不留瘀。血竭是树木的汁液，像人的膏血，如同乳香、没药一样，善入血分，治疗血凝气聚，疮痈出血。

《杏林薪传》说，血竭是治颈椎病和腰椎病的特效药，配合血竭冲服可以增强颈腰椎疾病方子的治疗效果，但必须用上等的血竭。上等的血竭，外边鲜红，摸起来黏手不容易洗掉，捣时不容易碎。

指月按：顽固颈腰椎病，可以当成跌打伤科来治。由于久病多瘀，故用这伤科圣药，破瘀生新，有助于局部瘀痛的恢复。

21、儿茶

◎保护小孩子的儿茶

小指月说，儿茶又叫孩儿茶，听这名字就想到是不是小儿常见病就用它？

爷爷说，那要看是什么病，如果是肺热咳嗽，儿茶可以清肺化痰，《本草述》中载有儿茶丸，用儿茶和薄荷叶制成蜜丸，饭后含化，可以消痰咳。

小指月说，爷爷，那为什么治跌打损伤的七厘散也用到儿茶？

爷爷说，儿茶也是活血疗伤的要药，既可以单用内服，也可以外敷。《医学入门》里说它能够消血，治疗一切疮毒。内外伤出血配的止血散里就有儿茶。像小孩子容易跌撞摔伤，皮肉出血，这时也用得上它。

一小孩胃口不好，腹痛腹泻，人也消瘦，家人很心疼，没少给他补了营养。

爷爷说，身体有积滞，营养补不进去。于是没有用补气血之品，反而给他用蜈蚣儿茶散，吃了几天后，胃口开，腹痛止，身体渐渐好起来。

可见瘦弱未必要靠补，如果身体有积滞，如不化散开，就很难真正强壮。就像疮痈一样，只有腐肉消融尽，新鲜的气血才会生长。只有腹中积滞消磨掉，人体气血才会好转。随后小指月在小笔记本中记道：

朱良春经验：验方蜈蚣儿茶散治疗小儿消化不良效佳。蜈蚣、儿茶分别研为极细末，6个月以下，每次服蜈蚣粉 0.2 克，儿茶 0.125 克；6～12 个月每次服蜈蚣 0.4 克，儿茶 0.35 克；1～2 岁每次服蜈蚣 0.6 克，儿茶 0.35 克，每日 3 次。对于小儿消化不良而引起的呕吐、腹泻、小便减少等症，在加强护理，脱水者补液的基础上，给予蜈蚣儿茶散，多于短期内治愈。

《名医别录》曾提到蜈蚣疗心腹寒热积聚，说明本品对胃肠功能有调节作用。今伍以收敛止泻之儿茶，一温一寒，一开一收，共奏和调中州之功。如属脾虚者，又宜参用健脾运中之品，如白术、木香、砂仁之类。

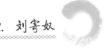

22. 刘寄奴

◎返汗入水

一病人得了怪病，胸口前经常出汗，汗湿前胸衣服，而其他部位则很少出汗，这是怎么回事呢？

爷爷见他心脉亢盛，便问他的职业。他说他是搞计算机网络维护的，每天要处理大量的信息数据，心脑过用，晚上睡觉时烦躁难眠。

爷爷说，这胸口乃心的分野，人体借助汗水来泻热，正常情况下这些汗水应该往下走，归入膀胱水府排出体外，但由于过用心意识，导致脉势上越，不能下行。于是便给他用导赤散加刘寄奴，1剂心烦解，2剂尿赤变清，3剂胸汗消失。

小指月说，用导赤散可以导心中烦热从小便出，为什么要加入刘寄奴呢？

爷爷说，刘寄奴乃活血利水良药，可以打开水血下行通道。人体下焦有阴实挡道，或瘀血，或积水，身体津液不能顺利下走，便往上往外越而为汗，就像下水管堵住了，这水满了，就往外溢，一旦把下水管疏通开，水就往下流了。

小指月恍然大悟说，一旦把心和膀胱的通道打开，心主血，膀胱主水，这样水瘀下行，汗便不外越了。这样就把汗返归水道，叫返汗入水了。随后小指月在小笔记本中记道：

朱良春老先生常告我辈曰："刘寄奴的活血祛瘀作用，可谓尽人皆知，而其利水之功则易为人所忽略，良药被弃，惜哉！"《日华子本草》虽有其主水胀、血气之记载，但后世沿用不广，以此品直接作利水之用者，当推《辨证奇闻》返汗化水汤。此方治"热极，止在心头上一块出汗，不啻如雨，四肢他处又复无汗"，药用茯苓30克，猪苓、刘寄奴各10克。并云："加入刘寄奴，则能止汗，又能利水，其性又甚速，同茯苓、猪苓，从心而直趋于膀胱。"这是对刘寄奴功用的另一领悟。

◎补气利水治癃闭

人之年老，正气亏虚，邪浊容易阻塞经络管道，特别是下焦水道容易闭塞不通，所以很多中老年人都有前列腺方面的疾患，容易尿频尿急，甚至尿闭塞不通，点滴难下，胀满难受。

有个老爷子，经常腰酸，尿频，上下楼梯短气乏力，最近排尿不畅，小腹胀满。医院诊断是癃闭，给他导了几次尿，当时顺畅，可随后又尿闭不通。

爷爷说，尿闭不通，不外乎虚实，虚者无力排尿，就像气瘪管闭；实者痰浊瘀血阻塞尿道，就像前列腺肥大充血，不通则尿水难下。

小指月说，爷爷，那这个老爷子究竟是虚是实？

爷爷说，你看他脉象一派虚陷，又因为年老气力不足，所以是以本虚为主，但双脉又涩滞，必有阴实挡道，故而兼夹标实。

小指月说，那该怎么办呢？这么复杂。爷爷说，病象虽然复杂，可一旦放到八纲辨证里来看就简单多了，不外乎就是随其虚实而补泻之。

小指月说，那虚在哪里，实在哪里？爷爷说，脉势下陷，虚在中气不举，所以要重用黄芪补气利水，使得膀胱能气化，水液自可出。前列腺周围肥大充血，乃水瘀互结，必须用一味药，既能活血，又可利水。

小指月说，那益母草、泽兰不正好。爷爷说，若是平常水瘀互结用它们可以，水瘀互结厉害的还得用刘寄奴。因为刘寄奴有破血通经之力，可以把前列腺周围挡道的血水破开。《日华子本草》讲，刘寄奴能下气血水胀，通癥结。也就是说下焦气滞血瘀，水停胀满，或者有癥结挡道，刘寄奴都可以破开，令浊水出下窍。

随后爷爷便给他用六味地黄丸，配合黄芪和刘寄奴补虚泻实，照顾老人家本虚标实的尿道不通。病人服完药后，不用导尿，小便排泄通畅。

爷爷说，导尿只是单纯通开管道，而中药却可以通过鼓舞肾气，加强排尿的动力，这样能够治其本。急则治其标，可以导尿，但缓则图其本，就要加强老人家脾肾阳气。膀胱者，州都之官，气化则水液自出矣！随后小指月在小笔记本中记道：

国医大师朱良春认为，刘寄奴有良好的化瘀利水作用，可用于治疗瘀阻溺癃症，尤其适用于前列腺肥大引起的溺癃或尿闭。李中梓治血瘀小便闭，推牛膝、桃仁为要药。而朱老则用刘寄奴，其药虽殊，其揆一也。

前列腺肥大引起的溺癃，常见于老年病人，其时阴阳俱损，肾气亏虚，气化不行，瘀浊羁留，呈现本虚标实之证。若一见小便不利，即用大剂淡渗利尿，不仅治不中鹄，抑且伤阴伤阳，诚为智者所不取。朱老治此症，抓住肾气不足、气虚瘀阻这一主要病机，采用黄芪与刘寄奴相伍，以益气化瘀，配合熟地黄、山药、山茱萸补肾益精，琥珀化瘀通淋，沉香行下焦气滞，王不留行迅开膀胱气闭，组成基本方剂，灵活化裁。如瘀阻甚者加肉桂、牡丹皮和营祛瘀，阳虚加淫羊藿、鹿角霜温补肾阳，下焦湿热加败酱草、赤芍泻浊化瘀，收效较著。

张某，男，68 岁。患前列腺肥大症已五载余，曾用西药治疗，收效不著，病情时轻时剧。半个月前，突然尿闭不通，当即住院治疗，经导尿并注射雌二醇等，病情有所缓解。刻诊：面黄少华，腰酸肢楚，小溲频数而不畅，夜间尿次尤频，一般每夜 10~15 次，唯量少而涓滴不尽，小腹坠胀，舌上有紫气，苔薄，脉细弦尺弱。肾气亏虚，失于固摄，故小便频数；瘀滞留阻，水道不畅，故小便量少而涓滴。亟宜益肾化瘀，以展气化。药用：生黄芪 30 克，刘寄奴、怀山药各 20 克，熟地黄 15 克，山茱萸、丹参、牡丹皮、泽兰叶、王不留行各 10 克，肉桂 5 克（后下），沉香片 3 克（后下），琥珀末 2.5 克（分吞）。连进 5 剂，小溲渐爽，尿次减少，诸症大减，续予原方出入，共服 30 余剂，排尿接近正常，精神转振。嗣后间断服药，一切正常，并以六味地黄丸长期服用以巩固之。(《朱良春用药经验集》)

◎ 刘寄奴拾珍

单镇经验　刘寄奴全草治疗淋病、尿血

刘寄奴开水冲泡当茶饮，大量饮服，尿血以红糖作引子，尿白用白糖作引子，每天用 60~90 克，饮至不尿白或尿血为止。

指月按：活血利水，通因通用。刘寄奴能够破开下焦水血互结，治疗淋病尿涩、尿血有功。

李俊林经验　刘寄奴治疗小儿黄疸

古人所谓初生儿胎黄似西医所称的新生儿生理性黄疸，无须治疗。但小儿若感受瘟疫时邪，直中肝胆，发为阳黄，则需认真治疗。自东汉张仲景创茵陈蒿汤治疗，医家无不选用。先父常以此方加刘寄奴、厚朴花二味，师古而不泥古，更取效快捷。如治田某，男，6 岁。尿色如浓茶 3 天，伴纳呆腹胀，神疲，白睛、皮肤黄染，诊为小儿黄疸，属肝胆湿热型。投方：北刘寄奴 30 克，茵陈 15 克，厚朴花 10 克。每日 1 剂，水煎服。1 周后纳增，尿色转清，白睛不黄，复为正常。

考所用刘寄奴，当为玄参科阴行草属植物阴行草，性味苦寒，清热化湿，凉血止血，与茵陈合用，确可收协同之功。复加厚朴花健运脾胃，何有不效之虞！此又深得"见肝之病，知肝传脾，当先实脾"之大理者也。

指月按：《临证指南医案》指出，气血不行则发黄。《景岳全书》认为黄疸的发生是"胆液泄"所致。《金匮要略》指出，"黄家所得，从湿得之。"所以治黄一个要治湿，一个要治气血。既要治脾胃，也要治肝胆。《本草求真》记载，刘寄奴善入肝，可活血利水。刘寄奴不仅善入肝、胆、脾、胃，它还善于出膀胱水道，所以在里之湿热能够有个出路，气血能够得以活化，故黄疸就退得快。

23、三棱、莪术

◎消坚利器——三棱、莪术

坚者消之，三棱、莪术之属也。小指月说，爷爷，三棱、莪术能够消坚硬的积聚，应该非常猛烈吧？医书里说，女子癥瘕虽坚硬如铁石，亦能消之。

爷爷说，消癥瘕、积聚、结块，用三棱、莪术往往有奇功，不可畏惧其力猛而束之高阁不用。若用之得当，有病病受，何惧之有？当用而不用，反而养痈。

一壮汉，胃中硬痛多年，久治乏效，后来硬痛处扩大，导致心腹满闷，不能饮食，日渐消瘦，苦不堪言。

小指月说，爷爷，他的双关脉怎么如此坚硬？爷爷说，此积聚之脉象也，弦硬如豆，非消积之品不能磨化。

小指月说，爷爷，那是不是用鸡内金、香附之类的药啊？爷爷说，世人喜欢用香附、鸡内金，而不喜欢用三棱、莪术，皆恐其破血消瘀过于猛烈，殊不知非性烈不足以消磨顽积。

小指月说，用三棱、莪术不怕耗气吗？爷爷说，疾病久治不愈才是最耗气的。用寻常香附、木香、鸡内金之品，若久治难愈，耗散气血更多，所以单论消磨积聚，三棱、莪术之功又胜于十倍香附。若恐其气血不足，可佐以益气之品，则积消不伤正也。于是便给病人用三棱、莪术醋制磨粉冲服，谁知一服即能开胃进食，再服胃中硬满感顿消，连服半个月，病去若失。随后小指月在小笔记本中记道：

《针灸资生经》曾载，执中久患心脾疼，服醒脾药反胀。用蓬莪术面裹炮熟研末，以水与酒醋煎服立愈。

《医学衷中参西录》记载，一妇人年二十，在胃脘部有团癥瘕，大如橘子，按之实硬，时时上攻作痛，妨碍饮食，医者皆以为不可消，后余前往诊视，以为气虚留积，遂以理冲汤补气消积，连服 40 剂，消无芥蒂。理冲汤即黄芪、党参、白术、山药、天花粉、知母、三棱、莪术、鸡内金。此方连补带消，善消一切脏腑癥瘕积聚，气郁脾弱，满闷痞胀，不能饮食。

◎有气力才能用好利器

一少妇，月经半年多没来了，吃了不少通经的药都通不了。她到医院一检查，子宫里长了一个核桃大的肌瘤，还有不少小肌瘤。这些瘀血不断浓缩而成的瘤结坚硬如石。从此她肚腹胀痛，胸胁满闷，饮食日渐减少，身体越显消瘦。吃了不少中药，却未见明显效果。医院说必须手术切掉子宫。病人很是为难，一边病重不解，一边又想生育孩子，于是便找来竹篱茅舍。

小指月说，爷爷，这脉象既虚弱，又瘀塞，用药很是为难。补虚则会加重滞塞，攻瘀气力又不够。况且现在她胃口不佳，每日饮食不过一两碗，胃口全无，如何用药？爷爷说，为今之计，只有边补边消。

遂用大剂量黄芪、党参托扶正气，配合三棱、莪术消坚化积。正气存内，邪不可干。邪之所凑，其气必虚。因虚留积，包块不去，补气消积，必须并举。

刚开始这病人有些疑惑，因为这些药她以前都吃过，并无明显效果。爷爷说，治慢性病要有方有守，病去如抽丝剥茧，如若心急，便不能把握治病时机。

这病人听后心中稍安，连服7剂，觉得胸中不太满闷了，胃口也开了些，最重要的是精神比以前好了。爷爷说，效不更方，再服10剂。病人服完药后，觉得积滞满胀之感有往下移的趋势，胸胁打开，腹中比以前松畅。宜将剩勇追穷寇，继续守方，击鼓再进！连服30剂，月经通顺，排出大量乌黑的瘀血块，就像碎沙一样，病人自觉如释重负。爷爷叫她去做个检查，不做不知道，一做医生疑惑，病人惊喜，这坚硬的肌瘤积块跑到哪里去了呢？

小指月说，爷爷，人家用桂枝茯苓丸治子宫肌瘤，你怎么用黄芪、党参、三棱、莪术呢？爷爷说，三棱、莪术乃消坚利器，但它们威猛而不凶霸，治疗女子瘀血积块，虽然坚硬如铁石，亦可徐徐消除之，寻常猛烈开破之品，亦不如也！

小指月说，为什么要加黄芪、党参？爷爷说，如若心腹积滞剧痛，气滞血瘀食阻，顽固不除，脉势有力者，但用三棱、莪术，不必以补药佐助。如若脉势力道不足，此瘀血积聚，长期耗伤元气，必用补气方可消积，用药又非数剂能愈，所以三棱、莪术必以补药佐之，方能久服无弊。就像你有一把削铁如泥的利器，可如果在一个手无缚鸡之力的书生手中，坚硬顽疾照样很难消去，可如果在一个练过武术的壮汉手上，威猛有力，立消坚聚。这三棱、莪术如同利器，黄芪、党参就像气力，有气力才能用好利器。

张锡纯《医学衷中参西录》治女科方有理冲汤，用黄芪、党参配三棱、莪术之例，指出：参、芪能补气，得三棱、莪术以流通之，则补而不滞，而元气愈旺。元气既旺，愈能鼓舞三棱、莪术之力以消癥瘕，此其所以效也。

小指月说，原来如此。用三棱、莪术，配党参、黄芪，补益、攻破之力并举，不但气血不受伤损，而积块瘀滞亦能不断消去，所以陈旧去，新血生，癥瘕尽，营卫昌，积聚消，胃口开。真乃消中有补，补中有消，扶正祛邪，邪去正安啊！

随后小指月在小笔记本中记道：

《医学衷中参西录》记载，一妇人年 30，少腹长一癥瘕，越长越大，刚开始比较软，后来坚硬如石，7 年之间，癥瘕上冲心口，旁塞两胁，导致饮食减少，昏昏欲睡，神疲乏力，屡治不效。后余诊其脉虚弱，拟以理冲汤。病人居然绝望，以为此病不可治，不欲服药。又过一年，疾病加重，病人经常昏睡不醒，余用药救醒之，恳切告之曰，去年你如若服用汤方，病早好了，何必痛苦到如此地步？然而此病现在还尚可用药，慎勿拖延。病人才相信，于是连服 30 余剂理冲汤，胸胁硬满皆消，食欲大振，精神恢复，唯独少腹中还有一块硬结，又加进生水蛭，再服数剂，硬结消无芥蒂。

◎三棱、莪术拾珍

李裕蕃经验　重用三棱治卵巢囊肿

李老治疗卵巢囊肿常重用三棱 100 克。三棱功擅破血祛瘀，行气止痛，化积消癥。大多医家认为其为削伐之品，一般用量在 10 克以内。如张锡纯在《医学衷中参西录》中论三棱时说："若治瘀血积久过坚硬者，原非数剂所能愈，必以补药佐之，方能久服无弊。"然其用量最多不超 10 克而已。李老治疗内脏囊性包块，常用三棱 30～100 克，虽久用，未发现毒副作用。

如李老曾治刘某，女，38 岁。右下腹沉重膪胀，扪之有块状物。B 超检查：诊为卵巢囊肿。处方：三棱 100 克，桃仁 10 克，杏仁 10 克，陈皮 10 克，牡丹皮 10 克，桂枝 10 克，甘草 10 克，大黄 10 克，水蛭 12 克，苦酒 30 毫升，蜂蜜 30 毫升。水煎服，每日 1 剂。连服 20 余剂，腹部包块消失。

指月按：坚者消之，三棱善消血水凝聚之坚。囊肿实证说白了，就是血水搏结在一起，重用三棱，苦能泄，辛能散，可消一切血瘀、气结、水停导致的有形坚积。欲起千钧之石，必用千钧之力。若是顽疾死血坚固，必须重用，正如用锄头不费劲就可以挖掘土地，但水泥地就得动用电钻才能钻透。

24、水蛭、䗪虫

◎噬血之物善消融瘀血

爷孙俩在山溪边采药，小指月采完药后就跳到溪水里摸鱼。

爷爷刚开始教指月摸脉时，不是教他去按病人的脉象，而是教他到山溪石壁周围摸一些泥鳅、小鱼，这样长时间的锻炼练就了小指月一双巧手，只要看到鱼儿往那石缝钻，指月的手探过去，没有摸不到的。今天的溪水有点浑浊，因为刚下过雨。指月把裤角挽起来，便下水去，试图在浑水中摸鱼。还没摸到鱼，指月大叫一声，一只乌黑的水蛭吸在小腿足三里穴周围，拼命地吮吸着鲜血。指月就去抓水蛭，想把它拿掉，谁知水蛭吸得更紧，好像与肉连在一起一样。

爷爷说，水蛭咬人，你越拉它吸得越紧，你用巴掌拍它，它就掉下来了。小指月听了，小巴掌打下去，水蛭就松了口，滑落入水中，乘机逃跑了。可指月小腿上被水蛭咬过的地方仍然血流不止，用指头按住不流血，一松开血又流出来。

这该怎么办？爷爷说，水蛭有抗凝血的作用，使叮咬处周围的凝血功能减退，所以被水蛭咬后，局部出血不止。爷爷顺手从山溪边拔了一把墨旱莲，在石头上捣烂，敷在指月伤口上，这样血才止住。

小指月说，既然水蛭有抗凝血的作用，那么各类凝血、瘀血逢之不都化开了吗？爷爷点点头说，《古今录验方》里有个专治跌打内伤的神效方，伤损后瘀血留滞，局部活动不利，就用水蛭打粉，以酒送服，瘀血就能够被消融掉。

小指月说，那可不可以把水蛭这种作用引申到治疗中风后瘀血阻塞而致半身不遂的病人身上？爷爷笑笑说，当然可以了，用补阳还五汤送服水蛭粉，可以加快心脑血管瘀血梗塞的融化，恢复身体的正常功能。

小指月说，爷爷，水蛭就有消融瘀血的大作用啊。爷爷说，没错，这水蛭味咸，善入血分，是水中噬血之物。它的气味腥腐，更善于与瘀血相感召，水蛭行动缓慢，破瘀血积滞，又不会因为过度凶悍而伤人体，所以此物消融瘀血之功甚伟。随后小指月在小笔记本中记道：

国医大师颜德馨曾治愈一例静脉血管瘤引起的巨肢症，吞服水蛭粉，每次 1～3 克，加到汤药内，前后服用汤药 200 剂。瘤者留也，必须流通之，所以治疗期间始终保持水蛭粉不断，使瘀血消融，新血再生，血脉通畅，消除肿胀。

吴天强经验：水蛭善消血管瘤。水蛭功能破血逐瘀，《神农本草经》云："逐恶血、瘀血、月闭，破血癥积聚，无子，利水道。"张锡纯云："破瘀血而不伤新血。"古今贤达，发挥尽致。治疗血管瘤，水蛭暴晒，研成粉末，装入 0 号胶囊，每服 4 粒，每日服 2 次。结合病人体质，伍以补气养血之剂，每收全功。水蛭破血消癥力猛，有毒，为临证医家所忌，水蛭一味，我临床运用 20 余载，并未发现其有毒副作用。苏某，男，57 岁。右颧部血管瘤如鸡子黄大，予以水蛭胶囊 240粒，每日 2 次，每次 4 粒，饭后汤药冲服。20 余日后，病灶全无，身体壮健。

◎ 水蛭生用消肌瘤

《神农本草经》记载，水蛭逐恶血、瘀血、月闭，破血癥积聚。

有个子宫肌瘤的病人，唇紫暗，月经闭塞不通。

由于上班，她没办法坚持熬中药喝。爷爷说，那就吃药粉，简单方便。于是教她用一味水蛭生用，打成粉，连服半个月，月经通畅，肌瘤消失。

小指月说，水蛭这么厉害，能化肌瘤，通畅月经，打粉用可以少用很多药。

爷爷笑笑说，没那么简单。如果体实之人，但用无妨。就像张锡纯在《医学衷中参西录》中说的，愚治妇女月闭癥瘕之证，其脉不虚弱者，恒但用水蛭轧细，开水送服一钱，每日 2 次。虽数年瘀血坚结，一月可以尽消。

小指月说，那体虚之人呢？爷爷说，体虚之人或虚实夹杂之人，纯攻则耗气，纯补则涩滞，还是要攻补兼施，辨证论治，把握好通补的分寸，方是治病之道。

小指月说，爷爷，为什么反复交代水蛭要生用，才能体现它化瘀血之功？爷爷打开《医学衷中参西录》，叫小指月好好研读关于水蛭的运用经验。

近世方书，多谓水蛭必须炙透方可用，不然则在人腹中能生殖若干水蛭害人，诚属无稽之谈。曾治一妇人，经血调和，竟不产育。细询之，少腹有癥瘕一块。遂单用水蛭一两，香油炙透为末，每服五分，日两次，服完无效。后改用生者，如前服法。一两犹未服完，癥瘕尽消，逾年即生男矣。唯气血亏损者，宜用补助气血之药佐之。或问，同一水蛭也，炙用与生用，其功效何如此悬殊？答曰：此物生于水中，而色黑（水色）味咸（水味）气腐（水气），原得水之精气而生。炙之则伤水之精气，故用之无效。水族之性，如龙骨、牡蛎、龟甲大抵皆然。故王洪绪《外科症治全生集》谓用龙骨者，宜悬于井中，经宿而后用之，其忌火可知，而在水蛭为尤甚。特是水蛭不炙，为末甚难，若轧之不细，晒干再轧，或纸包置炉台上令干亦可。此须亲自检点，若委之药坊，至轧不细时，必须火焙矣。西人治火热肿疼，用活水蛭数条置患处，覆以玻璃杯，使吮人毒血，亦良法也。

随后小指月在小笔记本中记道：

陈家骅经验：凡动物药，如水蛭、全蝎、蜈蚣、胎盘等，均以低温烘干，研粉冲服为好。

◎ 海陆空三军作战

小指月说，爷爷，《名医别录》里说虻虫也能够主女子月水不通，为什么你选用水蛭，而不用虻虫呢？爷爷说，张锡纯亲自验证过二者之间的效用。《医学衷中参西录》中提到，水蛭、虻虫皆为破瘀血之品。然愚尝单用以实验之，虻虫无效，而水蛭有效。以常理论之，凡食血之物，皆能破血。然虻虫之食血以嘴，水蛭之食血以身。其身与他物紧贴，即能吮他物之血，故其破瘀血之功独优。

一妇人月经闭而不通，烦躁失眠，脾气大，严重时精神都有些失常，总想狂躁高歌，不能自制。

爷爷说，这是微狂躁，只要及时调治，便不会发展为狂躁。于是给她用《伤寒论》的抵当汤，专门涤除下焦瘀血挡道导致的各类狂躁之疾，就只有四味药，水蛭、虻虫、桃仁、大黄。

小指月说，这四味药就行了吗？爷爷说，你可别小瞧这四味药，它们可是海陆空三军联合作战。这病人只吃了2剂，月经就通了，排出大量瘀血块，随后烦躁消失，睡眠甚佳。

小指月不解地问，爷爷，你说这抵当汤是海陆空三军联合作战，我听不明白。爷爷笑笑说，你看，水蛭像不像水军，它是水生动物里最善于吸血的，由于它具有消融血液凝聚的作用，所以各类瘀血、干血逢之莫不消除。

小指月说，那虻虫呢？爷爷说，虻虫就是牛虻，它可是飞翔昆虫里最善于吸血的，连牛、马那么厚的皮，它都可以叮进去，可见它具有强悍的破血本事。

小指月说，有意思，一个在水底游，一个在空中飞，那陆军是谁呢？爷爷说，当然是桃仁、大黄了，这些都是长在地上的草本植物，善于活血化瘀，推陈出新。而且大黄善通秘结，导瘀血，使这些瘀血浊阴下化，不上扰。桃仁是仁类药，凡仁皆润，它更给血脉上点润滑油，使瘀血排得越快。

小指月说，太妙了，爷爷，你这样一解读，比君臣佐使还强，我一听就记牢了。虻虫能够飞舞到空中，把胸膈头面的郁热透下来；水蛭能潜入子宫，把瘀血挡道啃噬下来；而大黄、桃仁善走谷道，使二便通调，血瘀下化不作劳。所以狂躁可消，失眠安好。

25. 斑蝥

◎发泡疗法治癣疾

小指月说，斑蝥有大毒，怎么用啊？爷爷说，那要看你治什么病，既可以内服，也可以外用，不管内服、外用都要谨慎。即使是外用，它对皮肤黏膜仍有很强的刺激作用，能引起局部皮肤发红、灼热、起泡，甚至溃烂。所以用斑蝥应该小心谨慎，不过正因为它有这种作用，才可以把身体里的毒疮拔出来。

一病人颈部长了一片顽癣，每当春夏季多雨湿的时候就发作，局部瘙痒红肿，有时渗出黄水。

爷爷便教他用斑蝥微微炒干，打成粉，再加进蜂蜜，调和成膏，每年春天敷于颈部，局部发泡出水，然后整年癣疾没再发作。爷爷又叫他不能吃海鲜、韭菜，以及动物内脏、酒等发物。这样连续治了3年，彻底根除。

爷爷说，像这种发泡疗法，不仅可以拔癣疾，其他的头痛、风湿痹痛，甚至是面瘫，都可以用这种外治法，往往起效迅速。斑蝥有以毒攻毒、消肿散结、逐瘀止痛、给邪以出路之功。随后小指月在小笔记本中记道：

《外台秘要》记载，治干癣积年，生痂，搔之黄水出，每逢阴雨天，瘙痒加重，用斑蝥半两，微炒为末，蜜调敷之。

《江西草药手册》记载，治剧烈头痛，用斑蝥（去头足）三五个，研细末，以布包贴痛处，局部起泡后，用针刺挑破，使浊水流出，头痛立愈，必须慎风寒。

《山东中草药手册》记载，治颜面神经麻痹，斑蝥一个，研细末，水调敷在颊部。如果向左歪斜的就贴右边，向右歪斜的就贴左边，局部发泡后即取去。

◎斑蝥拾珍

《续名医类案》记载，治瘰疬，鸡子七个，每个入斑蝥一枚，饭上蒸熟，每日空心食一枚。

指月按：斑蝥能破血逐瘀，消癥散结，攻毒蚀疮，所以不仅是瘰疬、恶疮、顽癣这些肌肉毒疮，就连肿瘤、脏腑毒疮皆可用之。不过体虚之人，必须配伍扶正之品，方不至于亏伤正气。

《话说中药》记载，一例肝硬化腹水病人，37岁，医院已下病危通知书，遂求治于中医。用特制的斑蝥膏贴敷三阴交、足三里、阳陵泉、章门、肝俞等穴位，每次发泡4个穴位，穴位处流出大量黄水，病人感到日渐轻松。再配合中医汤药，2个月后，奇迹般康复，1年后正常上班。

指月按：善治者治皮毛。像肝硬化这些严重疾病，是由表入里，层层传变引起的。通过斑蝥令肌表发泡拔毒，给邪以出路，使邪浊能脏邪还腑，里病出表，再配合内服中药，恢复气血对流，疾病虽危，亦有可愈之机。

26. 穿山甲

◎一味下乳涌泉散

一妇人生完小孩后，由于与家人关系不和，经常吵架，不仅乳汁不通，而且脖子上还长了一个脓疮。

爷爷说，天底下让人得病最快的不是伤风受凉，而是生气激动，跟人吵架。

小指月说，为什么呢？爷爷说，吵架生气是最容易让人气机逆乱的一种行为。气血冲和，百病不生，一有怫郁，诸疾生焉，所以百病皆生于气。

这妇人说，那我现在该怎么办？爷爷说，少生气。你如果吵架生气，奶水对孩子的健康也不利。

然后爷爷给她开了一味穿山甲，说，乳汁通下，身上郁结消散，以后要心怀大度些，你能容得他人一分，你的身体便健康一分。这妇人服了单味穿山甲粉，随后乳通结散，身心舒调。

小指月说，这真是一箭双雕啊，既下其乳汁，又治其疮肿。古方单味穿山甲炮制后打粉，用酒送服方寸匕，就是一味下乳涌泉散。而且穿山甲善于穿破走窜，内而五脏六腑，外而经络肌肉，凡气血凝聚之处，不管是痈疮肿，还是乳汁闭，穿山甲皆可通治。随后小指月在小笔记本中记道：

穿山甲能通经脉，下乳汁，消痈肿，排脓血，所以疮科及妇科皆以此为要药。故谚云：穿山甲，王不留，妇人服了乳长流。

◎穿山破石消囊肿

爷孙俩在一次采药中发现一只穿山甲，这穿山甲钻到蚂蚁洞里，伸着细长的舌头，把蚂蚁都黏了出来。小指月说，想不到穿山甲的舌头这么长。

爷爷说，穿山甲不仅善于穿土，更能上爬树，下游水，堪称水、陆、空三通。所以它能通达人体上、中、下三焦，脏腑表里，血脉内外。

小指月说，穿山甲山石土中都可以穿洞，真是太不简单了。

爷爷说，你别小看穿山甲身上的甲片，它经常躺在蚂蚁出没的地方装死，这样蚂蚁纷纷钻进甲片里，然后穿山甲便关闭甲片，跳入水中，再把甲片打开，蚂蚁都浮在水面上，它便可以随意食之。

爷孙俩的谈话惊动了这只穿山甲，它一溜烟地跑掉了。本来指月想把它提住的，但爷爷说，穿山甲是国家保护动物，不仅不能捉，以后也要少用，除非万不得已才用之。

小指月说，如果不用穿山甲，用什么代替呢？爷爷说，可以用鳖甲代替。鳖甲加皂角刺，既能散结，也能穿破，不过剂量要大一些。穿山甲不过是示人以法度而已，并不是非用它不可。只要是有助于把气滞血瘀、经络堵塞、局部壅滞的病灶穿破打通的药，就可以大胆地代用之。

一小伙子面黄肌瘦，经常拉肚子，没胃口，他以为是肠道问题。

爷爷说，肝脉弦紧，克犯脾土，胃肠只是代罪羔羊，病在肝上。于是叫他去做肝部的检查，发现肝上有一个大囊肿。

小指月说，原来中医五脏生克的关系也可以帮助明确诊断。

爷爷叫这小伙子用穿山甲打粉，每次服 5 克，每日 3 次，连服 10 天。这 10 天不要熬夜，要早睡觉，养精蓄锐；不看电视，不玩手机、电脑，节能减耗；多活动走动，促进气血循环，以助药力；少吃荤，多吃素，辅助身体排毒。

小伙子吃药后，脸上气色变得越来越好，刚开始两天还腹泻，后来胃口大开，吃饭也不饱胀了，肝部也没有胀滞感了。半个月后去做检查，囊肿小多了。

小指月说，爷爷，穿山甲这么厉害，真是消除囊肿的金刚钻啊！

爷爷说，确实，穿山甲逢山石皆可穿破，入人体能助肝主疏泄之功，条达气机，展布经络，但真正攻破包块积聚的不是纯靠穿山甲，而是要靠背后的充足粮草供应，也就是人体的精气神。

由于这小伙子严格遵守医嘱，所以效果才这么快。如果以后他又经常熬夜，吃大量的肉食油腻之物，又少运动的话，他的肝脏局部还是容易堵塞胀满。

所以不仅要知道穿山甲能治疗脏腑积聚囊肿，更要明白如何过一种少堵塞、少积聚的生活啊！小指月随后在小笔记本中记道：

《山东中医验方集锦》记载，贺某，男，面黄肌瘦，肝部肿，经常腹泻，饱胀，夜间发热盗汗，医院确定为"肝大"。中医给他服用穿山甲粉，效佳。将穿山甲炮制后打成细粉，1～3 岁每日服 3 克，4～6 岁每日服 6 克，7～12 岁每日服 9 克，成年人每日可服 12～15 克，用白开水送服。如果孩子不喜欢吃药，可以用白面和糖烙制成饼，服食之。如果没有穿山甲，可以用鳖甲来代替，但剂量要加倍。

◎疑难杂病，柳暗花明

一病人急性喉炎，咽喉肿胀，水谷下不去，医生给他用了普济消毒饮，专治一切毒火上攻诸症，3 剂下去，仍然不能逆转病势。

爷爷说，再加 3 克穿山甲。结果咽喉肿消，水谷得下，喉痹遂愈。小指月不解地问，为何 3 克穿山甲就让普济消毒饮效果非凡？

爷爷笑笑说，寻常一样窗前月，才有梅花便不同。一般的清热解毒药往往只能清表面热毒，不能清瘀热伏毒。埋伏在深层次的瘀毒，必须要用一些具有强大穿破作用的药，既能够把药力带进去，又可以把毒热分解出来。

小指月恍然大悟，原来爷爷用穿山甲居然有这番考虑，把顽固的毒热当成痈疮治疗，所以要用到透脓、透热、透毒的思路，使药力能对流，气血能沟通，这样大气一转，经络通畅，其病乃散。

爷爷说，一般炮山甲用 9 克，则通透力大；用 5 克左右，则疏通经络气血；用 3 克左右，则引他药达于难至之病所。

小指月说，原来药物剂量不同，效果也不同了。爷爷说，要善于用穿山甲这种通透的思路去治疗各类疑难怪病。很多瘀滞堵塞，就需要加上这一味药，只有通开闭塞，用药才能柳暗花明。所以《医学衷中参西录》里说，治疗癥瘕积聚、疼痛麻痹、二便闭塞诸症，用药治不效者，皆可加穿山甲作为向导。

小指月说，难怪爷爷对顽固的喉痹或者疮肿久治乏效时，常加此味药。这就是为何很多名医在普通的汤方效果不太理想时，随手加减变化一两味药，或者调一下剂量，方子效果就像加了催化剂一样，立马反应加快，病愈。

◎穿山甲拾珍

单苍桂经验　山甲珠治乳衄

曾记古书有云：山甲珠一味，可治乳汁不通。余从临床体验，山甲珠能疏通乳窍内瘀滞之血络，用之效验恒多。

曾治某妇人，年近五旬，两三个月来发现双乳头时有淡红色或黄色分泌物溢出，用手触之，乳晕四周似有硬结。因平素有肝肾虚热之证，宜服养血柔肝之品，如当归、白芍、蒲公英、橘核各 12 克，生熟地黄、山甲珠、香附、广木香各 10 克，青皮、陈皮各 4.5 克，甘草 3 克。守方调治 2 周而愈。

指月按：不管是乳衄，还是乳汁不通，都属于局部壅滞，不能推陈出新所致。穿山甲善于穿土，脾胃者，土也，主肌肉，乳房亦为阳明胃经所主，所以不单乳房痈肿瘀滞，穿山甲可通之，就连周身痈疖疮肿，也以穿山甲为要药。故穿山甲乃透脓排浊一妙药也，可以给脓浊凿开一条通路。

27. 半夏

◎燥湿化痰与运动

贫穷的年代有贫穷的病，富裕的年代有富裕的病。

有了空调就有了寒凉，多了冰箱就多了痰饮。

这个小伙子每天都喜欢喝冰水，刚开始是因为心中烦热，喝了觉得舒服，后来养成习惯，不管烦不烦，非冰冻的凉水不下口。晚上经常通宵吹空调，而且不爱盖被子。有一天醒来后，觉得骨节僵硬疼痛，屈伸不利。家人很着急，带他走遍各大医院，也没查出什么病。随后经常吐痰咳嗽，头也痛。一碰到冰水，诸症加重。

爷爷说，形寒饮冷则伤肺，肺朝百脉，肺为寒饮所痹伤，则百脉不利，肢节痿痹。小指月说，爷爷，这种关节痹痛，屈伸不利，是不是要用一些海风藤、鸡血藤之类的藤药，宣通经络，运动血脉呢？

爷爷笑笑说，不要被表象迷惑了，他的经脉是不通，但要看清楚是因何不通，不能见病治病，见招拆招。小指月说，他这是因为形寒饮冷，导致痰饮储肺，流注筋骨所致。

爷爷说，那就是了，病痰饮者，当以温药和之。只需要找一味能够辛开痰结，燥化湿邪的药。小指月笑着说，我明白了，爷爷，就用半夏燥湿化痰。

于是建议病人单用一味半夏打粉，制成胶囊吞服，并且远离寒凉，避食生冷，加强运动。爷爷开了一条医嘱说，每天运动出汗，湿透一套衣服为度，如果办不到，下次就不用再上竹篱茅舍来治病了。

小指月从来没有见过爷爷这么严格地下医嘱。爷爷说，关于健康，再怎么严格都不过分；对待疾病，再怎么认真都嫌不够。

这病人吃了不到一周的药，加以每天他父母监督他运动，痰饮居然消失得无影无踪，周身关节不再痹痛，活动起来更加灵活利索。

爷爷说，指月啊，半夏是燥湿化痰妙品，可如果天天饮冰水，吹空调，不运动，周身津液血脉转不起来，大量的水谷精微就会变成痰饮。只要加强运动，让血脉流通，水谷精微自然能变成气血津液，而不会变为痰饮水湿。半夏没法取代你的运动。靠外力药力，总不如靠自力。治病养生要自立自强，自力更生，靠自己的运动让身体血脉通畅。随后小指月在小笔记本中记道：

《医学衷中参西录》记载，邻村王姓童子，年十二三岁，忽晨起半身不能动转，其家贫无钱购药，赠以自制半夏，俾为末，每服钱半，用生姜煎汤送下，日两次，约服20余日，其病竟愈。盖以自制半夏辛味犹存，不但能利痰，实有开风寒湿痹之力也。

◎ 水谷不下痰上泛

一位七十多岁的老爷子，痰涎壅盛，食谷则呕，水谷难入，不久身体就撑不住了。众儿孙纷纷从大城市赶回来，带老爷子四处检查，查不出病因。

爷爷说，痰湿为患，变动不拘，如同水饮，没有形成有形之物，靠现代仪器是查不出来的。但这痰饮走哪堵哪，如果阻塞清窍心脑，随时会有中风偏瘫之危。

众儿孙们焦急地问，大夫，既然查不出疾病，那怎么治呢？爷爷说，怪病多由痰作祟，当先绝其痰源。可怎么绝其痰源呢？大家都一筹莫展。

爷爷说，老年人何以痰多，因为饮食肥厚，口味重，而且活动日少，痰浊难消，水谷难化。小指月说，就是说，要清淡饮食，七分饱，时常饥饿，时常运动。

众儿孙们不解地问，老年人不是体虚吗，不是营养不足吗？我们用最好的营养都担心不够，这样再饿着，再吃清淡，没什么营养，老爷子会不会吃不消啊？

爷爷笑笑说，不是营养不够，是运化消化不过来。超载会伤车，肠胃负担过重便会伤人。你看他嘴里流口水，吃东西呕吐，明显胃气大伤，和降不利，如果按张仲景的说法就必须损谷则愈。这些儿孙们不解地问，什么叫损谷则愈呢？

小指月早听爷爷讲解过好多次，便说，损谷则愈，就是减少饮食摄入，给胃肠道减轻负担，等脾胃气机来复，这样吃少能消化，胜过吃多消化不了。

于是，爷爷便给老爷子开了小半夏汤，其实就是半夏加生姜两味药。张仲景说过，诸呕吐，谷不得下，小半夏汤主之。也就是说，水谷难下，阳明胃经通降功能不好，痰饮上泛作呕，这时用半夏配合生姜，就能很好地打开阳明胃经下行的通道，使痰饮消，水谷下。

爷爷同时加了一条非常重要的医嘱：每次吃饭只吃半饱。这条医嘱简直是在折磨这老爷子，因为老爷子家庭条件好，吃什么东西都是放开肚皮吃，选择好吃的吃。他以为这才是富裕，只有随心所欲饮食，才是真正的小康生活。

爷爷说，错了，小康生活是一种健康的生活，而不是吃得满身都是富贵病。节俭不是因为没钱，惜食乃是因为惜福。少吃是因为身体阳气少，就像你有一些柴火，只够烧半锅水的，你却烧了一锅水，结果水烧不开，喝了还拉肚子，这样还不如只烧半锅水。

这时大家都听明白了，原来养生不是让你随心所欲地大饱口福。不然的话，把胃肠道吃得堵住了，百脉闭塞，水谷难入，痰饮上泛，就容易中风偏瘫。

这老爷子吃了5剂小半夏汤，胃口开了，呕吐也止住了，儿孙们都松了口气。从此老爷子便懂了什么叫七分饱胜调脾剂的道理。随后小指月在小笔记本中记道：

《医学衷中参西录》记载，英国一军医屡屡吐，绝食者久矣。日本医生与美医生协力治疗之，呕吐卒不止，乞诊于余。当时已认病人为不起之人，但求余一决其死生而已。余遂向两氏曰：余有一策，试姑行之。遂辞归检查汉法医书，制小半夏加茯苓汤，储瓶令其服用，一二服后奇效忽显，数日竟回复原有之康健。至今半夏浸剂，遂为一种镇呕剂，先行于医科大学，次及于各病院与医家。

按：此证若用大半夏汤加赭石尤效，因吐久则伤津伤气，方中人参能生津补气，加赭石以助之，力又专于下行也。若有热者，可再加天冬佐之。若无自制半夏，可用药局清半夏两许，淘净矾味入煎。

◎半夏与失眠

一妇人，近年来生活好了，可睡觉却不好了。以前天天劳累，饭也吃不饱，每天都干大量的活，躺在床上就能睡个安稳觉。现在脱贫致富，做起了小生意，吃得好，穿得暖，也不用干什么活，有时晚上还吃夜宵，却每天晚上翻来覆去睡不着觉，就像锅里煎鱼干一样，搞得颜色枯槁，形容憔悴。周围的人看了还以为她得了大病，叫她赶快去医院检查，可检查结果却没有任何问题。

爷爷说，生活好，未必身体好；生活差，未必身体差。生活水平和健康程度是不成正比的。你虽然赚了一些钱，如果不重视补充健康知识，未必能获得健康的身体。这妇人说，那我有哪些健康知识缺乏呢？

爷爷笑笑说，你双关脉郁结不降，明显肚腹腰围粗，还喜欢吃夜宵，等你晚上睡觉时，体内还有很多热量脂肪没有消磨掉，这叫余力未尽，五脏加班加点，满脑子都得清醒。即使累了，也睡不着，加上每天晚上长时间看电视，脑子转得像陀螺那么快，怎么能停下来安眠呢？这妇人说，那我该怎么办？

爷爷说，第一，少看电视，追着连续剧看，让脑子转个不停，是失眠一大原因。第二，不吃夜宵，晚上要七分饱，不可吃撑着，胃不和则卧不安，你吃得饱胀，就迫使五脏上夜班，五脏都得加班加点，大脑怎么能安静下来？所以晚上少吃就可以多睡。

这妇人说，那第三呢？爷爷说，第三就简单了，第三点就交给医生吧。

小指月说，那就是用药了。胃不和则卧不安，我看用些降胃的药，比如二陈汤，应该就可以治她的失眠。爷爷说，二陈汤和降胃气效果良，胃气和降心神安。当然你如果想要试效单味药，就取二陈汤里的一味半夏，效果也是相当好的。

小指月说，一味半夏就可以治失眠吗？爷爷说，当然了。

小指月说，半夏不是燥湿化痰、消痞散结的吗？怎么跟失眠挂上钩了呢？

爷爷说，为什么叫半夏？因为夏季阳气最旺，对应长势最旺的时候。可盛夏时这半夏不是拼命地长，而是开始枯萎，留根越夏。虽然半夏并不是完全枯萎，但至阳历6月以后，那些株芽逐渐成熟落地，种子也随着植株枯萎而落下。半夏在夏季当旺之时就开始收藏，也就是说提前实现阴阳交替，能够转亢阳入阴藏。

小指月点点头说，爷爷，我好像明白些了。古人说过半夏一两降逆，二两安神。原来重用半夏便可以提前制造一股收藏之气，令阳明之气下归土中。周身百脉处于亢盛状态，有些停不下来，这时用半夏行收藏之令，起到归根作用。《道德经》说，归根曰静，静曰复命。这样不正是把浮散在外面的亢阳引藏入阴来吗？阳入于阴就是睡觉，阳不入阴就是失眠。半夏令阴阳气相顺接，所以其卧立眠。

这妇人回去后只用了半夏一味药，就治好了她的顽固失眠。她高兴极了，逢人就说，半夏比安定还厉害。爷爷说，不是半夏厉害，你如果没有不吃夜宵，少看电视，你用再多的半夏也是白搭。健康应该是养生加上适当的药物，而不是一概借助药物来强行镇静安眠。随后小指月在小笔记本中记道：

南京中医药大学孟景春教授经验，用半夏治失眠者，有半夏、夏枯草相配，疗效亦十分可信。其方为半夏、夏枯草各10克，服之即得安睡（方见《冷庐医话》卷三不寐篇）。书中释其病机"知为阴阳违和，二气不交""盖半夏得阴而生，夏枯草得至阳而长，是阴阳融合之妙也。"孟老在临床中治失眠亦常用，皆奏效。此方应用体征和症状，舌苔必见黄腻，不寐且有烦躁者，即可用此。盛赞此方配伍之佳，并谓：若加珍珠母30克入肝安魂，则立意更为周匝，并可引用之治疗多种肝病所致顽固失眠。

贵州名老中医石恩骏认为半夏属脾、胃、胆三经正药，祛痰实其专长。俗谓怪病属痰，实则诸多常见病、多发病与痰有密切关系。有医者认为二陈汤、温胆汤、小柴胡汤三方可治百余种病证，实均与半夏治痰有关。余常用十味温胆汤治疗数十种病证，其认识也基于此。以祛痰而识半夏药理，其用也实惠。余治顽固失眠症，百方无效者，知其痰蕴胆腑，上扰元神，仿半夏秫米汤，用生半夏30克，薏苡仁120克，煎煮90分钟，服之常有良效。

◎外用生半夏消疮肿

一少年大脚趾上长了一个疮，肿痛难忍，既不消，也不溃破，已十多天了，反而加重。

爷爷说，年轻人阳气足，疮要往外托，要把疮口咬破，脓水流出，陈旧去，新血生，就好得快。小指月说，那用什么来咬破疮口呢？是不是用剪刀直接剪开？

这少年听说要用剪刀，吓得不得了。爷爷说，不用刀，用药，一味新鲜的生半夏就是代刀的药。少年听到不用刀割，便松了一口气。

然后爷爷教他用新鲜生半夏捣烂，加点蛋清，磨成汁，敷在红肿凸起的疮口上。敷了两次，疮口就像是被咬破一样，流出脓水，肿胀减轻，本来肿胀的大脚趾动不了，现在也活动自如了。又过了几天，疮口就彻底封口了。

爷爷说，半夏外用能消肿散结止痛，善于治疗痈疽、无名肿毒，甚至毒蛇咬伤。它能够把疮疡局部咬开口，给邪以出路。随后小指月在小笔记本中记道：

《浙江中医杂志》报道，刘某，男，25岁。耳边长癣疮，久治不愈，患处痒痛发红，如铜钱大，缠缠绵绵3年多，时好时坏。后用新鲜生半夏加醋三四滴，捣烂磨汁，擦抹患处，每日3次，7天痊愈。

◎半夏拾珍

王绵之经验　经行鼻衄，巧用半夏通降

数十年前，王氏悬壶初业，治一广东籍少女，闭经3月余。脉证合参，投温经汤，因不明方中用半夏之义，遂弃之。药后倒经鼻衄未愈。经当时苏北名医王蕴宽老先生指点，始知其不效之因在于方中无半夏之故，遂于方中加半夏，服药后衄愈。自此，王氏论温经汤精妙幽微，半夏乃阳明胃经药，降逆散结，燥湿化痰。但半夏降逆不局限在阳明胃经。《内经》十三方中有半夏秫米汤治目不瞑、不得卧之症。《灵枢·邪客》有"补其不足，泻其有余，调其虚实，以通其道而去其邪，饮以半夏汤一剂，阴阳已通，其卧立至"的论述。阳偏盛而阴偏虚，阳气不得入于阴，所以目不瞑且不得卧。后世对胃不和则卧不安之症用和胃法，取半夏秫米汤通调阴阳且降逆气。治倒经鼻衄亦借用半夏，乃缘冲任二脉与阳明胃相通，取半夏降逆下行而作用于冲任。后世有用麦门冬汤加减治倒经者，亦寓此义。

指月按：阳明胃经上行头面，整个头面充血，血衄，通过通降阳明，可以令血气下达，气为血之帅，重用半夏降阳明之气，其血自止。同时阳明胃经循行头

面，所以古人说面黑者必便难。通过通降阳明，亦可以令面部气色光洁红润，这也是浊降清升之道。所以巧用半夏降逆，亦可以令神清容美。

黄荫儒经验 半夏是治疗痰饮、呕吐要药

1963年冬，身患呕吐，心下痞闷，头昏目眩，心悸，三服小半夏加茯苓汤，半夏初用12克，眩悸稍减，而呕吐未除，改用他方，眩悸又复加重，时至第七天，病仍未愈。在无可奈何之中，查阅有关文献，以求正确治法，得知陈修园、张山雷等名医论半夏不宜过于炮制，复考《伤寒论》《金匮要略》用半夏诸方，亦只洗而已，始悟方之无效，并非半夏之过，乃炮制之失宜。因此，启发了我用生半夏之决心，于是用生半夏二分研末，为避免接触口腔、咽喉，裹以粉衣吞服（粉衣即是将大米磨成粉后蒸熟作为一种薄片的食品），仍以小半夏加茯苓汤送下，果然出于意料之外，一剂即病除。自此，凡遇到痰湿及呕吐病人，使用半夏方剂，必另加生半夏末二三分以粉衣包裹吞服，无不获效。但每次均以粉衣包裹生半夏末，甚感不便，乃直接用生半夏处方煎剂，其效比吞生半夏末并未逊色，亦无口腔辛麻戟喉等不良反应出现。经此事实证明，生半夏不可内服已被打破。此后，对痰湿旺盛或呕吐有效病人，在处方中使用半夏，无不以生者见奇功。

指月按：生半夏确实有毒，主要是麻痹人咽喉，令人唇舌肿胀，语言难出。如果能够用胶囊包裹，取暗度陈仓之意，以过咽喉，那么它的药效就能够充分发挥。生半夏的毒性不溶于水，只要入煎剂久煎，喝了也没事。生姜能制其毒，故有半夏畏生姜之说。古方有半夏者，每合生姜同用。诚然，笔者曾以粉衣裹生半夏末吞服，因粉衣破烂，生半夏末黏喉而发生咽中麻痒辛痛，饮以生姜汁，确能立即解之。

邓朝纲经验 大剂生姜半夏汤治眉棱骨痛效好

生姜半夏汤出自《金匮要略》，邓氏借古方新用，加大剂量，治愈眉棱骨痛108例。用量及服法：鲜生姜30～50克，生半夏30～60克（1剂量）。用沸水泡后频频服用，或用武火煎半小时后频频服用。

刘某，男，38岁，木工。患眉棱骨痛，发时痛如锥刺，历经七载，求医20余人，痛乃依然。余投生姜半夏汤治之，鲜生姜30克，生半夏50克。嘱滚水泡服，代茶频饮。病人惧疑，言两味药是毒性之品，能疗我之顽疾乎？余曰：不妨试之。服之果效，1剂痛减，2剂痛止。为巩固疗效，再服2剂。1983年4月，复发一次，仍投原方治愈。多年痼疾，豁然而除，迄今未发。

余在近40年的临床中，用生半夏，特别是以大剂量的生半夏治眉棱骨痛和其

他顽痰怪病，未见中毒症状。生半夏力猛，大剂量功宏，但须注意先煎、久泡或以鲜生姜同配为要，而当茶频频呷服乃防其不测。

指月按：世间良方书说尽，很多良方验方都是古人亲身试效过的，而这生姜半夏汤治疗眉棱骨痛也是这样。《重订严氏济生方》中记载玉液汤治眉棱骨痛，半夏六钱，生姜十片，水煎去渣，纳沉香末少许服。《脾胃论》云：足太阴痰厥头痛，非半夏不能疗。半夏通降阳明，同时又能燥化痰湿。眉棱骨归于阳明胃经所管，痰湿上泛，容易作痛，痰湿下行，不阻塞经络，痛去如失。但生半夏有毒，医家大都忌用。如果能够先煎久煎，加进生姜，毒性就能够被控制住。而且半夏毒性成分不溶于水，只要不是直接用口去尝，而是煎汤饮服，就不致伤人，却能愈病。

《识小录》记载，半夏一名守田，一名水玉，能治夜不寐。姑苏张镰水，名康忠，尝治董尚书浮阳不眠，用百部一两，半夏一两，董即得美睡，酬之百金。

指月按：百部治肺热，半夏降胃逆。这种失眠，一般是右路肺胃脉势不降，故百部配半夏效果良。以一民间小偏方便获得百金之赠，足见民间小偏方不可小视。方子虽小，理却奇奥。

28、天南星

◎天南星治骨痛

小指月说，爷爷，半夏、天南星都能温化寒痰，都是天南星科植物，外用都能消肿止痛，它们有什么不同呢？

爷爷说，半夏、天南星都是温化寒痰、燥湿消肿的要药，都比较温燥，有毒。而半夏善于治脏腑湿痰，天南星偏于治经络、筋骨风痰。所以《本经逢原》讲，天南星、半夏皆治痰药也，然天南星专走经络，故中风麻痹以之为向导。半夏专走肠胃，故呕吐、泄泻以之为向导。

有个患类风湿关节炎的妇人，骨节痹痛，屈伸不利，已有两个手指关节变形。

爷爷说，飓风起于萍末，疾病要趁早动手。像类风湿关节炎，中医属于顽痹范畴，这种顽固的痹证，拖得越久越不好治。小指月说，久病入络，久病多瘀多痰，痰瘀阻络，非一般药物能搜剔，所以难治。

爷爷说，虽然难治，但还得治。于是给她配了全蝎、蜈蚣，加上天南星，这三味药又叫顽痹散。

　　小指月说，全蝎、蜈蚣这两味虫类药，善于搜剔经络中伏邪，善于钻进去而为众药先导，专门治疗顽痰死血胶结筋骨，不通则痛。叶天士说络瘀则痛，也就是说络脉痰瘀堵塞，疼痛不止，关节也会变形，这时通络则痛止，搜剔出痰瘀，则关节变形会慢慢康复。可为什么要用天南星呢？

　　爷爷说，古人认为天南星善治骨痛，那种顽固的、深层次的疼痛，也可以治疗。天南星治筋痿拘缓。筋里伏痰，引起关节屈伸不利，麻痹剧痛，这时往往要选用天南星，因为它善于走经络，化顽痰，消肿结。

　　这妇人连续吃了将近1个月的药，早上起床关节僵硬之感消失，晚上痹痛减轻，原本手指关节肿胀麻木，难以握拳，现在肿胀消失，关节变形之势未再发展。

　　随后小指月在小笔记本中记道：

　　天南星善治风痰留滞经络，手足顽麻，肿胀痹痛，甚至口眼㖞斜，半身不遂，乃筋骨痰瘀交阻疼痛之要药也。

◎乳痛为何因

乳痛为何因，肝郁痰湿凝。

少食肥甘腻，保持常开心。

　　这是爷爷对很多乳痛或乳腺增生的妇人的医嘱。小指月说，乳头归肝经所管，乳房乃胃经所属，所以乳痛大都是肝郁胃滞，气凝其痰湿，裹结成痈肿。这时就要少食肥甘厚腻，体内痰湿就会变少。同时少生气，就不会郁结成痰核。

　　一妇人乳痛十来天，痛不可言，医院说要动手术，她吓得到竹篱茅舍来了。

　　爷爷说，手术不可怕，自己的坏脾气才可怕。现在的很多病人都怕错了。你只要不常生气，不常吃肥甘厚腻，那么就没有什么可怕的病痛，更没有可怕的手术刀。这妇人听了点点头，原来她经常因家庭小事跟丈夫吵架，搞得家庭氛围很紧张，每天睡觉也不好，如同在炼狱中生活，只能从电视剧里看些幸福美满家庭故事。

　　爷爷说，家庭幸福美满不是看电视看来的，要自己去创建。这妇人说，怎么创建呢？

　　爷爷说，目容天地，纤尘能失其明。心包太虚，一念能塞其广。眼里不要老看着不好的一面，心中不要存别人的过失，要赞美他人的好，多看到他人的优点。

　　这妇人点点头，因为这方面就是她所缺乏的。随后爷爷便叫小指月搞点天南星配合全蝎打成药粉给她吃，吃了3天，乳痛就消散了。

小指月说，全蝎能够打通肝经，散肝气郁结，善于开破，而天南星能够借助全蝎开破之力，抵达病所，把痈肿痰浊化散开，肝脉通透，痰湿消化，痈肿自去。

爷爷说，疾病好治，心性难疗。她如果不好好反省，下次痈肿未必长在乳房上，可能长在脖子上，可能长在子宫里，也可能长在肝上。这个世上不是因为偏方少，验方缺，也不是因为疾病难疗，中医缺少。

小指月说，那是因为什么呢？爷爷说，因为很多人失去了好的心性，普遍焦急烦躁，不知道反求诸己，这是思想源头上出了问题，才会有源源不断的病痛反应。身上的很多病痛是思想情绪的投影，如果寻不到这病根上，怎么能治本呢？

随后小指月在小笔记本中写道：

李俊林经验：生南星治疗乳痈。乳痈初发多是气滞肝郁、热邪壅聚、外寒袭胃、乳汁积滞、脉络阻塞不通所为。盖因乳房乃足阳明胃经所隶属，乳头为足厥阴肝经所络属故也。宋《开宝本草》谓天南星有除痰下气、攻坚积、消痈肿、利胸膈、散血堕胎之功，配以全蝎解毒散结、通络止痛，二药皆为治疗痈疽痰核肿痛的要药，先父因此用治乳痈初发，均可收效。曾治邱某，女，26岁。产后3周，突发右乳房红肿胀痛，触及3厘米×2厘米包块，压痛明显，伴往来寒热，西医诊断为乳腺炎，中医辨证属肝郁气结，乳络凝滞。投生天南星2克，全蝎1条，共研末冲服，分2次1日用完，2剂而告愈。

◎扁平疣是怎么回事

《简易方论》记载，治身面疣子，醋调天南星末涂之。

有个女孩，手臂上长了一排扁平疣。

这疣子好发于手背、头面，是皮肤的一种赘生物，往往大如豆子，小如黍米。民间也把这疣子称为瘊子，其实就是西医所谓的寻常疣。

爷爷说，西医认为这疣是一种病毒，可为什么有人得、有人不得呢？因为病毒也会选环境，在适合它生长的地方它才生长。

小指月说，哪种身体环境适合它生长呢？爷爷说，寒湿体质乃各类病菌滋生的温床。所以远寒湿就可以少得病。这女孩不明白什么叫中医的寒湿体质。

爷爷说，就是平时喜欢吃寒凉之物，又爱吹空调，不喜欢晒太阳，不喜欢运动出汗，就像经常晒太阳的衣服不容易发霉，可锁在柜子里的东西容易产生霉腐味，这些霉腐就是一些病菌。这女孩一听就明白了。

小指月又说，就像绿豆，如果把它放在潮湿的地方，不久它就生虫了，可隔段时间拿出去晒晒，绿豆就不容易生虫。爷爷说，人也一样，除了衣服要常换洗，多晒太阳，身体更要常运动出汗，多晒太阳。

这女孩最怕太阳，不是涂防晒霜，就是打太阳伞，老怕自己皮肤晒黑。

爷爷笑笑说，不要只爱美丽，不爱健康，健康的才是美丽的。人需要适当晒黑点，抵抗力才强。小孩多晒太阳，骨骼坚固；老年人多晒太阳，长寿健康。万物生长靠太阳，人怎么能够天天待在空调房里，喝冷饮，而不运动、不晒太阳呢？你如果不喜欢阳光，那么疾病就会喜欢上你的身体。

这女孩终于明白了，原来跟自己同样生活习惯的伙伴都容易得扁平疣、真菌性阴道炎及荨麻疹等各类皮肤病，而那些经常出去运动、晒太阳的女孩，反而很少这些烦恼。看来不能被狭义的美容观所拘束，真正的美容不是躲在空调房里，皮肤白白的，而是在大自然里，皮肤晒得亮泽滋润，健康无病。

随后爷爷给她用了天南星研粉，醋调敷在扁平疣上，敷了几次就好了。

爷爷说，你如果不养成健康的好习惯，治好了的病也会再复发。因为天南星只是一时把你的痰浊寒湿温化掉，但要让你的身体长期没有痰浊寒湿，靠的是运动加阳光。随后小指月在小笔记本中记道：

《圣济总录》记载，治头面及皮肤生瘤，大者如拳，小者如栗，或软或硬，不痛不痒，不可辄用针灸。生天南星一枚（洗，切。如无生者，以干者为末），滴醋研细如膏，将小针刺病处，令气透，将膏摊贴纸上如瘤大贴之，觉痒即易，日三五。

单苍桂经验：生南星治眼胞痰核。有一女孩，年仅7岁，左上眼睑发现一形如蚕豆大的硬核，不痛，推之可动，皮色如常，迁延2年不消。曾就诊于市内某西医院，主张开刀治疗。其家长唯恐术后留有瘢痕，影响美观，于是求余诊治。余诊为眼胞痰核，用生南星1个，蘸醋磨浓汁，外涂患处，每日2～3次，连续用药月余，核化而愈。

◎天南星外用散结消肿

一病人喜欢吃鱼肉，基本上天天不离鱼肉，时常把鱼熬成浓汤喝，血脂高了，他也不怕。后来经常脱发，肝区疼痛。医生说，这是脂肪肝伴随脂溢性脱发。

爷爷笑笑说，肥得身体流油，头发都长不住了。这病人经常身上长疮。有中医跟他说，你这是疮痈体质。刚治好旧疮，新疮又发，刚治好背疮，头疮又起，这可怎么办呢？

爷爷说，疮痈体质是你自己制造出来的。膏粱厚味，足生大疔。天天饮食肥甘厚腻，又好吃懒动，这样很容易局部气血循环不利，气壅血痹，发而为疮。

这病人苦恼地说，那我该怎么办呢？爷爷说，你既想不发疮，又想吃肥甘厚腻，天底下没有这样的好事。

这次他颈部长了一个疮，一个多月都不好，搞得他彻夜难安，饮食无味。经过这番病苦折腾后，他似乎略有反思之意。

爷爷便说，在口味和健康之间，还是要选择后者。你现在大病一场，再好的山珍海味都吃不进去，而你如果健健康康的，喝白粥、番薯稀饭都香喷喷。可见不是健康和口味不能统一，只要甘于平淡，你便有最好的口味和最好的健康。

这病人当然听得懂老先生的话，老先生意思是肥甘厚腻是口快一时，随后带来病苦，而淡泊寡欲，清淡饮食，是长久健康，而且吃饭能吃出五谷的香味来。

于是他便彻底按老先生说的，先素食一段日子。爷爷只给他用了一枚天南星，打成糊状，用棉签蘸药，涂在患处。患处的红肿灼热、痒痛难耐之状居然因为脓液流出来后，迅速减轻，5日而愈。从此他饮食清淡，便很少再发疮痛了。

小指月惊奇地说，原来疮痛体质也不是不可改变，靠药物可以改变一时，靠清淡饮食便可以彻底改变。随后小指月在小笔记本中记道：

《中医杂志》报道，沈某，男，40岁。项背后发际处突然红肿热痛，瘙痒难耐，蔓延成片，导致头项俯仰不利。医院先用抗生素，治疗了1个月也没好。中医诊断为发际疮。用米醋调一枚天南星，磨成糊状，以棉签蘸药，涂于患处，5日而愈。随访5年，未复发。

◎天南星拾珍

陶庆升经验　生姜解天南星毒

天南星性温有毒，与半夏同属天南星科，为多年生草本植物。本品毒性较半夏尤为剧烈，须经炮制，方可入药内服，否则易致中毒。中毒则口腔黏膜糜烂，甚则部分坏死脱落，唇舌浮肿麻木，大量流涎，味觉丧失，言语不清，咽喉干燥灼热，声音嘶哑。每以生姜捣汁，开水冲服，可稍缓解，不易速愈。此外无其他特效疗法。1964年间，邻村张某误食夹杂于蔬菜中的生天南星一粒，甫下咽，顿觉麻辣刺喉，不能言语。某医即令以生姜煮汤内服，仍不减轻，急就诊于余。寻思《本草纲目》载天南星得防风则不麻。即以防风20克，生姜10克，同煎汤给服。服后觉麻辣之感减经，渐能言语，入夜再服一次，次日早起，除喉间尚有轻微燥热感外，唇舌不复觉麻。

指月按：生姜能够解半夏、天南星之毒，一物克一物，不过要及时服用。所以有半夏、天南星的汤方，往往要加些生姜进去。

龚士澄经验　生南星治油风（斑秃）

油风，俗称鬼剃头，表现为头发成片脱落，小者如指甲，大片如钱币，脱发处头皮平滑光泽，无任何自觉症状。一般按风盛血燥、发失所荣论治，服神应养真丹较难见效。生南星苦温大毒，擅长通经络，活血脉，散风邪。取其整块，于糙石上蘸醋磨稠黏汁，涂斑秃上，干落即换。不出半个月，即生新发，久用多验，不必服药。

指月按：油风，说白了就是既有痰湿，又有风邪。痰湿就像油一样，现代称之为脂溢性脱发。而风者善行而数变，抓哪哪脱发，是一种风象，这时要找一味既能祛风又能逐痰的药，天南星是首选，因为天南星是祛风痰要药。

《名医类案》记载，一少年遇盗，身体被盗贼叉伤，伤处虽然贴金疮药后结痂了，但经常发热，疮口处疼痛难耐，局部湿润。用天南星打粉，敷在疮口上，脓血被拔出来，随后收口而愈，身上也不再发热了。

指月按：邪去则正安。天南星外用，可以消肿散结，拔毒外出，脓血有个出路，推陈自然生新，痛处自减，发热可愈。

29、白附子

◎牵正散治三叉神经痛

小指月说，爷爷，白附子也是天南星科植物？爷爷说，是啊，而且它功用同天南星相似，都能祛风痰。

小指月说，《药性赋》记载，白附子祛面风之游走，也是这个道理吧？

爷爷说，没错，白附子祛痰的作用甚至要强于半夏、天南星，而且这味药的特点就是善于往上行，宜于风痰上攻诸症。小指月说，难怪治疗风痰阻络的口眼㖞斜的名方牵正散里就有白附子、僵蚕、全蝎。

有位大叔，头痛像放电一样，咬牙切齿，不能停止。医院诊为三叉神经痛，给了不少营养神经及止痛的药，还是不时发作，有时洗个脸、刷个牙都剧烈头痛。

爷爷见他舌苔白滑，平时吐痰也多，便说，这个可以当成风痰来治。

小指月说，头痛游走不定，乃风也；咳吐痰多，乃湿痰作祟。祛风痰之要药，而且又能上达头面，非白附子莫属。爷爷便给他开了牵正散。

小指月就很疑惑，牵正散不是治面瘫的吗？怎么用来治疗偏头痛呢？

爷爷说，只要病理相同，病机一致，不用管它什么病名，就像《伤寒论》的方子可以用来治癌症，牵正散当然也可以用来治疗风痰、偏头痛。

这病人吃了几剂牵正散后，果然头痛如失，顽痛消除。爷爷说，如果以后再发作，家里备点这种药，一吃就好了。要少思虑、少劳心、少熬夜，这样头痛才能根治。随后小指月在小笔记本中记道：

朱良春经验：三叉神经痛，此症极为顽缠，一般药物均难奏效。白附子善祛头面之风，不仅对偏头痛有效，而且对三叉神经痛亦有佳效。朱老取白附子、白芍、全蝎、蜈蚣、僵蚕等份，研为细末，每服 6 克，每日 2 次，效果显著。

如治周某，男，79 岁，干部。素有高血压、脑血栓之疾。近月来，左侧头面掣痛如触电，说话或进食时更甚，选用多种镇痛药及局部封闭，仍然未能控制，乃延请朱老会诊。给予上方，服后 2 小时即感轻松，次日疼痛基本缓解。嘱其再每间日服 1 次，以资巩固。观察半年，迄未复发。

◎ 顽固白癜风

怪病多由痰作祟。疑难怪病要善于治痰，痰乃津液不循常道，运化不利产生的，所以恢复津液正常运行才能从根源上消痰。

有个病人得了顽固的白癜风，百药乏效。爷爷说，此病一方面伤于情感郁结，另一方面由于汗出不畅，导致肌表闭郁而成顽疾。只有保持情志舒畅，充足睡眠，运动出汗，再辅助辨证药物，才有助于痊愈。

可这病人根本不知道如何做，比如睡眠，他以为每天只要睡够 8 小时就行了，所以晚上经常熬夜，白天睡觉。爷爷说，阴阳和则身体健，阴阳违则百病显。所以要先调整你的日常起居，有正常的规律生活，才有正常的身心健康。

小指月知道爷爷治病总是有些规矩，如果病人不能遵循，爷爷就不会开药，因为用药无功。所以病人来到竹篱茅舍都知道自觉遵守医嘱。

爷爷说，顽固的病人就像顽皮的孩子一样，顽皮的孩子要教育好有三个办法：第一个要有严父；第二个是严师；实在找不到严父、严师，那也有办法，就找第三个，那就是严格的军队。小指月说，难怪村里有一些教育不好的孩子，送出去当了几年兵回来，身体强壮了，也变得有礼貌了，特别是纪律性强了。

爷爷便交代病人每天早上运动 1 小时，以衣服汗湿为度。他实在不知道怎么运动，爷爷就叫他搬块砖，像举重一样举一千次，没有不出汗的。同时下午也运动 1 小时，一样要把衣服汗湿。治病期间不能看电视，务必保持头脑没有杂乱的信息场，使气血不会向外面耗散掉，能够收回来，修复身体。

最后爷爷才给他开了个治皮肤顽疾的五白散，里面有白附子、白僵蚕、白蒺藜、白芍、白芷。不得已的话，爷爷还会加进白花蛇，这样穿行经络、搜剔顽痰、涤除垢积的功效就更强。

这病人回去后，第一天按老爷子说的做，累得手也举不起来，腿也蹲不下去，躺在床上，一觉到天亮，真是累趴下了。但他咬牙坚持，不放弃。这样一周后，皮肤的白癜风居然像脱皮一样，退掉一大半。他高兴地再次来到竹篱茅舍。

爷爷说，真正让你皮肤彻底换新颜的是你的气血，你只要气血不内耗、外散掉，不手淫、房劳，不看电视、手机，这叫节流；然后再通过加强运动，让气血源源不断地制造出来，这叫开源。所以气血充足，流动畅快，皮肤新陈代谢功能加强，不要说白癜风，就算是其他顽固的皮肤病也大有治愈的可能。

果然 1 个月后，几年的白癜风病去如失，病人简直不敢相信，皮肤科的医生也琢磨不透。老先生这个方子只要是学医的内行人都看得懂，都知道些。为什么在别人手中很难有效，而老先生用了，却大长中医人志气，大显方药神效？这里头的道理只有指月和爷爷知道。

爷爷说，未来医学的发展方向，并不是单纯的中西医结合，而是社会学、心理学、环境学，运动学……还有医学，所有的学问共同结合，为人类健康服务。随后小指月在小笔记本中记道：

朱良春经验：银屑病，俗称牛皮癣，多由风湿热毒蕴郁肌肤，或血虚风燥，肌肤失养，或情感抑郁，化热生风而发病。在治疗方面除怡性悦情外，需集中祛风解毒、泻热散结之品，始可收效。朱老选用白附子、白花蛇各 20 克，白蒺藜、白芍、白僵蚕各 40 克，共研细末，制成"五白散"，每服 6 克，每日 2 次，坚持服用 3 个月，常可获效。服药期间忌饮酒，少食海鲜，避免情绪紧张或抑郁，保证足够睡眠，有助于痊愈。

30、白芥子

◎脂肪瘤与皮里膜外之痰

朱丹溪说，痰在胁下及皮里膜外，非白芥子莫能达。

有个胖子，手臂、肚腹和大腿长满了一个个脂肪瘤，大小不一，大的有鸡蛋大，小的如黄豆粒，少说也有近百颗。

爷爷说，你这病不是纯药物能治的。这胖子点点头说，很多医生都跟我说要减肥，可是我减不下来啊。我也吃了不少药，却控制不好。

爷爷说，你没有吃素，怎么能够把痰结化掉呢？你那些赘肉、痰结、脂肪瘤是身体消化不彻底的产物。这胖子说，怎么才能把这些脂肪瘤彻底消化掉呢？

爷爷笑笑说，少吃多动。这胖子说，少吃不饿得慌吗，不吃怎么有力气动呢？

爷爷说，专一的持久运动，缓慢匀速，不仅不累，更不会饿得慌，而且还能够把身体里的杂质、病理产物，就像烧垃圾发电一样炼化掉，转为能量气血，以供身体所用。这胖子不知道什么叫专一的慢性持久运动。

爷爷便跟他说，对于肥胖或者久病之人，大动不如小动，小动不如微动，微动四肢，就像打太极一样，保持少火状态。中医认为少火生气，壮火耗气。微微运动发热，身体就越来越有劲，如太极外柔内刚。而剧烈的运动看起来风风火火，持续不了多久。就像快跑，人一下子反而累了，坚持不了多久，这种运动是消耗式的运动，而不是补养式的运动。

小指月还是第一次知道原来运动还这么讲究，还分为消耗式和补养式。

随后爷爷便给这胖子量身定做了一套运动操，叫这胖子每天搬砖头，从一楼搬到三楼，搬一百块，每次只能搬上两块。这运动看起来不太剧烈，但却需要持久的耐心和耐力。这胖子上午湿了一套衣服，下午湿了一套衣服，饮食以素食为主。爷爷还给他开了一味白芥子打粉，用姜枣茶送服，每天喝一次。

这样坚持了两个多月，脂肪瘤消了七八成，剩下的也松动欲消。最重要的是他四五年来一直想要减肥都减不下来，这回足足瘦了十来斤，而且精神体力充沛。这才是真正的减肥，肥胖赘肉下去了，精气神饱满起来了。

小指月说，爷爷，怎么一味白芥子就能治疗脂肪瘤啊？爷爷说，白芥子善于祛皮里膜外之痰。《方脉正宗》里记载，治风痰结成痞块，可以外用白芥子打粉，醋调敷在患处。也可以白芥子打粉，配合神曲制成丸子，每次服用三钱，清晨用参枣汤服下。这样气足痰化，瘤结痞块自然消弭于无形。

小指月笑笑说，如果不配合慢性持久的耐力运动，估计这效果还没有那么快。

爷爷点点头说，运动确实很重要，慢性持久的耐力运动，可以炼化痰浊瘀血、包块、脂肪瘤等病理产物。所以病人既需要吃药的耐心，更要有坚持运动的意识，那么肥胖可减，脂肪瘤可消，精神可充足。随后小指月在小笔记本中记道：

朱良春经验：结节病是一种原因不明、可累及全身多个器官的非干酪性上皮样慢性肉芽病变，可发生在淋巴结、肺、肝、脾、眼、皮肤等处。朱老在实践中体会到：此病当属中医学的痰核、痰注范畴，故其治疗当以化痰软坚散结为主，常用白芥子、生半夏、僵蚕、薏苡仁、海藻、昆布、夏枯草、生牡蛎等，夹瘀者加赤芍、炮山甲、当归、土鳖虫；夹气滞者加青皮、陈皮、姜黄；阴虚者加麦冬、天冬、百合、功劳叶；肾阳虚者加鹿角、淫羊藿、熟地黄、巴戟天。此病病程较长，非短期内所能见功，故医者和病人均须识"坚持"二字。

李某，女，46岁，工人。近年来，周身出现皮下结节，有时呈对称、串珠状，逐步增多，已达一百多枚，推之可移，按之坚硬，皮色不变，无特殊疼痛。诊为结节病，已服中药100余剂，罔效。苔薄，脉缓。综合证情，属痰注无疑，予化痰软坚之品以消息之。炒白芥子10克，生半夏6克，炙僵蚕、制海藻、昆布、紫背天葵、夏枯草各12克，生姜2片，生牡蛎30克（先煎），大枣5枚，6剂。二诊：药后自觉乏力，有时口干，苔薄白少津，脉象细软，有气阴两伤之证。上方加入益气养阴之品，原方加党参、麦冬各10克，炙黄芪12克，10剂。三诊：痰核稍有缩小，仍感神疲乏力，口微干，苔薄，舌质微红，脉象细软。效不更方，继进之。上方再加蜂房、土鳖虫、石斛各10克，5剂。四诊：腿部结节缩小，其质已软，余未续见增多。右肩关节酸痛，艰于高举，曾诊为"冻结肩"。舌质衬紫，脉细。此乃痰瘀凝聚而成结节，导致经脉痹阻，关节不利。仍宗前法，以丸剂继进之。白芥子、紫背天葵、僵蚕、露蜂房、土鳖虫、生黄芪各120克，淫羊藿、当归、石斛、炮山甲各100克，鹿角霜80克，生半夏、陈皮各60克，甘草30克，共研极细末，另用制海藻、昆布各240克，煎浓汁，加蜂蜜为丸如梧桐子大，每早、晚各服8克，食后服。因制丸尚需时日，仍续服汤剂。五诊：服药未停，两腿结节消失，腰部结节逐渐缩小。苔薄，舌质微红，脉细弦。以丸剂缓图之。5个月后随访：全身结节消失，病已痊愈。

◎白芥子外敷治肩周痹痛

《开宝本草》记载，白芥子主湿痹不仁，骨节疼痛。

李时珍说，白芥子主筋骨腰节诸痛。

小指月问，爷爷，为什么你治疗各类风湿顽痹久痹，会在辨证方中加入一味白芥子呢？爷爷说，照你看来，什么情况下用白芥子最多？

小指月说，一个是高年痰喘，用三子养亲汤，用白芥子善治肺胃之痰；二是阴疽痛肿第一方——阳和汤，用白芥子能够驱散肌肉中痰。

爷爷点点头说，没错，而风湿痹证也可以借白芥子辛温气锐，善于开破，因为很多顽固风湿久病多痰瘀，这时痰瘀阻于经隧。黄宫绣说，痰气阻塞，瘀血涩滞，法当用温散，无不借白芥子以为宣通。

小指月点点头说，原来是这样。骨节疼痛，风湿痹证，肌肉不仁，这是因为经络血脉里有浊阴挡道，用白芥子是取它善于开破浊阴，消皮里膜外之痰，因此取效。

一病人肩周痹痛。这病不是一个难治的病。

爷爷说，我们不用给他开内服药，直接用药物外敷，便可以治好。小指月说，外敷就能够把肩周的堵塞解除吗？

爷爷说，没错。中医有个发泡疗法，用白芥子研末外敷，局部皮肤会起泡，起泡后会出水，这些水出来后，局部气血循环加强，脉道通畅，通则不痛。

果然，这病人用了白芥子打粉调醋，敷于肩部，第二天肩周痹痛大减，又敷了几次就好了。随后小指月在小笔记本中记道：

《中医灵验方》记载，张某，男，60岁。胳膊疼痛难忍，屈伸不利，乃气血不通，痰瘀交阻。遂用白芥子6克打成粉，将药粉和鸡蛋清调成糊状，摊在布上，贴于患处，贴了一次，这胳膊痛就好了。又有一男子，赵某，50岁，腰痛多日，亦用上方，一贴而愈。

◎白芥子拾珍

《韩氏医通》记载，凡老人苦于痰气喘嗽，胸满懒食，不可妄投燥利之药，反耗真气。处三子养亲汤治之，随试随效。盖白芥子白色主痰，下气宽中；紫苏子紫而主气，定喘止嗽；萝卜子白种者主食，开痞降气。各微炒研破，看所主为君。每剂不过三四钱，用生绢袋盛入，煮汤饮之，勿煎太过，则味苦辣。若大便素实者，入蜜一匙。冬月加姜一片，尤良。

指月按：白芥子气锐，善于开破，所以顽痰可搜，瘤结可破，配合紫苏子、莱菔子，皆善于降肺肠，肺为储痰之器，肠为排痰之道，肺之器里的痰浊往肠道里降排，故这三味药相互配合，能迅速让脏腑里的痰浊排出。而这三味药又可以治疗脉势上越的崩漏、鼻衄、倒经，甚至各种痰气上攻的脂肪瘤、结节。虽然病名各异，痰气交阻上逆的病机若一，皆可用三子养亲汤，降本流末，使痰浊出下窍，其病自消。

31、皂荚、皂角刺

◎皂荚取嚏法

一六旬老者猝然昏迷不醒，口噤不开，收缩压高达 180mmHg，面色发红，呼吸粗重，明显有痰鸣声。

爷爷说，急则治其标，应该速速开通孔窍，不然随时有中风偏瘫之危。小指月说，爷爷，怎么开通孔窍呢？你看他牙关紧闭，水谷都难入。

爷爷说，通窍开闭，把治面瘫的皂荚粉拿来。然后爷爷叫小指月吹些皂荚粉到病人鼻中，一分钟后，病人连打了七八个喷嚏，呼吸气顺，居然口开能语，眼睛睁开，说口渴，想喝水。

爷爷早已叫他家人煎好天麻钩藤饮备用，这样汤药一下去，血压就平稳了，终于度过了危险期。

小指月第一次看到这治面瘫的皂荚粉可以活用治疗中风痰阻，甚至用来急救。这不到一两块钱的药粉，在危急的时候比千金还贵重。小单方价值不可估量啊！

爷爷说，以后你可不能再吃肥甘厚腻了。人上年纪了，诸窍易闭，如果孔窍被痰浊堵塞，那是很危险的。只有长期保持清淡饮食，使得血液不黏稠，才能健康长寿。随后小指月在小笔记本中记道：

一字散为唐云卿老中医验方，为大皂荚去皮、子后，烘干研末。主治喘咳痰闭、中风痰多、感冒头痛、脘腹胀痛等。关于一字散，唐老曾有一首歌诀：长条皂荚一味宝，诸医不用视如草。耳不听来目不见，留与匠人洗白银。这是为皂荚不被重视鸣不平。唐老把它当作通关散使用，有时也给人内服。

◎皂荚善通肺肠气

一官员夫人，五十多岁，平时喜欢吃燕窝、鱼翅，还有抽烟的习惯，老是咳痰喘，经常打呼噜，痰阻息道。有一次大小便不通，非常难受，医生说必须导尿。她想先看看中医，试试吃中药能否治好病。

爷爷看后，摇摇头说，现在的人尽干些塞烟囱、堵下水道的傻事。这病人听不懂什么叫塞烟囱、堵下水道，有谁那么傻会把自家的烟囱塞了，把下水道堵住。

爷爷笑笑说，抽烟，加上肥甘厚腻，身上痰湿就重，痰湿化火阻塞呼吸道，呼吸气粗不利，这就是塞烟囱。五脏浊气透出不顺，憋在里面就烦，大自然清气吸纳不进来，脏腑缺氧就累。这样既烦又累，人怎么会舒服呢？

这病人点点头，她确实就是这种感觉。爷爷接着说，动辄熬通宵，打麻将，长时间看电视，这样痰浊沉淀堵塞，各类妇科炎症就会不请自到。

官员夫人说，那怎么办呢？爷爷说，怎么办不是问我是问你自己，医生只是修理工，不过是暂时帮你修理下身体，你自己才是自己身体的使用者啊！

随后爷爷教她戒烟，要饮食清淡，不熬夜，少看电视，不打麻将。病都到了这个份上了，医生的建议，她当然言听计从。

爷爷急则治其标，先给她用通关散，就是由皂荚配合细辛打成的药粉，吹到鼻子里，可以催人打喷嚏。小指月说，大小便不通，打喷嚏干什么呢？

爷爷笑笑说，启上窍可以开下窍，这叫提壶揭盖啊。小指月这才反应过来，他原先只知道用麻黄宣肺开表，有助于肺通调水道，令膀胱排尿顺畅。而爷爷变了种方法，直接用取嚏法，打个喷嚏就是开肺窍，解肺郁，这样肺窍一开，下面膀胱水湿就下来了。

果然打了几个喷嚏后，病人便有尿意了。随后爷爷又用皂荚制成丸子给她服用，这样可以进一步把身体里的肥甘厚腻、烟毒痰癖搜刮扫除。她吃了一周的药，大便天天保持通畅，排出很多黑色污垢便积，身上慢慢轻松了。

小指月疑惑地问，爷爷，皂荚丸这么厉害，还能让痰浊从大肠排出去啊！爷爷点点头说，没错，《本草纲目》里讲，皂荚善通肺及大肠气，制成丸子，可以洗涤肺垢，从大肠排出。而且李时珍又说皂荚气味辛，吹之入鼻，可通上下窍。

小指月点点头，随后在小笔记本中记道：

《经方实验录》记载，一官夫人平时喜好肥甘厚味，又有烟瘾，肥甘厚味就容易生痰湿，烟瘾火气熏灼，就容易炼液成痰浊。这样痰火上攻，便导致呼吸不利，痰浊下注，容易阻塞大小便，所以病人呼吸气粗，大小便不通。随后给他用皂荚丸，配合枣膏汤，昼夜连服四次。第二天早上大小便通畅，随后可以安睡。

◎去脂片

小指月在溪边洗衣服，问爷爷，以前没有肥皂，用什么来洗涤衣服污垢呢？爷爷笑笑说，用中药啊。小指月愣了，只听说过中药能够洗涤人体污垢，没听过中药可以作为洗衣粉，洗涤衣服污垢。

爷爷便说，以前的妇女用皂角来洗涤衣服污垢，所以有皂角去垢之说。

水缸里的水很浑浊，因为接连下了好几场大雨，溪水都是浑的。

爷爷便说，有个好办法能够让浊水澄清。小指月便问，什么办法呢？

爷爷就叫指月在水缸里放一点明矾，很快浊降清升，水液清澈。爷爷说，这叫明矾有净水之功。

有个胖子，血脂非常高，经常打呼噜，头晕，短气乏力，上下楼梯腿脚都抬不起来。他既想减肥，又想治病。

爷爷说，减肥首先要管住嘴。《内经》里说，此人必数食甘美而肥也。这胖子点点头说，我现在已经开始节食了。

爷爷说，其次就是要迈开腿，你不运动，气血不活，痰湿燃烧不彻底，不能排出体外，喝水也会长胖，而且继续肥胖下去，管道堵塞，就容易中风。《四诊抉微》认为，肥人多中风，以形厚气虚，难以周流，而多郁滞生痰。你除了节食外，还要勤运动，一勤百病消。这两点建议，他都能听得进去。

爷爷给他开了含有皂角和明矾的去脂片。他吃了一个多月，体重减了十多斤，头也不晕了，气也不短了，上下楼梯腿脚利索多了。再一查，血脂居然也降到了正常范围。

看来不是"三高"不好治，而是你有没有碰上明医。有名气的医生未必能真正明白病因病机、来源和去路。随后小指月在小笔记本中写道：

江苏名老中医奚凤霖经验，皂荚、明矾可减肥降脂。民间常用皂荚洗涤清除油垢污秽，明矾有澄清水浊作用，在功用上二药都有祛痰排浊效能，因而用治肥胖型高脂血症，取得了初步成效。将皂荚、明矾配合和中健胃药物制成"去脂片"，治疗高脂血症，有较好的减肥降脂效用。

去脂片：皂荚（去皮，炙酥）1克，明矾0.5克，神曲1克，陈皮0.5克，甘草0.3克，枣肉适量。此为1日剂量。压成0.5克片剂。每日3次，每次3~4片，饭后或吃饭时服。初服时部分病人有消化道反应，数天后即适应，亦可用浓枣汤或红糖水送下。长期服用对肝肾无损害。

◎皂角刺、黄芪乃将相之才

有个孩子患了鼻窦炎，经常头痛，流黏稠色白鼻涕，有两三寸长。

这些浊阴堵塞在清窍，当然不舒服了。鼻窦炎的病人，经常会感到头晕头痛，甚至呼吸不畅，头脑缺氧，记忆力减退，所以整天没精神。

爷爷摸这孩子的脉象濡弱，明显缺一股阳气，阳不化气，浊阴就会堆积。

小指月说，是不是用黄芪呢？《神农本草经》里说，黄芪主小儿体虚百病。

爷爷点点头说，黄芪可以扶正，如良相治国，但还缺一味可以直捣敌营的良将。小指月想了想说，那是不是用苍耳子呢？苍耳子可以透脑止涕，开出一条路来，把脓浊排出体外。

爷爷说，苍耳子可以，但有一味药更适合，排脓止痛之功更强。它的刺更锋利，像刺猬的刺一样，比起苍耳子的小毛刺来说，那真是有天壤之别。小指月马上反应过来说，像刺猬一样的刺，那不就是皂角刺吗？

爷爷点点头说，正是，其刺锋利无比，又名天丁，朝天向上刺，其气是刚硬威猛，凡逢壅塞不通、脓肿浊阴排泄不畅的时候，这天丁就能像金刚钻一样，钻出一条排浊之道来。

小指月恍然大悟说，黄芪扶正，皂角刺祛邪。黄芪补充粮草，皂角刺征战敌寇。这样元气充足，孔窍通透，脓浊排尽，身体轻安。皂角刺和黄芪一配，就像良将和良相相配一样。

这孩子家长按照爷爷说的，用黄芪配皂角刺煎水熬粥给孩子喝，作为食疗，吃了一周多，鼻涕一天比一天少，头脑一天比一天清醒，最后白天也不打瞌睡了，也很少用纸巾擦鼻涕了。随后小指月在小笔记本中记道：

湖南名老中医欧阳勋经验，二妙神粥。《桂香室随笔》记录了一首食疗验方，用生黄芪 30 克，皂角刺 30 克，粳米 50～100 克。制法：先将生黄芪、皂角刺加水浓煎，取汁去渣，再将药汁加水适量，入米煮成粥，代餐，连服 15 天为 1 个疗程。1～2 个疗程即见大效，功效不可思议。主治肠粘连腹痛及妇科盆腔炎腹痛，均有极理想的疗效。《蔺氏经验方》中记载，治腹内生疮在肠脏，皂角刺不拘多少，好酒一碗，煎汤温服。不能饮酒者，用水煎亦可。中医外科常用以排脓、止痛、消肿，有可以"代刀"的美名，对人体毫无不良影响。黄芪是著名的益气扶正要药，与皂角刺相配，能增强化瘀止痛效果，并能改善体质，提高免疫力。

◎皂角拾珍

古书中记载，一老人患大便秘结，八九日难通，有一木匠授于单方，一服便效。皂角一寸多长，去掉黑皮，用沸汤半碗泡，上面盖牢，等温暖适口时服之，大便遂通。同时要先准备好稀粥，大便通后，随即饮稀粥。

指月按：皂角治疗便秘，取它善开肺与大肠气，老年人饮食肥甘，属于酒肉痰湿之体，肠胃间容易为痰垢黏腻所阻滞。而皂角既能打开管道闭塞，又可以峻下痰垢，大有推陈出新、去宛陈莝之功。所以痰垢内结之闭塞，往往非此不能除。

但皂角毕竟是峻烈之品，大便通后，啜热稀粥，以助胃气，防止便通气虚，又防通便太过。

张炳辰经验 喉风（急性喉头水肿）急救方

猪牙皂角10克，研细末，用米醋调服探吐。急性喉头水肿临床时可见之，曾以此方治疗数例，均获良效。一病人患急性喉头水肿，病起骤急，呼吸困难，汤水不能吞咽，经用此方，即吐出痰液数升，喉头肿势稍退，可与汤水稀粥，后再进清热解毒、化痰利咽汤剂而愈。

指月按：《本草纲目》中记载，皂荚通肺及大肠气，治咽喉痹塞，痰气咳喘，吹喉鼻则通上窍。用皂荚吹鼻，可以取嚏，米醋调入咽，可以探吐，这样很快就可以令窍开痰去，呼吸顺利，而不至于堵塞病急。故皂荚既可以作为普通感冒开肺窍之药，又可以作为急救中风、痰堵咽喉、二便不通救急之方。

胡慧明经验 消痈汤

组成：柴胡10克，白芍10克，皂角刺90克，生甘草6克。功用：疏肝散结，清热解毒。适应证：疖、痈、疽，如急性乳腺炎等。

胡氏在以消为贵、忌过苦寒的学术思想指导下，拟定消痈汤一方，是治疗各种肿疡初起的有效方剂。此方重用皂角刺，取其消散力甚大，其药辛散温通，性较锐利，治痈疽肿毒，未成脓者促其消散，用量90~120克，为消痈汤之主药，配以杭白芍、柴胡、甘草。用于治疗体表多种肿疡初期。本方具有解毒散结、行瘀通经作用。故消痈汤是治疗痈疽肿毒初起的主要方剂。

指月按：若是乳痈等各类阳毒痈疮，单味皂角刺研粉，以酒送服，皆可治疗。《仁斋直指方》记载，治妇人乳痈，皂角刺一两，蚌粉一钱，研粉，温酒送下一钱。《儒门事亲》记载，治疮肿无头者，皂角刺打粉，每服三钱，酒调下。皂角刺可以说是各类痈疮之药的先导，其气锐利，如将军横扫沙场，凡壅闭之处，皆可开之。所以《医学入门》提到，皂角刺，凡痈疽未破者能开窍，已破者能引药达疮所，乃诸恶疮癣及疬风要药。

李幼安经验 重用皂角刺之妙

李幼安教授每遇急性乳腺炎，无论是红肿结块期，还是成脓将溃期，均施以自拟天丁汤治疗而常获良效。其基本方是：皂角刺（天丁）100~200克，炒橘核、荔枝核各15克，鹿角片10克，赤芍10克，制乳香、没药各10克，蒲公英30克，野菊花30克。若乳汁壅滞为主者，加用炮山甲珠10克；热盛便结者，加生大黄10克。揣其方，以重用皂角刺最具特色。尝以逍遥散为主方治疗慢性乳腺病有乳房肿块、经前胀痛者，疗效不甚满意。后承师意，将皂角刺 30 克移植于方中，亦未见大效。遂进而效法李师，重用皂角刺 100 克，果然显效。再遇是症，常嘱病人每于经前服 15 剂，连服 3 个周期，不仅症状解除，而且肿块显著缩小，甚或消失，始信重用皂角刺果然奇妙。

指月按：《本草纲目》记载皂角刺善治乳痈，《本草汇言》提到皂角刺乃疡毒药中第一先锋引导。《本经逢原》谓皂角刺性善开泄。所以把皂角刺加到辨证方中可以大大加强治疗各类痈肿包块或肿瘤实证的疗效。逍遥散里加皂角刺，可以破散肝气顽固郁结。不仅是乳痈、乳房纤维瘤，连平常的痤疮，顽固硬结，久消不去，加进皂角刺 8~10 克，也可以收到较好的作用。

施慕文经验　皂角刺治疗盆腔炎

皂角刺 30 克，加大枣 10 枚，煎半小时以上，弃渣取药液 300~400 毫升，再加粳米 30 克，煮成粥状，分 2 次服用。费某，女，45 岁。发热 1 周，伴有下腹持续性疼痛，外院诊为急性盆腔炎，经抗生素治疗，腹痛稍减，但热未退。予本方 7 剂，服药后腹痛好转，热势下降。再予 7 剂。2 个月后随访，无腹痛，无发热，痊愈。

指月按：皂角刺善于开破攻邪。这些善开破攻邪之品，往往比较猛烈，但如果不猛烈，又难以直达病灶，消除炎症、囊肿。所以既要利用它们的峻猛之性，又要防止它们伤到身体，这时就要掌握用药的一个技巧，需要搭配些缓急和中之品，比如大枣、粳米、甘草，这样即使久服，也不容易伤胃。

赵振民经验

王某，男，61 岁，农民。既往有下肢湿疹史。10 天前因下水田劳作，右胫出现湿疹，搔痒抓破皮肤而感染，整个右小腿至足背处红肿，皮肤既痒又痛。6 天后皮破肌肉腐烂，肉色暗红，流出脓样滋水甚多。始用西药治疗无效，乃改用鲜皂角刺 1000 克，每次 50 克，每日 3 次，清水煎服。连服 3 天后，足胫肿退，溃疡逐渐向愈，1 周后腐脱新生而告恢复。又治愈过 1 例腹腔肿瘤。故在临床上遇到肿瘤病人，无论其性质良恶，建议适当应用一些皂角刺，发挥其消痈肿、破癥积之专长，勿使良药埋没，良方失传。

指月按：古人认为皂角刺是各类恶疮癣毒要药，它的头刺极其尖锐，能直达病所，这叫有其形必有其气。所以湿疹疮毒留着，不能顶出，皂角刺就可以穿透出来，消肿排脓，破坚削积。皂角刺的这种功效叫作排浊气外出。只要稍微配以行气活血之药，就可以治疗各类恶疮、湿疹。

32. 旋覆花

◎旋覆代赭汤治呃逆

诸花皆升，唯旋覆独降。小指月说，花类药大都能开郁疏散，为什么唯独旋覆花能降气呢？

爷爷说，旋覆花带有花类药常见的辛味，能散，不过它同时又具有苦、咸的味道，苦能降，咸走下，所以能够降下痰水，消除上冲诸逆。

一病人呃逆，频频发作3个多月，稍微多吃点，呃逆就加重，严重时还呕吐。

爷爷说，噫气不除者，旋覆代赭汤主之。小指月交代这病人，除了吃药外，必须保持七分饱。因为本身胃不好，和降功能失调，就不应该给胃增加太多的压力。这样3剂药下去，噫气、呃逆除，也不再呕吐了。

爷爷说，这汤方得力于旋覆花、赭石这组药对，旋覆花能旋转下达，赭石重镇降逆，直抵下部。所以两味药把气机螺旋式往下压，不再上逆为病。

小指月说，旋覆代赭汤里还有人参、大枣、甘草呢？爷爷说，胃虚，胃动力不足，需要参、枣、草去辅助。如果没有这三味药加强胃动力，单独去降胃气，就容易伤胃。小指月说，那生姜和半夏呢？

爷爷说，这就是小半夏汤，有了这组对药，胃和降下行之力就更强，它可以打开逆气下行的通道。随后小指月在小笔记本中记道：

《寓意草》记载，一人呃逆，饮食不入，吐清水。喻嘉言说，这是脾寒胃逆，先用理中汤安脾，不再吐清水，然后再用一味旋覆花煎汤，调服赭石粉，随后呃逆消除，病人自觉气转入丹田，后来再调理一段时间就好了。

◎经常捶蹈胸部是何因

《金匮要略》记载，肝着，其人常欲蹈其胸上，旋覆花汤主之。

小指月说，爷爷，为什么有些人经常要用拳头捶打自己的胸胁呢？

爷爷说，这是人体的自救反应。这种类型的病人，一般胁肋胀满，胸闷，短气，容易叹息，这是肝郁气滞、脉络不通所致。

小指月说，原来是这样，通过捶胸自救来缓解胸胁部堵塞隐痛闷胀的症状。

爷爷说，所以中医要懂得思外揣内，见微知著。看到病人细微的动作，就要想到他身体里的气血状态、病理变化。

这个病人是搞销售的，业绩节节高升，但身体素质却年年下降。最近胸部闷痛，两胁胀满，常常要用手捶胸才会舒服，一不捶胸，就觉得好像有团气结聚不散一样，胀满难耐。

爷爷说：除满先解郁，消胀必下气，胀满久不愈，必定有血瘀。小指月问后，果然这病人胁下有个刺痛点，经常晚上睡到半夜痛醒。

爷爷说，半夜是肝胆经当令，这时痛醒是因为肝胆气机不利，这种病症中医叫作肝着。小指月说，什么叫作肝着啊？

爷爷说，就是肝部气机不条达，被病邪所附着，这些病邪可能来源于饮食不节，痰饮内生，也可能来源于跌打损伤，瘀血不散。

这病人感慨地说，没错，大夫，我经常要陪客户喝酒，我"小三阳"已经好几年了，而且几年前我打篮球，这胁部不小心被球砸到，到现在还一直胀满，没彻底好。劳累或者工作过于紧张时，胸胁部胀满便会加重。

爷爷点点头说，病因找到了，就好下药了，就用肝着汤。小指月说，为什么叫肝着汤呢？爷爷说，就是旋覆花汤。

小指月马上明白了，写了旋覆花、葱和茜草三味药。爷爷说，葱为通中发汗所需，善于通达胸中郁气，郁解则满除；而一味旋覆花乃下气汤也，它能够下胸胁间痰水，气下则胀消；至于茜草，又叫小活血，其根鲜红如血，细小若铁丝，所以茜草善入血分，能解除久病入络、久病多瘀的病理状态。

病人只吃了5剂药，胸胁部胀满刺痛就大减，很少再用手捶打胸部了。晚上睡觉也没再痛醒过，平时也不再叹气了。随后小指月在小笔记本中记道：

《神农本草经》记载，旋覆花主结气胁下满。

《本草汇言》记载，旋覆花，消痰逐水、利气下行之要药也。此物咸以软坚散结，苦能降逆诸气。这样下气行痰水，实乃消伐痰瘀之要药也。

◎旋覆花拾珍

《名医别录》记载，旋覆花消胸上痰结，唾如胶漆，心胁痰水。

指月按：一般带咸味的药物，大都来自于海边，比如牡蛎、海浮石，能够软坚散结，软化老痰。但咸味之中还带有辛散味道的药物却不多，而旋覆花便是一味能咸能软、能辛能散、能苦能降之物，所以它可以散胸胁间气滞，软化稀释痰结，还可以把这些痰气浊阴苦降下去，像这种既能开破浊阴，又能消降下行的药是比较难找的。对于胸胁部痰浊不降，往往少不了旋覆花，特别是咳吐痰涎，又伴胸胁胀痛的，用旋覆花就非常合适。

33. 白前

◎白前治烟呛咳嗽

有个业务员，他自己不喜欢抽烟，可经常要跟抽烟的客户打交道，很是苦恼，因为被烟熏久了，咽喉就会不舒服，甚至连连咳嗽，晚上彻夜难眠。

爷爷说，这是气逆所致。《名医别录》里说，白前主治胸胁逆气，咳嗽上气。

于是教他用单味白前研末，以温酒服用。结果气血顺通，痰浊降下，就很少咳嗽、失眠了，也不那么怕烟雾缭绕的恶劣环境了。

小指月说，白前可以降气下痰，加酒可以活血化瘀，加强药力。爷爷说，单味白前就是下肺气汤，凡肺中痰气不降，气降则痰下。随后小指月在小笔记本中记道：

《梅师集验方》记载，治咳嗽，喉中作声，不得眠，但用白前焙为末，温酒服。

34. 猫爪草

◎瘰疬专药猫爪草

河南有个医生，善于治颈部淋巴结结核，一生治疗此类疾病不计其数，用的方药也大同小异，不外乎就是仙方活命饮、阳和汤，然后再加一味常用草药。

小指月说，什么草药这么厉害？爷爷说，这味草药就叫猫爪草。

小指月说，爷爷怎么知道的？爷爷说，以前我游医天下，途经河南，跟这个医生打过交道。他问我治瘰疬用什么草药效果最好？我跟他说，当然用夏枯草。他说，猫爪草效果比夏枯草还好。后来我回来翻阅中药材手册，才知道猫爪草是治疗颈部瘰疬结核的专药。

小指月问，那为什么爷爷常用仙方活命饮或阳和汤呢？爷爷笑笑说，用这两个汤方，就已经是在用阴阳了。

小指月不解地问，怎么说是用阴阳呢？爷爷说，你看仙方活命饮不是阳毒开手第一方吗？而阳和汤不是治阴疽的专方吗？

小指月恍然大悟，原来各类瘰疬都可以当成痰核、疮痈来看，只是要注意分阴阳。如果阳毒盛，就用仙方活命饮，消其阳毒；如果阴寒偏盛，就用阳和汤，透出阴毒。不管是阳毒还是阴毒，加入一味猫爪草，就是治疗瘰疬的专方专药，这样辨证分阴阳，然后再配套专病专药，效果就比较好。

爷爷接着说，这医生治疗瘰疬有时就直接用半斤猫爪草，水煎沸，文火煮半小时，过滤取汁，再加进黄酒，分三四次服用。严重的配合外敷，用猫爪草熬成药膏，敷于患处。这样内外兼治，其效必速。随后小指月在小笔记本中记道：

《偏方奇效闻见录》记载，陆某，男，19岁，住北京。高考期间日夜兼读，学习任务重，思虑过度，后来发现颈部和腋下胀满不适，用手推按，有一个个痰核样物质。高考结束后，这些痰核居然变大，而且还时时低热，到医院一检查，是急性淋巴结结核。用了不少青霉素，治疗2周，低热退了，但肿核仍然未消。他怕因为身体问题不能被大学录取，赶紧找中医。中医便建议他用一味猫爪草60克，水煎服，代茶饮，连服3周，颈部淋巴结结核日渐缩小，还没开学，已经彻底好了。

35．川贝母、浙贝母

◎咳而胸痛

有个病人咳嗽，胸痛，痰黄而热。

爷爷说，这是热痰，应该清肺化痰。小指月说，胸痛呢？

爷爷说，胸痛是痰阻气闭，应该行气止痛。这样治法思路就出来了。

小指月说，清肺化痰，最好的药就是川贝母；行气止痛，最妙的药莫过于延胡索。

爷爷便教病人用川贝母和延胡索等份打粉，每次服用3~5克，喝了一次就不咳了，再喝一次胸中就不痛了，痰也没有了。

爷爷说，纯用川贝母，可以清化热痰，但很难解除胸中痰气堵塞疼痛，所以必须配以行气止痛的延胡索。这样气行痛止，热消痰清，疾病速愈。随后小指月在小笔记本中写道：

龚士澄经验：凡老人、儿童咳嗽，痰多，咳则胸痛，无论有无寒热，用川贝母一份，延胡索一份，同研细粉，每次约5克，随汤药和服，或用9克，以冰糖化水调服，止咳效果显著，不咳则胸自不痛。《仁存堂方》有延胡索治老小痰嗽的记载，非独止痛一用也。我们取川贝母清润化痰，延胡索温通辛散，动静结合，则肺之宣降复常，故能愈咳。

◎能治痰郁的贝母

李时珍说，贝母治胸中气郁不快。

有个精神压抑的病人，经常胸痛胸闷，每隔几天就彻夜难眠，郁郁寡欢，医生说她思虑过度，给她用了逍遥散，可照样逍遥不起来，还是满脸愁容。

爷爷看后说，你是不是每天都要清嗓子，咳几下痰呢？她点点头说，如果咳出几口痰，心中就会舒服些。

爷爷笑笑说，你这是痰气为患，逍遥散只行气机，未化其痰浊。于是爷爷便在逍遥散基础上，再加一味川贝母，叫病人用逍遥散送服川贝母粉。很快胸闷胸痛消失了，郁郁寡欢也减轻了，睡眠质量也好了。

小指月说，用川贝母粉治疗抑郁，倒是第一次听说。以前经常用香附、郁金、玫瑰花，很少用贝母啊？爷爷说，纯粹的气机郁滞，可以用顺气药。如果气郁日久，炼化津液为痰浊，痰气交阻，咳吐黏痰不爽，这时就必须找一味既能解郁下气、又能化痰的药。

小指月点点头说，《本草汇言》讲贝母能开郁下气化痰。爷爷说，没错，川贝母是治郁要药，尤其善于治疗痰郁，适合于心中气郁不快、胸膈痰浊交阻、忧郁不伸的病人。病人精神抑郁、烦躁，堵塞成结的，用一般疏肝理气之品，未必能化散开，这时就要配合一些散结消肿之品，比如消瘰丸，又比如皂角刺。这样使得结者散之，坚者消之，痰者化之，胸中气顺，便不郁矣。随后小指月在小笔记本中记道：

山西学者田吉生从文献统计中分析，得出贝母入药一般作为丸散剂居多。为验证此经验，田氏便对肺热咳嗽病人做了对比试验观察，结果发现，贝母研细粉吞服远比煎汤服用效果佳。原来贝母含有大量生物碱，不溶于水，入煎剂难以煎出，入丸散剂就容易发挥效果。

◎川贝母与浙贝母

小指月说，爷爷，川贝母和浙贝母有何不同？爷爷说，《本草纲目》以前的医家不分川贝母、浙贝母。川贝母没那么苦，病人，特别是小孩易于接受。其实真正治疗大病顽疾，靠的还是浙贝母。

小指月说，为什么呢？爷爷说，川贝母，以甘味为主，偏于润肺止咳，所以虚劳痰热咳嗽可用之。但浙贝母苦味重，虽然痰热咳嗽也可以用，但它更能消痈散结，治疗痰热壅肺，甚至闭结成痰核，形成痈肿或者癌瘤，这时就得用浙贝母，因为它苦泄开破力更强，能够散结消痈。

小指月点点头，原来价格低廉的浙贝母虽然出身草根，却比价格高昂的川贝母更加勇武有力，能够攻破痈结痰核。爷爷说，你看为什么消瘰丸里用玄参、牡蛎配合浙贝母，而不是川贝母。因为浙贝母清降消痈之功要强过川贝母好几倍，开郁散结之力也要强过川贝母好几倍，故而《本草正》中记载，浙贝母治肺痈，最降痰气，善开郁结，消胀满，清肝火，又能解一切瘰疬乳痈，疮疡肿毒。

小指月点点头说，原来是这样，所以爷爷治疗痰结包块从来都是用浙贝母。爷爷说，不能以药价高低去区别药物功效优劣。

小指月点点头，看来世人大都委屈了浙贝母的才华。市面上销售的蛇胆川贝液、川贝枇杷露等都是用川贝母，而不用浙贝母，导致寻常清热化痰之品供不应求，才会价格一路飙升。这样并不治什么大病肿结的川贝母，反而显得物以稀为贵，而能够散结消痈，力量猛烈，破坚消肿，治疗痈肿、瘰疬、痰核的浙贝母，反而少人问津。

◎贝母拾珍

龚士澄经验

婴幼儿一切咳嗽，凡无寒热气喘者，每日用川贝母极细粉 3～5 克，熟蜂蜜调如糊状，分次涂于乳头上，任儿吮之，方便、安全、有效。吮吸一二日，肺系之痰逐渐由气管、咽入食管，并随大便排出，咳即随止。

老人阴虚久咳，喉干便燥，而又难胜药力者，以黄梨一枚，挖出梨核，填入川贝母粉 5 克，置饭锅或蒸笼内蒸熟食之，每日食 2 枚，则肺与大肠皆润，津液生，大便软，干咳自然由重转轻。

指月按：燥者润之，凡物燥则干裂有声，所以滋润之品可以缓急止燥，故肺中燥咳，用贝母、蜂蜜或雪梨，皆滋润之物，善于润养肺部。肺部得到滋养，咳嗽便止；肠道得到润滑，大便得通。所以干渴、燥咳可治，便硬、便难可消。

章次公经验

象贝母本为化痰药，用在溃疡病中，实为罕见。《本草纲目》谓其消瘿瘤结核、疝气，下气，消疮肿。章氏经过多年探索，用象贝母治疗溃疡病胃痛吞酸，常获奇效。

指月按：《本草汇言》中有贝母敷恶疮的记载，所以贝母可以作为外科专药使用。但外科和内科其理一致，胃部溃疡可以看成是消化道里的恶疮，故有乌贝散，用乌贼骨（海螵蛸）配合川贝母或者浙贝母都可以，用4：1的比例，打成药粉，这样既可以止胃溃疡反酸，也有助于溃疡疮口的修复。这个小药对是治胃及十二指肠溃疡的小良方。

王琦经验　浙贝母解郁结、通淋沥

王教授认为，男科用浙贝母，多取其解郁散结、利水通淋之功。《神农本草经》谓其主淋沥邪气，《金匮要略》治妊娠小便难用当归贝母苦参丸，李时珍谓其治心中气郁不快，傅青主用贝母于保产无忧散中以治胎漏或难产，说明古人用贝母范围较广。现代研究证明，浙贝母对腺体分泌有抑制作用。因而王教授常用浙贝母治疗前列腺炎、前列腺肥大等。认为前列腺疾病常出现前列腺导管阻塞或不畅，其病因与瘀、湿、虫、毒郁结有关，而浙贝母能散郁结、通淋沥，用之尤当。临床常与苦参等配伍使用，治前列腺肥大，常见效于3~5剂。

指月按：浙贝母苦寒，有清热化痰、消肿散结之功，常用于风热咳嗽、痈肿瘰疬等。而前列腺肥大充血，甚至肿结，从病理实质来看，不外乎就是痰瘀交阻，郁结堵塞，这时用浙贝母能够化其痰结，消其肿硬，有苦参引领直入下焦，清热除湿，这样就能够大大改善前列腺周围组织的通透性。往往还需要配以活血化瘀之品，比如琥珀、三七等，血活则有助于痰结消散。虽然说上面的瘰疬痰结和下面的前列腺肿结，表面上看是风马牛不相及，但如果都是病理产物痰瘀堆积化热，那就都可以选用浙贝母，这叫异病同治。

36．瓜蒌

◎脏腑浊垢的润滑油

《药品化义》曰，瓜蒌仁体润能去燥，性滑能利窍，其油能润肺滑肠。若邪火燥结大便，或顽痰胶阻胸肺，不得升降，而致气逆胸闷，用此润滑苦降之药，则肺与大肠自润通矣。

小指月说，爷爷，瓜蒌分为全瓜蒌和瓜蒌仁、瓜蒌皮，各有什么不同呢？

爷爷说，肺主皮毛，瓜蒌皮善于宽胸理肺气，清化热痰。凡仁皆润，而瓜蒌仁更善于润肠通便，润燥化痰。小指月说，那全瓜蒌呢？

爷爷说，全瓜蒌兼有瓜蒌皮和瓜蒌仁功效，能理肺中痰气，降肠中燥积。肺中有痰，肠中便秘难下，就可以用全瓜蒌。

有个病人总觉得一口痰堵在胸中，老是咳吐不爽快。病人说，就像炒菜不放油一样，锅里黏满残渣，铲不干净。

爷爷笑笑说，你说得很形象，没有油，锅就容易黏垢。肺中不润滑，这些痰就黏在那里，咳吐不爽，上下不得，所以憋闷难受，睡卧不安。这病人点点头，确实就是这种感受。

爷爷说，痰的来源在于脾胃，不多吃鸡蛋、糯米、牛奶、肥肉这些黏腻的东西，那么管道就会清爽。同时痰的去路在于大肠，因为肺与大肠相表里，所以要找一味能够令脏邪还腑、肺痰出肠的药。

小指月说，爷爷，我知道了，这味药就是瓜蒌仁。瓜蒌仁善于滑降肺痰，下归大肠，而这病人平时又有便秘的习惯，真是一举两得。

爷爷点点头说，没错，瓜蒌仁既能滑润肺部，也可以滑利大肠。堪称是一味善于润肺滑肠的妙药。瓜蒌仁可以说是脏腑浊垢的润滑油。

这病人就单用 90 克瓜蒌仁，炒后打碎煎汤，喝了感觉咳痰爽快，就像油多了不黏锅一样，身体越来越舒服，胸中气机越来越顺畅。随后小指月在小笔记本中记道：

《医学衷中参西录》记载，邻村高某之子，年 13 岁。于数日之间，痰涎郁于胸中，烦闷异常，剧时气不上达，呼吸即停，目翻身挺，有危在顷刻之状。连次用药，分毫无效，敢乞往为诊视，施以良方。时愚有急务未办，欲迟数点钟再去，彼谓此病已至极点，若稍迟延恐无及矣。于是遂与急往诊视，其脉关前浮滑，舌苔色白，肌肤有热，知其为温病结胸。俾用瓜蒌仁四两，炒熟（新炒者其气香而能通）捣碎，煎汤两茶盅，分两次温饮下，其病顿愈。隔数日，其邻高姓童子，亦得斯证，俾用新炒蒌仁三两，苏子五钱煎服，亦一剂而愈。盖伤寒下早成结胸，温病未经下亦可成结胸，有谓瓜蒌力弱，故小陷胸汤中必须伍以黄连、半夏始能建功者，不知瓜蒌力虽稍弱，重用之则转弱为强，是以重用至四两，即能随手奏效，挽回人命于顷刻也。

◎ 大红瓜汤治肺炎痰喘

有个孩子得了大叶性肺炎，呼吸气粗，痰浊壅盛，大便臭秽，先用了大量抗生素，还有清肺热的药，可炎症依然嚣张，而中医也用了清气化痰丸，效果不佳，一天到晚咳痰不爽，嘴唇都变得乌暗。

小指月说，咳痰不爽，必用瓜蒌仁。爷爷点点头说，瓜蒌仁可以用，可为什么前面医生用了，效果不理想？

小指月想了下说，脏邪还腑，瓜蒌仁可以把痰浊刷下去，可邪气还需要一条出路。爷爷点点头说，没错，肺与大肠相表里，肠道闭塞，大便臭浊，便会熏得五脏六腑不能工作。只有清除肠道污垢，五脏六腑才能安宁。

小指月笑笑说，我明白了，爷爷，痰热这么亢盛，应该以泻代清，用大黄通腑来排肺部痰垢，这样大黄配瓜蒌，就能从上往下把污垢排出去。

爷爷说，对于肺炎咳喘，痰黄气粗，脉实有力者，可以用大黄、瓜蒌，但要把握住一个度，以通为度，不可泻利太过，误伤正气。而且单纯导下痰浊、食积还不够，还要活血化瘀。小指月说，为什么要活血化瘀呢？

爷爷说，血活痰易去。病人久病痰喘，肺气闭郁，气滞血瘀，所以唇色乌暗，这时只有稍微佐以行血之品，气机更为流通，有助于排泄痰浊。

小指月说，那是不是用点当归或丹参呢？爷爷说，用红花更好，红花能够随药物入于五脏六腑，可通行一身血脉，打开心胸，使血府不瘀。

这病人用了大红瓜汤，即大黄、红花、瓜蒌仁三味药煎汤，服后排出大量臭浊积滞，就像地沟油一样，随后呼吸气顺，嘴唇转红，痰喘减轻。又服了 1 剂，热退身凉，睡眠得安，遂愈。随后小指月在小笔记本中记道：

史纪经验，瓜蒌仁、大黄、红花三味药用治小儿肺炎喘咳，能获良效。瓜蒌仁甘寒之品，有润肺下气、涤痰止咳、润肠通便之功。《宣明论方》独取瓜蒌仁一味，治疗小儿痰喘。《济生方》则以瓜蒌仁与半夏相伍，疗肺热痰咳。大黄苦寒走大肠，性本降泻，善于下达。虽非肺经之药，但肺与大肠相表里，腑气闭实，则肺郁不开；腑气通顺，则肺可宣肃。而小儿肺炎喘咳，又多见燥屎内结，或通而不畅，大黄可通便泻浊，通腑开肺。正所谓热淫所胜，以苦泄之，病在上，取之下。红花，可行一身之血脉，散留滞之秽邪瘀浊。若佐于清肺化痰之剂，则可散肺经瘀滞，化湿浊痰饮。若佐于破积导滞之剂，则可行下焦之积滞秽结。在肺炎喘咳的治疗中配以适量红花，则有利于肺气的宣发肃降、湿浊痰涎的疏化消散，以免肺气郁闭、心阳虚衰之害。瓜蒌仁、大黄、红花，一味入肺，润肺涤痰，下气止咳；一味走大肠，通便泻浊，通腑开肺；一味归心，活血通经，促秽浊之疏化。三者相伍，清上以走下，通下以启上，使邪热痰涎，邪有出路，腑通气调，又可护肺，邪去而正不伤，为治疗小儿肺炎喘咳之要药。故凡临证所见小儿肺炎喘咳，痰盛气壅，胸高鼻煽，哕音布肺，咳甚喘憋，口唇发绀，腹胀纳少，大便不调，指纹紫，苔腻等风热痰邪闭肺之实证，皆可加用瓜蒌仁、大黄、红花，以促使痰涎的疏化、肺气的宣畅，从而减少和避免心力衰竭的发生，使病愈更速。

◎瓜蒌红花汤治带状疱疹后遗症

有个病人得了带状疱疹，虽然用龙胆泻肝汤把疹毒泻了，但却留下一个后遗症——肋间经常刺痛，痛起来像针扎，坐卧不安，两三个月来服尽各种解毒之药，都未能治愈。

爷爷说，疾病初起，可能是热毒壅盛，用清解的思路没错，但疾病的后期大都是气滞血瘀痰阻，恢复气血流通才是治病的正道。

小指月说，为什么肋间会刺痛呢？爷爷说，带状疱疹好发于胸肋周围，疹毒虽去，但痰瘀毒留，阻经塞络，不通则痛。治疗之法应当以涤痰祛瘀为第一要义。你想想有哪味药可以涤除胸肋中痰浊呢？

小指月马上说，是瓜蒌，瓜蒌能治胸痹，又善于洗涤胸膈中痰垢，是痰阻胸肋的不二选择。爷爷说，刺痛大都是血瘀，不管它是带状疱疹后遗症，还是跌打损伤后遗症，只要是瘀血刺痛，都需要活血化瘀，哪味药最善于打开胸肋间瘀血？

小指月说，当然是红花了，红花乃伤科要药，善于活血化瘀，而且它是花类药，更能够开放胸中郁结之气。爷爷点点头说，就用瓜蒌、红花，再加点甘草调和解毒，这样瓜蒌祛痰，红花消瘀，甘草解毒，用这种简单的思路治他的后遗症。

这病人服用3剂瓜蒌红花汤后，肋间刺痛就消失了。

小指月说，爷爷，瓜蒌红花汤怎么这么有效？爷爷说，这可是有出处的。《赤水玄珠》中记载用瓜蒌一枚（约30克），甘草6克，红花1.5克，治肝经肺燥的胁痛，主要症状为胁肋疼痛、皮肤如烙、脉弦急、便秘、坐卧不安等。

小指月哈哈一笑说，看来书还是读得少，原来爷爷早就胸有成竹了，把这个治疗胁痛的方子，移用过来治疗带状疱疹后遗症，真是太巧妙了。

爷爷说，此方有柔肝润肺的作用。不单带状疱疹后遗症，各类肺炎、支气管炎、肺脓肿及肝胆疾患，但见胸胁刺痛，痰瘀胶阻不通者，用了疗效都很好。随后小指月在小笔记本中写道：

郭永来经验：瓜蒌甘草红花汤是一首治疗带状疱疹的专方。我到书店闲玩，偶翻邹孟城老中医所著《三十年临证探研录》一书，见书中论及治疗此证内服验方一首，乃是遵照孙一奎《医旨绪余》中治胁痛（此案乃典型的带状疱疹）的验方，并说自得此方后，治带状疱疹几无不验者，无论病人症状有多严重，都在3天左右即愈，并节录《医旨绪余》一书原案以证明之。

"余弟于六月赴邑，途行受热且过劳，性多躁暴，忽左胁痛，皮肤上一片红如碗大，发水泡疮三五点，脉七至而弦，夜重于昼。医作肝经郁火，治之以黄连、青皮、香附、川芎、柴胡之类，进一服，其夜痛极，且增热。次早看之，其皮肤上红大如盘，水泡疮又加至三十余粒。医教以白矾研末，井水调敷，仍于前药加青黛、龙胆草进之。其夜痛苦不已，叫号之声彻于四邻，胁中痛如钩摘之状。次早观之，其红已及半身矣，水泡疮又增至百数。予心甚不怿，乃载归以询先师黄古潭先生，先生观脉案药方，哂曰：切脉认证则审矣，制药定方则末也。夫用药如用兵，知己知彼，百战百胜。今病势有燃眉之急，迭卵之危，岂可执寻常泻肝之剂正治耶？是谓驱羊搏虎矣。且苦寒之药，愈资其燥，以故痛转增剧。水泡疮发于外者，肝郁既久，不得发越，乃侮其所不胜，故皮膝为之溃也，至于自焚即死矣，可惧之甚。为订一方，以大瓜蒌一枚，重一二两者，连皮捣烂，加粉草二钱，红花五分。戌时进药，少顷就得睡，至子丑时方醒，问之已不痛矣。乃索食，予禁止之，思邪火未尽退也。急煎药渣与之，又睡至天明时，微利一度，复睡至辰时，起视，皮肤之红皆已冰释，而水泡疮也尽敛矣，后亦不服他药。夫病重三日，饮食不进，呻吟不辍口，一剂而愈，真可谓之神矣。夫瓜蒌味甘寒，经云：泻其肝者，缓其中。且其为物，柔而滑润，于郁不逆，甘缓润下，又如油之洗物，未尝不洁。考之本草，瓜蒌能治插胁之痛，盖为其缓中润燥以至于流通，故痛自然止也。"

邹氏得此方，喜不自禁。未几，疱疹流行，于数日内接治五六人，无论症之轻重，皆以上方加板蓝根15克予服，唯全瓜蒌不用如许之多，改为重者30克，轻者15克，中者21~24克，其收效之速，真可谓之神矣。轻者二三日，重者四五日，率皆痊可。后凡遇此证者，概以此方投之，无一例不效者。所治病例中，病灶面积最大者几达胸部之半，理疗一月未愈，服上方1周即退净。而其得效之迟速与瓜蒌用量极有关系。故凡体质壮实者，瓜蒌用量宜适当加重，药后若轻泻一二次，则见效尤速。关于甘草，有时仅用3克，同样有效，而红花每以1.5克为率，并不多用，而屡收捷效。（《杏林集叶》）

◎瓜蒌拾珍

张伯臾经验　瓜蒌、薤白治痢疾

痢疾一证，临床多以通因通用法治疗，虑其邪滞胃肠，里急后重，泻而不爽故也，张老于临床中常用瓜蒌、薤白二味。他认为，瓜蒌性甘寒，上能通胸膈之痹塞，下能导肠胃之积滞，能治肠风泻血、赤白痢（《大明本草》）。薤白性辛温，有辛通滑利、温中通阳之功，能化秽浊之气，以散阴寒之结，所以上能开胸痹，下能治泻痢下重，泄下焦阳明气滞（李东垣）。故二味相合，通阳化浊，滑利气机，上治胸痹闷痛，下疗泻痢下重，不独用于痢疾之里急后重，对于泄泻泻而不爽者皆可用之，具有滑利通下而不伤正气的优点。里急后重甚者，可加用升麻以升之，乃升降合法，相反相成之意。

指月按：瓜蒌不仅滑利肺中痰浊，大便黏腻亦属于肠中痰垢，通因通用，亦可用瓜蒌。用四逆散加瓜蒌、薤白，可以助肝疏泄，滑利肠道，使浊阴排泄顺利。一般湿热痢疾，自然容易向愈。《普济本事方》记载，一仆人患痢疾五日，苦不堪言，里急后重，遇到杭州一道人，教他用瓜蒌煅烧存性，取粉末用温酒调服，遂愈。

《是斋百一选方》记载，一官夫人患腹胀，小便不通，非常危殆，御医给她用点药粉，二便通畅，腹胀自去，遂愈。这药粉就是瓜蒌焙干，研成细末，每次用热酒调服 1 克左右，不能饮酒者用水调服，一日可以服用多次，以通为度。

指月按：瓜蒌乃脏腑的润滑油，能够滑利五脏六腑。脏腑燥结，二便不通，痰浊壅堵，单用瓜蒌一味，就能滑通诸窍，配合用酒，更能助药力。这样下窍通畅，腹胀自消。

龚士澄经验

（1）消痈散结：我用瓜蒌皮清热化痰外，还用于消痈散结。一治肺痈初期，肺脏郁热，壅遏不通，致胸内隐隐作痛，洒然毛耸，并又发热，咳嗽，痰黏量少，呼吸困难。此期有两种变化，如治疗及时可消散，否则成痈溃脓。瓜蒌外皮像肺，其质疏松，善疗肺痈热毒。每用生瓜蒌皮（鲜者尤良）、鱼腥草各 15 克，桃仁、黄郁金、牛蒡子、冬瓜子各 10 克，甘草 7 克。每剂水煎 2 次，两昼夜服药 3 剂，重症一昼夜服药 2 剂，多能除寒热，缓胸痛，防止成痈。一治乳痈，此证每因肝气郁结或胃热壅滞、细菌感染而发病。乳房红肿灼热，有搏动性疼痛。用瓜蒌皮 15 克，蒲公英、金银花、紫花地丁各 18 克，王不留行 9 克，水煎热服，并盖被取汗，可以散结消肿，不致化脓。

（2）涤痰排脓：肺痈溃脓后，如肺阴已伤，咳吐脓痰不净，对不能耐受强力排脓泻毒之剂者，我惯以生瓜蒌皮 15 克为主，伍以北沙参、麦冬、桔梗、川贝母、冬桑叶、冬瓜子各 10 克，生薏苡仁 15 克，生甘草 8 克。方药贴切病情，既可缓祛脓痰，又可滋益阴津，病人服后，自然渐入佳境。

指月按：《本草正义》记载，瓜蒌皮老而力足，疏通中满，确有奇能。诸疡阳证，用之能消肿散结，故肺部痰壅中满宜之。瓜蒌外皮像肺，中间疏通，这种外实而中空之象，善理肺中痰气，独用其皮，更能走肺。《串雅》中记载，治疗结胸，用带皮瓜蒌一枚，捶碎，加一钱甘草煎服。

37、竹茹（竹沥、天竺黄）

◎一味竹茹治牙龈出血

牙宣者，胃气逆而不下。牙龈出血，大都是胃气不降，因为胃经管牙龈，胃气直接上达于口，这叫脾胃开窍于口。

有个病人一熬夜，吃点夜宵，第二天起来必定口臭，一刷牙就会出血。

爷爷说，指月，你看他胃脉独大，明显胃气不降，一旦吃得过饱，就消化不良，臭气上熏，浊阴不降。这病人点点头说，大夫，为什么我老是刷牙出血？

爷爷说，血随气升降，气降则血降。你胃气经常堵塞上逆反酸，平时经常吃得太饱，所以百脉偾张，气血上逆，容易出血。这病人说，那我该怎么办？

爷爷说，少吃胜于下气汤，七分饱最能养脾肠。然后小指月给他包了些竹茹，叫他拿回去煎水喝。奇怪，没有用止血的药，就单味竹茹降胃气，他喝完后，早上刷牙就不出血了，口也不臭了。当然他也听从爷爷的医嘱，晚上不再吃夜宵。真是养生上面微微做些调整，便可以防止很多不必要的疾病。

爷爷说，竹茹不仅能够降胃气以镇吐衄血，还能够止胃气不降的肌肉出血，因为阳明主肌肉，肌肉属于土，一味竹茹令土气下降，则血不外溢。随后小指月在小笔记本中记道：

张锡纯经验：竹茹，味淡，性微凉。善开胃郁，降胃中上逆之气使之下行（胃气息息下行为顺），故能治呕吐，止吐血衄血（皆降胃之功）。族家婶母，年四旬，足大趾隐白穴处忽然破裂出血，且色紫甚多。外科家以为疗毒，屡次服药不效。时愚甫习医，诊其脉洪滑有力，知系血热妄行。遂用生地黄两半，碎竹茹六钱，煎汤服之，一剂血止，又服数剂，脉亦平和。盖生地黄凉血之力虽能止血，然恐止后血瘀经络致生他病，辅以竹茹宣通消瘀，且其性亦能凉血止血，是以有益而无弊也。（《医学衷中参西录》）

◎一味竹茹治呕吐

呕逆者，胃气之不降。胃气为什么不降呢？小指月在思考，原来最常见的原因就是胃中热气重，因为阳明胃经乃多气多血之经，阳明胃经一热起来，百脉鼎沸，逆而不降。

一妇人发高热，烦热呕吐，水谷难进，双脉弦硬亢盛。

爷爷说，阳明一降热下达，阳明不降热上冲。小指月说，那就独降阳明之热，用竹茹。爷爷点头说，一味竹茹能够降诸逆冲上，皆属于火证。

这病人就用一味竹茹 50 克煎汤服用，不仅呕逆止，连高热也退了，大便遂通。

爷爷说，一味竹茹，不仅通降阳明，更能够通降整条消化道。整条消化道就像竹管一样，如果消化道有壅滞，就像竹之有节，而竹子能节节贯通，一气理顺，所以用竹茹能够通降胃肠，把周身热火往下收。气顺呕止，胃降热退。随后小指月在小笔记本中记道：

张锡纯经验：友人刘某之女得温病，邀愚往视。其证表里俱热，胃口满闷，时欲呕吐，舌苔白而微黄，脉象洪滑，重按未实。问其大便，昨行一次，微燥。一医者欲投以调胃承气汤，疏方尚未取药。愚曰：此证用承气汤尚早。遂另为疏方，用生石膏一两，碎竹茹六钱，青连翘四钱，煎汤服后，周身微汗，满闷立减，亦不复欲呕吐，从前小便短少，自此小便如常，其病顿愈。（《医学衷中参西录》）

◎ 救命的竹沥水

《本草衍义》记载，竹沥行痰，通达上下百骸毛窍诸处，如痰在巅顶可降，痰在胸膈可开，痰在四肢可散，痰在脏腑经络可利，痰在皮里膜外可行，又如癫痫狂乱、风热抽搐者可定，痰厥失音、人事昏迷者可醒，为痰家之圣剂也。

有一位老人，平时痰多，但却喜欢吃肥肉，2 年前出现手轻微颤抖。

爷爷早就告诫他说，颤乃风信儿，是中风先兆，乃风邪前来报信。必须少吃荤多吃素，平时阳光底下常散步。

这老人听不进去，以为老了就要享福，哪有吃素受苦的。爷爷笑笑说，健康才叫享福，生病乃真受苦。如果中风痰阻，山珍海味对你来说，如同饮苦服毒。

2 年后，这老人家突然昏迷倒地，口吐痰涎，身体抽搐，幸好家人及时遵照老先生说的，给老人家十宣放血，这样才免除了脑血管破裂，中风之危。

随后爷爷便叫他家人去砍些竹子，在中间烧，就会流出水来，这叫鲜竹沥，又叫竹沥水。像这种竹子的津汁，能够肃降人体的津液及痰饮病理产物。

这病人喝了半碗竹沥水，很快气顺了，胸中痰阻之感也消失了，慢慢清醒过来。这次死里逃生，让他明白了爷爷先前的养生警告，才知道自己身体痰浊堵塞得太厉害了。真不应该无肉不欢，应当清斋淡饭，不然自己受罪，又累坏了儿孙。

爷爷说，如果不能及时找到竹子烧竹沥水，可以到药店买鲜竹沥口服液，也能把风痰上冲之势通降下来。

小指月说，如果病人喝了胃寒怎么办？竹子能降热痰，毕竟其性偏凉啊。

爷爷说，这简单，中医有寒温并用，可以去性存用，只需要加点止呕圣药生姜反佐一下，把生姜捣汁，将姜汁加到竹沥水里，降化痰腻之功就更厉害，而且更平和。随后小指月在小笔记本中记道：

任之堂经验：竹沥水治痰迷心窍。竹沥是竹子经加工后提取的汁液。将鲜竹截成30～50厘米长，两端去节，架起后，中部用火烤，两端就会有汁液流出，汁液呈青黄色或黄棕色液汁，透明，具有焦香的气味。性味甘寒，能清心、肺、胃之火，有豁痰润燥、定惊之效。《丹溪心法》中描述：竹沥能滑痰。痰在膈间，使人癫狂，或健忘，或风痰，皆用竹沥，亦能养血。我们思考一下，凡植物之浆液、汁水，其性多黏稠，性滑利者少，竹沥何以能滑痰？有位老中医给我讲，观竹之形态，中空而直，从头至根，看似节节受阻，气机实属相通，就好比人之体腔，被隔膜分为胸腔、腹腔、盆腔，好似竹之三节，看似不通，其实经三焦上下贯穿，内外相连，竹之内质为竹茹，清热化痰，贯通竹之全身，借用于人，实能贯通人之三焦。竹茹非简单的化痰之品，实为清化痰热自三焦水道而出。竹沥为竹之精，其通利三焦、化三焦痰热最速。三焦与心包互为表里，凡心包受痰热所困，心神不宁者，用竹沥皆有捷效。这位老中医的一番话让我茅塞顿开，竹之一物，看似普通，实禀天地之造化，具有神奇的功效，其竹茹、竹沥、天竺黄，均有通利之性，凡热痰、顽痰阻滞三焦六腑，均可配伍使用。

一八十多岁的老奶奶，感冒后咳嗽咳痰，家人自购咳嗽药，治疗1周无效，老人出现胸闷不舒，于是在当地医院住院，用抗生素治疗月余，病情未能缓解，出院后寻求中医治疗。老人家年事已高，原本就有心脏病、高血压、糖尿病、高血脂、胆囊息肉等宿疾，每餐服用西药一大把，现在胸腹胀满，出气困难，每日咳吐大量黏稠黄痰。三焦六腑不通，大便1周未行。我建议老人服用中药治疗，但老人惧怕中药汤剂苦味，加以食欲不佳，不敢服用汤剂。思虑再三后，告知其家人，可以到山中伐竹，置于炉火之上，烤竹取沥，每次30毫升，每日2次。因竹沥清香，清新爽口，无异味，具有清热化痰、通利三焦六腑之功，与病机丝丝入扣，理当有效。家属按照吩咐，上山伐竹，烤竹取沥。服用2天后，矢气连连，解黏腻大便颇多，咳嗽、胸闷大减，胃口已开。连续服用1周后，诸症平息。

◎小儿痰热神昏要药——天竺黄

《本草经疏》记载，天竺黄为儿科要药，小儿惊风，大人热极生风，诸风热者，皆可用之。此药能除热养心，豁痰利窍，热清痰利而惊风自平。

天气暑热，有个小孩中暑，高热气粗，痰阻咳嗽，昏昏欲睡。

爷爷看他舌红尿黄，知道心经有痰热，于是叫患儿用抱龙丸。抱龙丸是以天竺黄为主制成，是儿科圣手钱乙的拿手妙方，专治小儿惊风痰热，扰乱心神或中暑。这孩子吃了两次抱龙丸后，呼吸顺畅，尿黄便清，也不再昏昏欲睡了。

爷爷说，天竺黄乃儿科痰热惊风要药，即使是大人中风、失音不语，只要有痰热，用上去也屡屡奏效。抓住病人痰闭发热、气促神昏这些主症就可以用。

小指月说，竹沥和天竺黄有什么不同呢？爷爷说，竹沥是竹子烧出来的水，药性更快速，直达经络，寒凉性滑，也能治痰热惊风；天竺黄是竹子里分泌液干燥后的块状物，其性更缓，而不至于寒滑伤人，但也能够豁痰利窍，镇惊安神，是小儿惊风要药，多在小儿科里运用。特别是痰热扰乱了神志，更宜速速用之。

38. 前胡

◎能代贝母的前胡

前胡除内外之痰实，小指月琢磨着《药性赋》这句话。为何前胡这么厉害，不管内伤痰浊，还是外感痰湿，皆可除之。

爷爷说，前胡对于风温风热之咳嗽咳痰可以涤痰止咳，因为它辛苦寒，辛能散邪，苦寒可降痰热，所以它是一味外能疏散风热、内可降气化痰的要药。

有个小孩外感风邪后，导致胸中气机不利，痰浊闭肺，老是咳嗽、胸满。医生治疗咳嗽多痰，往往开手就是贝母，价格高昂，但他家中贫困，难以承受。

爷爷说，迫不得已时可以用前胡来代贝母，既有降肺祛痰之功，又无价高难受之虑。于是给他开了几味理胸中大气的药，如枳壳、桔梗、陈皮、瓜蒌皮，再配合前胡，1剂胸满除，2剂痰气消。

小指月说，原来不用贝母也可以治好痰咳。爷爷说，医者用药而不拘泥于药，一个真正的好医生，应该用简验价廉的药材来帮人们祛除病苦。随后小指月在小笔记本中记道：

王新午经验：《神农本草经》云，前胡主痰满、胸胁中痞、心腹结气，推陈致新，其效能与贝母仿佛。余治痰嗽结气，每以之代贝母，取其廉也。30余年前上海报纸载，当时贝母缺货，经名中医师会商发表，用前胡代替，药商大哗。盖彼时有资本家屯集贝母居奇，正在得意，不虞受中医界之打击也。现资本主义制度一去不复返矣，而在学术研究上，前胡实有代贝母之价值也。

◎前胡拾珍

龚士澄经验

咳逆倚息，短气，不得卧，胸满，呕吐，甚至浮肿等症，《金匮要略》名曰"支饮"。由于痰饮、水气停留于胸膈、胃脘部位，上迫于肺，肺失肃降，气机升降受阻所致。当用葶苈大枣泻肺汤、小半夏汤治疗。如不能达到预期效果时，我辄加用前胡一味，即可显效。盖痰之稀者为饮，饮之稠者为痰，前胡之辛能散水饮，前胡之苦善降逆气，所以用之合拍。感冒风寒表实证，症见鼻塞声重，头痛目眩，胸满气逆，四肢拘急，倦怠，咳嗽，服三拗汤发汗解表，头痛肢怠即除，而咳嗽胸满多不得减。我治此证，必加前胡10克，以清理痰气之逆，每随手而效。

指月按：三拗汤用麻杏草，麻黄、杏仁、甘草是肺三药。叶天士说，辛以散邪，佐味苦以降气。这三味药能够辛散外邪，苦降内气，是理顺肺气的要药，符合肺宣发肃降的功能。如果肺气郁闭，胸满多痰，这时就可以在辨证方中加些前胡，可以除痰湿挡道。《名医别录》里讲前胡主疗痰满。《药义明辨》记载，前胡辛以散结，苦能降气，结散痰降，乃痰气要药也。所以可以把前胡加入各类治疗痰气的辨证方中，加强祛痰的功效。

39．桔梗

◎洗涤污垢需要水

《伤寒论》记载，治少阴病二三日，咽痛，可用桔梗汤。

桔梗汤就是桔梗配甘草，两味药而已，为何能够治疗咽痛呢？

爷爷说，桔梗汤不仅治疗咽痛，在《金匮要略》里还用治肺痈，对于咳嗽胸闷，时出浊唾腥臭，脓浊痰如米粥，这时用桔梗汤可以排脓浊。

小指月说，咽喉和肺同系，咽中有浊物，咳吐不尽，可以用桔梗汤，像排肺中脓浊那样，使得咽喉痰浊排尽，梗塞消除，咽痛自愈。

爷爷点点头说，没错，不过还需要加些药物配合，作用才明显。

有个咽炎的病人，熬夜后咽喉红肿热痛，咳痰，难以忍受，舌红，脉弦细数。

这明显是伤了肾水，虚火上扰，所以老是清嗓子，清得不爽快。

爷爷说，这是喉源性咳嗽，也就是说，不把咽喉的痰浊清理掉，咳嗽就不止。随后爷爷用了桔梗汤，还加了玄参、麦冬，滋养肺肾，令其金水相生。这样排痰更速，就像洗涤污垢需要充足的水一样。

这四味药又叫玄麦甘桔汤，桔梗、甘草排浊，玄参、麦冬增水养阴。

小指月说，用桔梗汤不就可以排咽喉部痰浊吗？为什么还要加玄参、麦冬？

爷爷说，玄参、麦冬、生地黄三味药是增液汤，善于增润身体津液。身体排浊是需要大量津液的，就像拖地需要用水，又如洗车子、洗衣服也需要水。这些水液冲刷过去，再排痰浊，就排得顺畅。所以选用玄参、麦冬增液，养肺肾，肺部阴水足，再排痰浊，就像肠道阴液充足再排便一样，非常迅速。

小指月点点头说，原来是这个道理，河道有水船就走得快，人体津液充分，痰就咳得爽，这也叫增水行舟、增液排浊啊！

然后爷爷又交代他少熬夜，少吃辛辣烧烤，这样就不至于消耗肺阴，然后再用这玄麦甘桔汤，喝了几天，咽喉红肿热痛就消失了，不再咳痰了。

◎ 药物之舟楫——桔梗

小指月说，爷爷，桔梗乃药物之舟楫是什么意思？爷爷说，桔梗能够开提肺气，把气机从下往上提起来。就像你从井里打一桶水一样，如果没有桶和上面的拉力，水就很难从井下被提上来。

小指月说，原来是这样，气力不够，津液就会坠落，就像小孩气力不够，不能把井下的水提上来一样。爷爷点点头说，这种气力不够，导致津液下堕的慢性腹泻，往往就需要用到桔梗。

有个病人慢性腹泻多年，经常吃完饭后肠鸣，随后就要上厕所，大便经常不成形，神疲少力。

爷爷说，这该怎么办呢？小指月说，我知道，脉濡弱，濡为脾湿，弱乃气不足，用参苓白术散补脾除湿，升提气机。病人由于煎药不方便，买了中成药参苓白术丸，吃了半个多月，几年的慢性腹泻居然彻底好了。

爷爷说，参苓白术散里就有桔梗，参、苓、白术可以培土，加桔梗能生金，这样培土生金，脾土旺盛，肺与大肠属金，功能加强，慢性腹泻自然减轻。随后小指月在小笔记本中写道：

王景唐经验：肺与大肠相表里，故凡慢性腹泻兼肠鸣者，加桔梗效果好。《神农本草经》提到桔梗主肠鸣幽幽，肠中泻痢乃清气在下，桔梗能升提清气上达从肠到肺，这样清气不在下则不飧泄矣。参苓白术散用桔梗即是此意。所以朱丹溪说，痢疾腹痛，乃肺经之气郁在大肠，以桔梗升提开之。

◎ 打水的智慧

小指月在从井里打水。爷爷说，要注意思考打水的动作。要完成一个打水的过程，需要力量加上方向。空有力量，不知向上提打不出水；知道向上提，没有力量也打不出水。所以补中益气汤里有参、芪、术、草加强力量，有升麻、柴胡指引方向，这样气力上达，便能把脾胃里的水谷精微播散到四肢九窍、头面五官去。

小指月说，爷爷，我明白了，脾胃乃至阴之脏，就像井底之水，五脏六腑都要从这井里打水来服用，这样脏腑才有力量工作。

有个老爷子头晕耳鸣，经常流清鼻涕。爷爷说，人老了，中气不足，九窍不利。这些流清涕、耳鸣都只是表象，里面中气不能升提才是病机实质。

小指月说，我知道了，脾病九窍不利，这是《内经》里说的。我们就用补中益气汤升提中气，同时治疗耳鸣、流清涕、头晕、记忆力减退。

爷爷说，老人脉势下陷，用补中益气汤没错，还需要加一味桔梗，这样升提之力更足，更能加强脾气散精、上输于头面的力量。病人服用了补中益气汤加桔梗，头晕耳鸣减轻，鼻流清涕也好了，连尿频急、尿余沥不尽的症状也减轻了。

爷爷说，这都是异病同治。中气不足，不仅上窍得不到元气供养，功能容易退化，就连下窍二便失去气的统摄，也会排泄不畅。所以《内经》里讲，中气不足的老人大小便也会有问题。

小指月说，爷爷，补中益气汤是什么配伍思路？

爷爷说，补中益气汤由两大思路构成，一是补益中气，二是升提气机。有参、芪、术、草这股强大的补气力量，又有升麻、柴胡往上提举的方向，这样气机就能往上升达，下陷的脉势能够往上提拉。正如打水一样，既有力气，又知道往上拉，水就能打上来。补中益气汤既有补气之药，又有升提之品，脾胃里的水谷精微就能源源不断地供应，使九窍都能得到供应，那么记忆力必会增强，耳目会聪明，鼻息会顺畅，连颈部都会轻松。随后小指月在小笔记本中记道：

孟景春经验：桔梗配升麻、柴胡是补益中气药的必需配伍。如《医学衷中参西录》的升陷汤，由生黄芪、知母、柴胡、升麻组成。其所以在补气药中加桔梗、柴胡、升麻者，即起了载补气之药上行的作用，从而使下陷之中气上达胸中。其他如补中益气汤及张景岳的举元煎等，其配伍之意均相似。举元煎由人参、黄芪、白术、炙甘草加升麻组成。其中未用桔梗，而用升麻，而其配伍之意相同。

◎用排脓的思路治痤疮

有个小伙子脸上长了顽固的青春痘，硬结变黑。他非常自卑。

爷爷说，因为小小的青春痘而自卑，不像个年轻人。人生有很多事情，这青春痘不过是鸡毛蒜皮、芝麻粒般的事儿。

这小伙子说，大夫，能不能把我这芝麻粒儿的事解决了呢？爷爷笑笑说，人生有很多坎，不能过每一个坎都请别人帮助。

小伙子说，可生病了不吃药能行吗？爷爷说，吃药也是暂时帮你，你要养成不上火的生活习惯。小伙子第一次听到不上火的生活习惯。

爷爷说，对啊，你只要不熬夜，不沉迷电子游戏，不吃煎炸烧烤，青春痘想长也长不出来，年轻人要学会通过调整生活习惯去扼住疾病的咽喉。

小伙子听了大受启发，原来他经常做的事情都是违背养生规律的。随后爷爷给他开了仙方活命饮，而且还加了一味桔梗。

小指月大惑不解，仙方活命饮乃治疮痈第一方，桔梗能开提肺气，它们搭配在一起似乎看不出有什么奇特之处。但小伙子吃了7剂药后，脸上的顽固黑斑居然脱落了，痤疮痕迹也消掉了。可没听过爷爷讲仙方活命饮有美容之功啊。

爷爷说，顽固痤疮挤了有脓水，可以当成疮痈来治。仙方活命饮连碗口粗大的疡毒疮痈都可以拿下，何况是这小小的芝麻绿豆样痤疮，治起来更不在话下。

小指月马上想起仙方活命饮里还有皂角刺，皂角刺对于青年痤疮导致面部硬结瘢痕久久不消的，效果颇佳。可为什么还要加桔梗呢？

爷爷说，想想桔梗有什么作用。小指月说，桔梗能开提肺气，能祛痰排脓。

爷爷说，桔梗甘草汤是不是能把肺里的脓浊排出，是不是能把鼻窍里的浓浊鼻涕排出？小指月点点头。

爷爷又说，大孔窍里的脓浊可以排出，小孔毛窍里的瘀浊能不能排出呢？小指月再次豁然大悟，说，我明白了，爷爷。肺主皮毛，开窍于鼻，肺、鼻子和皮毛是同系，既然肺中痰壅、鼻窦炎的脓浊都可以用桔梗来排脓祛痰，往外提拉，那么区区毛窍皮肤里的硬肿、痤疮脓包，当然也可以往外开提，向外面排脓而愈。

爷爷点点头说，仙方活命饮加了桔梗，排皮肤肺表脓浊的功能就更强了，这痤疮的脓包或顽固痤瘢不过就是毛窍周围堵塞的一团脓浊而已。

◎桔梗拾珍

龚士澄经验

朱肱《类证活人书》治胸中痞满不痛，用桔梗伍以枳壳，取其通肺系、利胸膈以下气也。是桔梗本能升提，因配伍枳壳反能下气。我治痰饮咳嗽，咳痰当利不利，或咳嗽即呕吐者，桔梗性浮，为舟楫之药，于呕吐本非所宜，然欲使痰易咳，仍用桔梗升提肺气，配旋覆花一味，降气消痰行水，两药提降并举，则肺气宣利，水饮下行，痰即易咳而咳减，即师《类证活人书》法也。

指月按：膈上不宽加枳桔，这是医家用药的一句心得之言。枳壳配合桔梗，一下一上，一降一升，调理气机，大有转胸中大气之功，胸中大气一转，往往痰咳胸痛满胀随之即消。要透过枳壳、桔梗这组对药，学到升降用药的配伍思路。桔梗配合旋覆花能升降胸中痰水，桔梗也可配合半夏，还能化胃中湿痰。

张书元经验　呕逆慎用桔梗

我初涉医林，遇一头痛、身困痛、畏冷、轻微腹泻的病人，前医以藿香正气散治之，非但诸症未减，反见呕吐不止。余诊其脉沉细微紧，舌苔薄白而腻。实属夏月感受风寒、内伤生冷之藿香正气散证无疑。再审藿香正气散有桔梗一味，因忆我省著名老中医王慕康老师曾曰："呕逆上气，桔梗一定慎用！桔梗乃药之舟楫，其性上浮。"今呕逆不止，非桔梗之过乎？乃将原方中之桔梗全部捡出（约9克），力劝将余药以灶心土汤煎服之。服药少许后，果然呕吐大减，继进半碗药汤，病者安然入睡。桔梗性平，味苦辛，入肺经，能开提肺气，利咽喉，畅胸膈。藿香正气散用桔梗意在利胸膈而散寒宣表，用量较少，如用量较大，则成欲治呕反致吐。王老之言确属经验之谈，验之临床，果不谬也，今以此案为例，以供同道借鉴。

指月按：桔梗性浮，载药上升，提邪外出，由于它有很强的升提之力，世称舟楫之力。所以气机上逆之呕吐反胃，一般要慎用，以防患了升升降降之戒。

李克绍《中药讲习手记》中记载，一肠管蛔虫阻塞病人，濒急危险，经西医检查，即使进行外科手术，亦无把握。于是用杀虫药使君子、雷丸之品，再加桔梗、杏仁以开提肺气，服后虫下而愈。

指月按：桔梗、杏仁能宣降肺气，肺与大肠相表里，肺气宣降得宜，大肠就通达无滞，所以通过开提肺气，便有疏通肠胃的作用。顽固性便秘，病人平时容易郁闷的，稍微加以桔梗、杏仁，使诸气不膹郁，大便自然更通利。

《中药学讲义》记载，桔梗可以宣开肺气而通利二便，用治癃闭、便秘。

指月按：肺与大肠相表里，肺气别通于膀胱，当肺气闭郁，比如人特别郁闷，或感受外邪后，人小便都容易因之而闭郁。用桔梗来开提，解除肺郁，则膀胱、肠道通利。

《神农本草经》记载，桔梗主胸胁痛如刀刺，腹满肠鸣幽幽，惊恐悸气。

指月按：譬如血府逐瘀汤，用枳壳、桔梗加于桃红四物汤中，能够加强胸胁间气机循环，则瘀血如刀刺感消除。又比如参苓白术散，用桔梗升提清气，这样清气在下则生飧泄的状态就被解除了，肠鸣幽幽，水湿下注也因之而消失。又比如天王补心丹里用桔梗升提气机，人惊则气乱，恐则气下，所以心悸不安，这时除了安神，用酸枣仁、柏子仁外，尚需要提气上达，使气壮则惊恐自去。

40. 胖大海

◎单味胖大海泡茶治咽炎

有个白领，一旦加班，或在电脑前工作时间长了，大便就容易秘结，随后咽炎就发作，声音嘶哑，咽部疼痛，容易咳痰。他问这是怎么回事？

爷爷说，咽炎要治大肠，大肠气不通，咽中浊气就上泛不下。久坐伤肉，脾运化推动功能减退，脾主大腹，加上思虑伤脾，令气郁结，大腹胃肠动力减退，大便就排泄不畅，咽喉老觉得有团气郁结在那里。

病人点点头说，确实是这样。每当我加班劳累后，无名火就特别多。爷爷说，肝肠相通，肠浊排泄不畅，必定会引动肝火，所以便秘的人脾气自然会大些。

这白领说，那我该怎么办呢？熬中药又不方便。爷爷说，最重要的还是自己要把握一个度，别再劳累过度，同时要加强运动，你身体能动，大肠蠕动功能才会加强，肠通腑畅，咽炎自然就好了。

随后爷爷便教他用单味胖大海泡茶，只要大便不畅，咽中觉得有痰堵在那里，导致声音沙哑，即可服之。病人服用后，很快肠通咽开，声音清利。原来一味胖大海茶就是痰热咽痛良方啊！因为胖大海能化痰利咽开音，又能润肠通便。

◎胖大海拾珍

《浙江中医杂志》报道，刘某，男，大便不通 3 日，腹胀不欲食，用开塞露大便就通畅，但不用大便又秘塞。随后用 3 枚胖大海，放在杯中，用沸水冲泡 15 分钟，然后少量多次频频服之。自此大便通畅，不再秘结。

指月按：胖大海甘寒，善入肺与大肠经，能够清肺通肠。肺火重，肠中秘结不通，一味胖大海泡水就是通便茶。同时胖大海又名大发，放在杯里一泡，它就膨大成海绵状，极其疏松，对应人体，它可以疏通管道，扩张咽喉肠胃，减轻局部的压力。现代研究认为胖大海有泻下作用，能令肠蠕动明显加强。

41、海藻、昆布

◎治瘰疬的单味药酒方

有个人喜好饮酒，而且必以肥甘厚腻作下酒物，久而久之，体重大大超标，身上脂肪包块多，脖子长了一个像梅子大小的瘰疬。他既想减肥，又想治病。

爷爷说，世界上哪有那么好的事，一边酒肉不断，一边又想瘦身健康。

这病人说，那能不能先帮我治治这脖子的包块？爷爷说，那你得把酒戒了。病人犹豫不决，多年的酒瘾难舍难分。

爷爷笑笑说，这样吧，你可以喝酒，但要喝药酒。我给你配制药酒，既能满足你的酒瘾，又可以帮你治病减肥。这病人说，能喝到酒，又能治病，那太好了。

爷爷说，先别高兴得太早，这药酒每天只能喝两三杯，不可贪杯。随后爷爷便教他用海藻泡酒，喝了不到 1 个月的海藻酒，脖子周围的瘰疬就消去了一半。喝了 3 个月，病去如扫，消无芥蒂。

小指月说，爷爷，海藻怎么这么厉害，那么顽固的瘰疬都能消掉？

爷爷说，海藻可是瘿瘤瘰疬的专药，坚者消之，善于消这些痰水坚聚，配上酒可以活血化瘀，更有利于把痰消去。更令病人惊喜的是，喝这药酒不仅能治病，而且还可以瘦身，他 3 个月减了十余斤，身上轻松不少。

爷爷说，海藻能下十二经之水，凡肥胖属于水停痰结的，用点海藻就可以利水消肿减肥。当然要加强效果，可以海藻、昆布连用，因为海藻和昆布功用基本相似，都能消痰软坚，利水消肿，不过昆布的功用更强大些。

小指月说，昆布是不是海带啊？爷爷说，昆布的来源有两种，其中食用的海带可以作为昆布食用，平时吃些海带，可以趁着水肿、痰结没长大，就把它消掉。《食物本草》里提到，昆布又叫裙带菜，平时服用之，可以防治女人赤白带下，男子精泄梦遗，当然还有各种湿热脚气。随后小指月在小笔记本中记道：

《肘后方》记载，治颔下瘰疬如梅李，海藻一斤，酒二升，渍数日，稍稍饮之。

治颈下卒结囊，渐大欲成瘿，海藻一斤（去咸），清酒二升。上二味，以绢袋盛海藻，酒渍，春夏二日。一服二合，稍稍含咽之，日三。酒尽更以酒二升渍，饮之如前。渣暴干，末服方寸匕，日三。尽更作，三剂佳。或昆布、海藻等份，末之，蜜丸如杏核大，含，稍稍咽汁，日四五次。

◎ 相反相激

小指月说，爷爷，不是说海藻和甘草是相反的吗？怎么古人还用这两味药治疗坚积，这样不会打架吗？爷爷笑笑说，李东垣的散肿溃坚汤，还有《疡医大全》的内消瘰疬丸，都是海藻和甘草同配。

小指月说，为何要把它们配在一起用呢？爷爷说，大凡坚积之病，非平和的药物能够取效。往往需要用到相反之品，虽然海藻配甘草属于传统用药十八反的范畴，但它们相反相激，激之以溃其坚。就像相互激荡，可以把瘤结打破。

小指月说，爷爷，我明白了，你常用的治疗高血压的方子——涤污洗垢汤，里面就用海藻配甘草来洗涤血管内壁污垢。

有个高血压病人，血脂也偏高，人比较胖，平时痰多，用了不少疏通血管、降压的药，效果不理想。

爷爷便给他加了海藻、甘草，喝后头就不晕了，身体很舒服，大便很畅通。再一量血压也降下来了。看来行家出手，往往在平常方子里加减变化一两味药，便能收到意想不到的效果。

小指月说，爷爷，为什么治疗高血压、肥胖用海藻呢？爷爷说，用海藻是抓住他身体有痰气水肿，海藻能破散痰气，可以下十二经水肿，这样浊降清升，周身轻松，压力自减。但前提是必须有痰水胶结，这样有积则攻积，而不会耗伤人体正气。随后小指月在小笔记本中记道：

《新中医》报道了孙洪民医师使用海藻配甘草的体会，两药同用，加入治疗动脉硬化、高血压的方中，效果迅速、持久。可能是因为海藻同甘草相反相激，能够激荡血管壁的垢积，降低血脉中的胆固醇，这样使得血压下降，身体轻松。这叫无痰水一身轻。

◎海藻、昆布拾珍

《本草新编》记载，海藻，味苦咸，气寒，无毒。云有毒者，非。反甘草。入脾。治项间瘰疬，消颈下瘿囊，利水道通癃闭成淋，泻水气除胀满作肿，辟百邪鬼魅，止偏坠疝疼。此物专能消坚硬之病，盖咸能软坚也。然而单用此一味，正未能取效，随所生之病，加入引经之品，则无坚不散矣。

或问海藻消坚致效，亦有试而言之乎？夫药必有试而言之，则神农氏又将何试哉？虽然言而未试，不若试而后言之为验。予游燕赵，遇中表之子，谈及伊母生瘿，求于余。余用海藻五钱，茯苓五钱，半夏一钱，白术五钱，甘草一钱，陈皮五分，白芥子一钱，桔梗一钱，水煎服，四剂而瘿减半，再服四剂而瘿尽消。海藻治瘿之验如此，其他攻坚，不因此而可信乎。

指月按：瘿瘤大都是痰水所聚，局部肿硬难散。海藻味咸，能软坚散结，生于海中，不为水腐。《本草崇原》记载，海藻主通经脉，故治十二经水肿，人身十二经脉流通，则水肿自愈矣。所以瘰疬之痰结得散，水肿能下。故《本草便读》谓海藻能用于一切瘰疬瘿瘤、顽痰胶结之症。

《发现中药》提到，琉球群岛居民平均寿命 90 多岁，被誉为世界上最长寿的地区之一。当地人非常喜欢食用海藻，海藻能够加强身体代谢浊水的功能。海藻不仅能令人健康长寿，还可以加强身体抗肿瘤包块的能力，更能够有效改善各类慢性病，所以琉球群岛居民自古就称海藻为海底仙藻。

指月按：现代研究表明海藻、昆布这些海产品有利于保持身体处于弱碱性的环境，这样身体就不容易长肿瘤，因为肿瘤喜欢酸性的体质环境。很多人经常上网、看电视、用手机，免不了各种电磁辐射，而海藻、昆布之品是各种辐射损害的克星，它能够帮助身体把浊水排出体外，《神农本草经》称这种功能为下十二经水肿。这样浊阴出下窍，身体就轻松，疾病就少。

《医学衷中参西录》记载，一妇人脖子下缺盆处长了一个瘰疬，大如小橘，并无他病，俾煮海带汤，日日饮之，半月之间，用海带两斤而愈。

指月按：海带乃药食两用佳品，既能软化痰坚，又可利水消肿，只要是痰气火毒郁结所致的坚硬肿块，或者心脑血管为痰浊堵塞，以及痰湿肥胖等症，用它作为食疗，在可口的煲汤之中，不知不觉间便将痰结消弭于无形。

《四川中医》报道，一教师右脚背侧长了一个肿核，医院诊断为腱鞘囊肿，不痛不痒，揉之可移动。医生教他每天用半斤海带煮熟当菜吃，不可放油，并嘱清淡饮食，多休息。半个月后肿核变软，由李子般大小变为像豆子一样，再服用半个月，完全消失，随访 1 年未复发。另一男子，左手食指处有一豆大肿核，不红不肿，有逐渐增大的趋势。同样教他服食海带，1 个多月后肿核消失，随访半年亦未复发。

指月按：腱鞘囊肿好发于四肢，在中医看来属于痰湿堵塞范畴，治疗大法离不开软坚散结、利水消肿。海带咸寒能软坚结，在海中随水起舞，不被水腐，柔软多姿，如同人体经脉，所以它善于解除经脉间热痰郁结，能够令肿消水去。故而腱鞘囊肿里的滑液黏痰能逐渐被消磨掉。

42．黄药子

◎不一样的药引子

小指月说，爷爷，黄药子也是化痰消瘿的，那跟海藻、昆布一样了？

爷爷说，治疗瘿瘤时它们常一起用，比如海药散，就是海藻配合黄药子。也可以单用黄药子泡酒，《斗门方》里记载黄药子酒可以治疗项下气瘿结肿。

小指月说，黄药子有毒，是不是应该慎用啊？爷爷说，黄药子不可多服久服，它更加苦寒，比海藻、昆布更能清热解毒，所以瘿瘤肿结化热的常需用它。由于它有以毒攻毒之功，可以用于各种恶疮、虫蛇叮咬。

有个脖子肿大的病人，但又没有结节。

爷爷说，这是气肿，不容易治，而且容易复发。病人说，是啊，我这脖子肿大，有时自动会消些，有时又会肿大。

爷爷笑笑说，你劳累了，生气了，它就变大；你休息好，不跟别人计较斗气，它就消了。

这病人惊讶地说，大夫，真像你说的那样，我吃点煎炸食品，或者跟别人吵架，当天晚上必定脖子不舒服，第二天就会变大，要好几天才能慢慢恢复。

爷爷说，这就叫气得脸红脖子粗。病人说，那有没有药可以治啊？

爷爷说，脾好医，气好医，脾气不好医。但也有药物，不过需要一味药引子。

病人一听有药物可以治，便高兴地问，大夫，你尽管说，药引子花多大代价我都去找。爷爷笑笑说，良药本自心觅，不劳向外求贤。

病人有些听不懂。爷爷便叫指月翻开书，《斗门方》里有一个治瘿气的妙方，用黄药子一斤，酒一斗，浸泡之，每日早、晚各服一杯。

这病人看后摇摇头说，大夫，这方法我试过，没效。爷爷笑笑说，行百里者，半于九十，中途而止，当然没效。

病人不解地问，既然没效，为何还让我继续服下去？爷爷说，没效，是因为你只服用了药物，没用药引子。病人又问，那药引子是什么？

爷爷指着方子后面一句话，原来这行字很容易被人忽视，忌一切毒物，及不得喜怒。病人愣了，这句话算什么药引子。

爷爷笑笑说，一切煎炸烧烤、冰冻饮料、辛辣之物，都应该忌，而且最重要的是不能喜怒无常，要少生气，这样药效就能最大限度地发挥出来。

病人点点头，爷爷这句话，说到他心坎里去了。

爷爷接着说，疾病是教人修炼，修什么？炼什么？修心炼性。因为怒气而得的病，你不降伏心性、戒怒，只想凭借药物，怎么可能治好？药物只是辅助，自己才是身体的使用者。

这病人听后点点头，回去又继续喝黄药子酒，发现这次效果好多了。并不是说爷爷的黄药子酒就高人一筹，而是古籍里记载的生活宜忌往往容易为人忽视，而恰恰很多疾病却是因为这些容易被人忽视的生活细节出问题而发生的。

43. 海蛤壳

◎黛蛤散治肝咳

《神农本草经》记载，海蛤壳主胸痛。

小指月手中拿着一种贝壳，叫文蛤壳，又叫海蛤壳，就像一把扇子，圆圆的。如果说牡蛎是大壳的话，那这海蛤壳就是小壳了。

学过牡蛎，小指月对海蛤壳就没那么陌生。首先它生长在海底，味咸能软坚散结，对于体内各种赘生物，如痰核、瘰疬瘿瘤等，皆能软化之；其次它性寒可以清热，质重下降，能够坠火热下行，如肝气郁结化火，用它来清肝肺下火，非常有效。

有个妇人经常咳嗽，爷爷没问她怎么咳，而是在摸完脉后问是不是着急生气后加重？这妇人惊讶地点点头。

爷爷说，这是肝咳，是肝火犯肺所致的咳嗽，应该清肝火，降肺热，同时要疏理肝中气机。小指月说，清肝降肺止咳，最佳的是黛蛤散，青黛配合海蛤壳。

爷爷说，还要加小柴胡汤。小指月说，为什么呢？

爷爷说，病人脉弦，口苦咽干，胸胁痛，证属少阳。小指月点点头，原来爷爷既抓病机，也抓脉势，用小柴胡汤调理其病机，用黛蛤散治其肝肺火亢的脉势。

于是爷爷叫病人用小柴胡汤冲服黛蛤散，吃后胸胁痛消失，未再咳嗽。随后小指月在小笔记本中记道：

《医学从众录》记载，青黛三钱，海蛤粉三钱，二味专治咳嗽吐痰，鼻面发红，属于肝火犯肺者，一服即愈。

◎海蛤壳拾珍

《普济方》记载，陈通患水肿垂死，诸医不治，一妪令以大蒜十个捣如泥，入海蛤粉，丸梧大，每食前服二三十丸。服尽，小便下数桶而愈。

指月按：《药性本草》记载，海蛤壳治水气水肿，利小便。这海蛤壳跟海藻、昆布一样，生于水中，不被水腐，能够利尿治水肿，配合大蒜，善于辛开肺表，肺主通调水道，以海蛤壳质重，下达膀胱，自然水津下注，小便畅通。

44、海浮石

◎软化老痰顽痰的海浮石

海浮石非常轻。小指月说，世界上居然有这么轻的石头，这石头还有很多疏松的小孔，好像这石头会透气一样。

爷爷说，这海浮石又叫浮水石，以体轻投入水中浮而不沉者为佳。小指月说，爷爷，那海浮石善于清理肺中痰结了。

爷爷说，你是怎么推断的呢？爷爷从来不满足于小指月只知其然，更希望他能够知其所以然，知道药物功效背后的道理，这样就不会只停留在书本知识层面上，进而能够去发掘背后的规律。

小指月早把想好的答案说了出来，海浮石由于质清疏松，所以善入肺，而它又是从海里采集的，具有咸寒的个性，善于软坚硬散痰结，所以它可以软散肺中痰结。但它毕竟是矿石类药，还能够沉降，所以能够引诸痰浊沉降出下窍，而有利尿通淋之功。

爷爷点点头说，正因为海浮石有这番本事，所以善于治疗顽固的老痰胶痰。

有个病人咳吐痰块，这痰块非常硬，不容易稀释，其色黄暗。

爷爷说，这种顽痰在身体储积时间日久，胶结难出，不是一般化痰药能够化掉的，必须要用软化老痰顽痰的海浮石。于是给这病人用海浮石60克，捣成细粉，小指月亲手制成蜜丸。然后叫病人不要喝酒，忌房劳，饮食清淡。

一料海浮石丸还没吃完，咳吐老痰顽痰的症状就消失了，病人胸肺舒畅，如释重负。随后小指月在小笔记本中记道：

《太平圣惠方》记载，治卒咳嗽不止，海浮石二两，捣罗为末，炼蜜和丸如梧桐子大，每服以粥饮下十丸，日三四服。

45、瓦楞子

◎单味瓦楞子丸消癥瘕

《万氏济世良方》(又名《万氏家抄方》)记载，瓦楞子丸治一切气血癥瘕，瓦楞子烧，以醋淬，制成丸。

爷爷说，凡是药物单用而取效者，都不可轻视。比如一味茵陈退黄疸，一味威灵仙消骨鲠，一味大黄通秘结，一味杜仲壮腰膝……

小指月说，不可小瞧一味中药。爷爷说，单味瓦楞子就是消坚散。《丹溪心法》记载，瓦楞子能消血块，次消痰积。凡气滞血瘀及痰积所致的癥瘕坚块，用单味瓦楞子，以醋烧制，做成丸，叫瓦楞子丸，皆可消之。

小指月说，瓦楞子也是一种贝类的壳，《本草纲目》讲它味咸走血而软坚，故瓦楞子能消血块，软痰坚。

爷爷说，用醋制后，以其味酸入肝，肝主疏泄周身气机，凡气机壅塞积聚，特别是肝中肿块少不了瓦楞子。《日华子本草》记载，瓦楞子烧过，醋淬，合成丸，治一切血气冷气、癥瘕积聚。

有个肝胀的病人，肝区硬满如实，到医院检查长了肿瘤，如李子般大，医生建议手术切除。病人想先看看中医，如果运气好用汤药消除的话，不就可以免除手术之苦了吗！

小指月摸他脉象弦硬。爷爷说，弦为肝胆病，像这种病人一般脾气大，不容易听别人的劝。这病人笑笑点点头，确实他自己的脾气自己最晓得。

爷爷说，如果医生的话都听不进去，这病就没法治了。这病人说，大夫，你尽管交代，为了治病，我可以上刀山下火海。

爷爷说，没那么严重，就是生活中注意而已，不是叫你去拼死拼活。

病人松了一口气，那更简单了。爷爷说，像你这肝胀，一要节应酬，二要戒嗔怒，三要少房劳，四要多休息，五要淡饮食，这五点你能否做到？

这病人马上用笔记了下来，思索了一下，便答应了。爷爷看他认真的样子，就知道这病有得治。世界上最怕的是认真的人，只要认认真真地去做事，事情便容易做成，治病也容易治好。

病人苦恼地说，大夫，我半夜老容易醒过来，这该怎么办？爷爷说，你这肝区内有阴实挡道，气血循环到那里时过不去，就会惊醒，只要把你的肝胆气机疏通，把肝内浊阴软化排出，睡眠就会变好。你仔细观察，如果吃完药后，睡眠越来越好，吃饭越来越香，这病就不用动手术了。随后爷爷给他用了大柴胡汤，因为病人经常便秘，三四天不来大便，肝区胀满就加重。

爷爷用大柴胡汤建立他的肝肠循环，打通肝肠间的桥梁，使肝邪能够降到肠中去，交给大肠排出体外。同时又给他做了一料瓦楞子丸，因为打通脏腑循环，只能够排泄出部分邪气，那些顽固的停瘀积血，如果不是这些软坚散结之物，还不能消除。这样用大柴胡汤配合瓦楞子丸，病人吃了十来天，肝区胀满就轻松多了，每天大便通畅，排出大量臭浊之物，睡觉好了，吃饭也香了。

1 个月后再去做检查，发现肝区的包块居然没有了，连医生都不相信，以为片子拿错了。病人也是惊喜不已，不是因为省了几万块的手术费，而是因为免除了手术之苦。这真是祸兮福之所倚啊！虽然经历过一场病祸，但因为及时找到了好的中医，这就是一种福气。随后小指月在小笔记本中写道：

甘聚珊经验：化瘀软坚，消痞肿，轻遣用三棱、莪术，重用瓦楞子。病毒性乙型肝炎病程较长，查体或 B 超检查肝脾均呈不同程度肿大，属中医学中"痞块"。肝气郁结，脉络瘀阻，气滞血瘀，积久成痞，治宜活血化瘀软坚为主。甘师认为肝病日久多系正虚邪恋，遣药不宜峻猛太过，若以轻柔之品，恐难除瘤结积痞。三棱为血中之气药，莪术为气中之血药，均属活血化瘀峻猛之辈，擅消积除结，轻遣之取其气使消而勿伐，重用瓦楞子软坚散结，三药和补气血药相伍用，疗效可靠。张某，男，57 岁。患慢性活动性乙型肝炎 13 年，B 超检查肝肋下约 5 厘米，时隐痛不适，经多家医院医治效果不佳。舌暗红，脉沉涩，形体消瘦，面色灰暗无华。证属久病正虚邪恋，瘀结成积，法当益气健脾，活血化瘀。处方：黄芪、黄精、鸡血藤、瓦楞子各30克，三棱、莪术各8克，延胡索、郁金各10克，白芍24克，三七粉3克（冲服），当归15克，甘草6克，水煎服。10剂后，肝区舒展，疼痛减轻，倦怠乏力消失，肝肋下约3.5厘米。上药连服20剂，病人精神可，肝区疼痛消失，B超肝右肋下1.5厘米。改服大黄䗪虫丸，每次12克，乌鸡白凤丸，每次6克，每日3次，以巩固疗效。半年后随访，除HBsAg（＋）外，余均正常，可从事日常工作。

◎瓦楞子拾珍

杨泽民经验

张石顽论瓦楞子：火煅赤，治积年胃脘瘀血疼痛。李时珍论泻心汤：用泻心汤，亦即泻脾胃湿热也。杨老临证时根据以上论说，治疗胃脘痛，均在辨证施治时加入煅瓦楞子，每剂30克（必须煅透），无论寒热虚实，或伴泛吐酸水，或嘈杂，或内热，都效如桴鼓。对嘈杂、灼热为主症者，则以泻心汤为基本方加用煅瓦楞子，疗效同样卓著，故可广泛用于消化性溃疡和胃炎的治疗。

指月按：《经验方》记载，治胃痛吐酸水、噫气，甚则吐血者，瓦楞子（醋煅七次）九两，海螵蛸（乌贼骨）六两，广陈皮三两（炒），研极细末，每日三次，每次服二钱，食后开水送下。瓦楞子能够化瘀血，顽固老胃病，久病多瘀，不通则痛，同时瓦楞子还能制酸止痛，特别是煅后的瓦楞子制酸之功更是一绝。所以胃痛、胃泛酸，在辨证方中加入一味煅瓦楞子能提高疗效。

46、礞石

◎礞石滚痰丸治小儿夜惊

《本草求真》记载，礞石禀石中刚猛之性，沉坠下降，为利痰要药。

一小孩经常晚上惊叫，虽然多方求治，却百药乏效。

小指月说，怪病多由痰作祟。一看他舌头，舌苔黄厚腻，再一摸他的脉滑数有力。这明显就是一个痰热上扰心神的表现。爷爷不问这小孩如何惊叫狂躁，而是问他的大便怎么样？原来这小孩经常三四天排一次大便，大便干硬难下。

爷爷笑笑说，疾病的去路被挡住了，当然痰热扰心，神志不得安宁。他家人问该怎么办？爷爷说，这孩子胸中被一口痰堵住，晚上睡觉，阳不入阴，所以必定惊醒狂叫。如果不把这团痰通过大肠排出体外，这神志就没法安宁。

他家人听后，恍然大悟，因为孩子老是想咳吐痰，却咳吐不干净。爷爷说，不要给孩子吃鸡蛋、糯米、油条等黏腻、煎炸之物，这些东西容易生痰助火，使得老痰顽痰梗阻在胸膈，清理不尽。这样鸠占鹊巢，神志便没法内舍于心而安宁。

小指月说，爷爷，那要选一个汤方，能够把胸膈中的顽痰扫到肠道中去，是不是用礞石滚痰丸呢？爷爷点点头说，对了。礞石滚痰丸善于治疗实热老痰，怪病百出。黄芩、大黄清上通下，开浊阴出路；礞石配沉香，能从上往下把痰滚下来，这样痰热气火不上攻，神志便能得以安宁，便可以安眠。

原本百药乏效的顽固夜惊症，用上这礞石滚痰丸，小孩每天大便通畅，睡眠安稳，晚上也不再惊叫了。睡觉一好，马上气色红润，身体健壮。

爷爷说，这礞石滚痰丸如果运用得好，不仅能治小儿夜惊，但凡是湿热老痰，便积不通的，不管是中风、癫痫，还是狂躁、偏头痛，以及各类顽固性失眠，用之无不应手取效。一般当天晚上服用，第二天早晨便能排下大量大便。这是顽痰垢浊经从五脏扫出六腑，下排肛门之象。

47、苦杏仁

◎耳聋治肺

有个老人，一次感冒后，恶寒头痛，鼻塞流涕，耳聋不闻雷声，虽然用了些感冒药，头痛恶寒、鼻塞好转了，可耳聋却依旧。

爷爷看后说，指月，这该怎么治呢？小指月说，肾开窍于耳，心寄窍于耳，胆经绕耳。是不是要去强心肾，疏通胆经？

爷爷笑笑说，理论是灰色的，而实践之树常青。所以要具体问题具体分析，不能猜病，更不能一味凭经验。中医更大程度上是因人因地因时、辨证分析的医学，一切都从人当时的状态病机出发。

小指月看爷爷居然开了肺三药，麻黄、杏仁、甘草，有点不可思议。

爷爷说，病人还有一点咳嗽，肺脉粗大，明显肺中气机不能宣通，肺主一身之气，对于肺气郁闭引起耳咽管气机阻塞所致的耳鸣耳聋，用杏仁配合麻黄宣降气机，有很好的效果。一般行内人看了这三味药都会觉得这是治咳嗽的，拿这三味药来治耳聋，真是闻所未闻。小指月拭目以待。结果病人吃了第一剂药，好像耳窍有一股气出来，马上通了，吃完3剂药，不仅突发性耳聋好了，也不咳嗽了。

爷爷说，《温热经纬》里有耳聋治肺的说法，对于外感引起的突发性耳聋，伴随恶寒头痛、流清涕的，常用杏仁、麻黄、甘草宣降气机，令耳窍不被气闭，其病速愈。当然还可以加些防风、路路通等，以加强耳咽管气机流通的力度。

◎开肺盖通大便

有个小伙子，三四天大便一行，非常苦恼。吃了三黄片、当归润肠丸，甚至麻子仁丸，还用番泻叶泡水。用药的时候，大便稍通，一停药又便秘了。

小指月说，这大便干结，肠燥津枯，是不是要增液行舟啊？爷爷说，不仅五脏六腑皆令人咳，五脏六腑有了问题，也能够令人便秘，所以治疗便秘不能单纯看到肠道的问题。只听小伙子不经意间打了几个喷嚏。

爷爷说，你是不是每天都打很多喷嚏？小伙子点了点头。

爷爷说，肺气郁闭导致大肠秘结，腑病治脏，只需通宣理肺即可。这时只需要巧用开肺盖之法，就可以令其大便通畅。只见爷爷给他开了麻黄汤，而且重用杏仁，因为杏仁除了止咳平喘外，还因为它是仁类药，能润肠通便。结果3剂药下去，小伙子不仅大便通畅，而且每天频繁打喷嚏也消失了。

小指月更是不解。爷爷说，除了药物之功，更有养生之力。这小伙子经常对着空调吹，肺气容易被郁闭，肺气一郁闭，身体就想借助打喷嚏来开肺，可打再多喷嚏，也赶不上空调凉气时时侵入身体。这样脉象浮中带紧，不仅肌表受约束，肺与大肠相表里，连肠道也因之而收缩，故大便不通。

小指月恍然大悟，说，难怪爷爷用麻黄汤治肺，其实也在治肠，肺气一宣降，大便就下来了。这就是爷爷常说的腑病治脏的道理。

◎肺部润滑油

有个妇人月经期间洗头，毛窍闭塞，反复咳嗽，半个多月好不了，咳到后来，脸都有些肿了。她喝了各种止咳药水，如川贝枇杷露、雪梨膏等，可还是咳。

爷爷说，指月，你听到咳嗽，还听到什么？小指月说，我听到脏腑"摩擦"的声音。爷爷说，脏腑为什么会"摩擦"呢？

小指月说，就像机器很久没用，就会生锈，就会不灵活，容易发出很多噪声，这时给机器上点油，就非常润滑，摩擦少了，噪声也就消了。

爷爷点点头说，如果把肺比作一台机器的话，那么你该如何给肺上润滑油呢？

小指月说，杏仁富含油脂，又善入肺，是人体肺部的润滑油。

爷爷点点头说，没错，《神农本草经》里记载杏仁能主咳逆上气，除了下气之功，还能够润肺，肺脏得润，摩擦力减少，咳嗽就会减轻。不过还要加些麻黄。

小指月说，为什么呢？爷爷说，麻黄配杏仁，宣降肺气，麻黄主升散，它能把皮肤的邪气表发出去；杏仁主濡润，它能够把黏附在肺的痰浊锈迹润滑刷洗下来。如果纯用麻黄发表会很费劲，加点杏仁进去，一润滑，这样麻黄发挥作用就更得心应手了。古人把麻黄配杏仁比喻成水母之有虾，桂枝之有芍药。

这妇人服用了麻黄、杏仁、甘草这通宣理肺的肺三药，很快就不咳嗽了。

◎ 杏仁拾珍

王其玉经验

曾治一周岁乳子，发热 1 天后胸腹发瘾疹瘙痒，邀余诊治。首用消风散，继施五福化毒丹，又服防风通圣散，不但丝毫无功，且病势加重，蔓延周身，色白奇痒，皮肤麸皮样脱屑，触之如飞絮。无奈间，忽想起《医宗金鉴》有用苦杏仁、猪脂外用治痒一法，决定试之。遂开方：苦杏仁 60 克（捣），猪板油 15 克，二味调匀，绢包外擦。然患儿家长治病心切，不及备齐猪板油，即自用一味苦杏仁捣烂布包外擦。是夜患儿安然入睡，上法连用 2 日痒止，4 日后无脱屑，疹消退而病愈。考白疕一证，俗名"蛇虱"，其生于皮肤，形如疹疥，可发遍身，色白脱屑，瘙痒异常。乃由风邪客于皮肤，血燥不能荣养所致。杏仁治风燥，润皮肤，且可杀虫，治诸疮疥。余用之治白疕瘙痒，屡试皆效。

指月按：古代疮疡皮病常外用杏仁，以它能够去风润燥杀虫之故也。能令肌表风邪散，毛窍得润泽。一般各类痈疽肿毒初起，可用杏仁散滞气而内消，润毛窍而生肌。如果想散滞气，一般带皮尖用；想润泽肌肤，可以去皮尖用。

陈溪南经验

杏地蛋清膏，即用生地黄 30 克和杏仁 15 克捣烂与新鲜鸡蛋清调匀，敷于患眼处，可达消肿止痛之良效，常用于暴风客热（急性结膜炎之重症）、眼部术后感染或眼外伤并发感染后局部较甚的肿痛。

陈某，男，55 岁。双眼突发红肿疼痛，眼内沙涩，烧灼感，畏光流泪，按其脉浮数洪大，视其舌质红，苔黄腻，乃暴风客热之重症。用上药外敷患处，患眼即感清凉舒适，症状明显减轻。

黄某，女，25 岁。右眼穿孔伤后失明，行眼内容物摘出术，麻醉过后疼痛难忍，注射止痛针效果不著。翌晨改用本方敷贴手术眼，连续 3 天，肿消病除。

廖某，男，25 岁。右眼撞击受伤后，眶周青肿，眼结膜下出血，前房积血，局部压痛明显。用上药敷患部，每日 1 次，6 天后局部肿胀消退，积血吸收。

指月按：杏仁跟地黄制成的膏药，能够清热凉血、润燥、消肿止痛。《本草纲目》言杏仁杀虫，治诸疮疥，消肿，去头面诸风气齄疱。生地黄更是疗眼部热疮要药。李时珍提到一人患眼疾，每睡醒眼赤肿，良久即愈，百治莫效。师曰其血热也，故令目赤，用地黄捣汁治之，一剂即效。

48．紫苏子

◎洗肺二药组

紫苏子兮降气涎，这是《药性赋》里讲的。《内经》里说，人年老体重，耳目不聪明，泣涕俱出。很多中老年人容易有痰涎上逆，可以用紫苏子降气。

有位老人，他儿子在大城市里工作，没办法照顾他，就把老人接到城市里住。老人在老家住，空气好，污染少，呼吸顺畅，没有痰浊阻肺，可到了大城市很不习惯，空气不好，喝的水味道也怪怪的，开始频繁咳痰咳嗽。

老人很郁闷，虽然他想回老家，可自己行动不利，儿子工作又没法分身，于是一直苦闷叹气。找了不少医生，也吃了不少药，都没能够走出疾病的阴影，甚至现在咳痰声就像拉锯一样。儿子很担心，于是带老人来到竹篱茅舍。

小指月一摸老人的脉象，肺胃脉独大，再看舌头，舌苔白腻，明显是痰浊不降。这一团痰浊堵在肺，就像乌云在天空一样，人怎么会顺气呢？

爷爷说，这肺部都让痰涎塞得满满的。老人的儿子关切地问，那该怎么办？

爷爷说，这样吧，你们平时煎药也不方便，就用个食疗小方苏杏散。平时可以拌在粥里喝，也可以调蜂蜜水服用。杏苏散能够让乌云盖顶的胸肺廓清，杏仁降气，紫苏子下痰涎，两味药就像帮胸肺洗澡一样，又像给阴晦的天空下一场雨。

老人带药回去，连吃了一个多月，病去如抽丝，明显感到痰浊一天比一天少，咳痰一天比一天轻，最后肺部痰浊都让药物给洗刷下去了。

老人说，我吃了 1 个月的药，明显感到好像有条扫把从咽喉到胸往下扫，吃药后顺气多了，痰梗在胸中的憋闷感也消失了。

爷爷说，杏仁配紫苏子就有这种功效，既能开肺盖，也能下痰涎，肺盖一通，痰浊就降下来，所以这两味药是非常好的洗肺二药组。随后小指月在小笔记本中记道：

《滇南本草》记载，苏杏散治小儿久咳嗽，喉内痰声如拉锯，老人咳嗽吼喘。苏子一钱，杏仁一两（去皮尖），年老人加白蜜二钱。共为末，大人每服三钱，小儿服一钱，白滚水送下。

◎洗肠二药组

城市化速度越来越快，但城市化过程中伴随的健康问题也越来越多。特别是习惯于住在村里的老人，把他们接到城市去住，就会很不习惯。甚至很多老人还得了一身病，非常不舒服，有明显水土不服之感。

爷爷说，就像村里的古树，你把它移到城市里，就会病恹恹的。这叫人挪活，树挪死。如果老人挪来挪去，也会适应不了环境。

有位老人被他的儿女接到城里住，感到很不习惯，没有村里的黄土路可以散步，到处都是灰尘，而且交通噪声让他难以忍受。并且大便难解，每次解大便都要用开塞露，用开塞露也只能解出一点。久而久之，胃口也不开。而这老人家住在村里时，喝家乡水，呼吸家乡空气，从来没便秘过。

爷爷说，中医讲究推陈出新，肠道积滞不除，胃口就不开。老人的儿子便问，大夫，你看有没有药物可以让我老父亲排便畅快些，不用每天在厕所里蹲半个小时。

爷爷说，这个也不难，你回去就上网学揉腹功，然后教给你父亲，排便要畅快，肚腹必须要温暖。要肠道动力足，通过揉腹可以很快摩擦生热，加强动力。老人的儿子点点头，这并不难做到。

爷爷又说，你回去再用紫苏子和麻子仁两味药打粉，熬粥给老人喝。老人的儿子说，就这么简单吗？

爷爷笑笑说，大道至简，知易行难。用这简单的食疗粥，再配上这简单的揉腹功，应该不会再有大便不通。不过你回去后，要叫你父亲少荤多素，少看电视多散步，这样效果才好。

自从老人学了揉腹功后，再加上这苏子麻子仁粥，大便就变得通畅了，从此他便把开塞露丢在了一旁。看来只有靠自己练功，主动排便，才是真健康，靠药物、开塞露，被动地通便，那是最无奈的。人如果能主动，尽量主动，生命在于自强，而不在于被动地接受药物。最后老人连苏子麻子仁粥都不喝了，天天揉腹，天天大便畅快，胃口大开。

小指月说，这苏子麻子仁粥太妙了，既能顺气，也能滑润大便，紫苏子能够降肺气到肠，诸子皆降，正如从天而降，又像打气筒从上而下，而麻子仁能够润六腑之涩坚，不仅润通肠道，整条消化道都可以润滑，它可是六腑的润滑油。

爷爷说，这两味药堪称是洗肠二药组。广西巴马有不少长寿老人，他们就喜欢喝麻子仁粥，喝完后肠通一身轻，无积无病痛。所以这洗肠二药组，不仅是解决老年人肠燥便秘的良药，更是延年益寿的秘诀。

小指月笑笑说，若要长生，肠中常清；若要不死，肠中无滓。长寿的秘诀在于膀胱、肠道通畅，浊阴下降，陈旧去新血生，腐浊排元气充。随后小指月在小笔记本中记道：

《济生方》记载，苏子麻子仁粥，能顺气润滑大便，用紫苏子、麻子仁研烂，水洗取汁煮粥食。

49．百部

◎百部治百日咳

《千金要方》记载，治三十年久嗽不已，以百部根二十斤，捣汁，煎如饴，每服一方寸匕，日三服。

有个小孩反复咳嗽了1个月，咳时连声不间断，非常难受，咳久了脸色都变得紫红，眼泪和鼻涕一起出来。父母在旁边听了很担忧，这样会不会咳伤肺？

民间称为百日咳，形容这种咳嗽时间特别漫长，不好治。爷爷看后说，也不是不好治，关键在于辨证论治。小指月说，孩子舌尖红，脉亢盛，是肺热重啊。

爷爷说，肺热重用什么药呢？小指月说，百部治肺热，咳嗽可止。

爷爷说，就用百部，加点下气止咳的白前，一起煎汤，放点冰糖，给孩子服用看看。结果小孩第一天服用，咳嗽就减轻一半，服用3天后，近1个月的咳嗽彻底平息。

小指月说，看来百日咳不一定非得咳百日，辨证得当，也可以迅速扭转病势。随后小指月在小笔记本中记道：

龚士澄经验：百部润肺止咳，善治一切新久咳嗽，对治疗肺痨咳嗽和小儿顿咳（百日咳）尤为擅长。用量：4～10克。百部能降低呼吸中枢兴奋性，倘服用量超过20克，常引起呼吸中枢麻痹。百日咳痉咳期，常有一连串紧接不断的短咳，可连续十至数十声，呈屈背、握拳、面红、颈静脉怒张、涕泪并出等窘迫症状，并于咳后发出高音调的哮吼声，咳剧时每致鼻衄、目赤或呕吐带血，以百部9克，白前8克，冰糖5克，加水同煎，为1日量。连服3日后，痉咳由剧而缓，逐渐痊愈。此二味为伍，具有镇静解痉的良好作用，我乐用之。

◎百部拾珍

龚士澄经验

百部、三七、生牡蛎、川贝母各等量，共研细粉，过80目筛，和匀，每次4克，每日服2～3次，米汤或藕粉汤调服。治疗肺结核有空洞。抗结核、止血、生肌补损、润肺化痰俱备，服用简便，验例颇多。

指月按：百部既能治肺热，也可以杀虫，肺部的痨虫照样可以杀。肺结核日久，病灶处往往痰瘀交阻，虫蚀为患，用百部杀虫绝患，以牡蛎、贝母化散痰结，三七活血化瘀，痰瘀消去，推陈出新，新鲜的气血、肌肉才能够生长出来。

龚鹤松经验

小儿百日咳为常见疾病之一，不易速愈。龚老每遇此症，喜用一验方，疗效颇佳，且价格便宜，服用方便，小儿也易接受。整理者亦常用此方应用于临床，鲜有不效者。处方如下：蒸百部12克，炒车前子（包煎）12克，生甘草6克。每日1剂，煎汤代茶，连服7日。

指月按：用百部、甘草治疗百日咳，医者皆知，但何以加车前子？这点就鲜为人知。日本研究表明，车前子可以作祛痰止咳药使用。中医认为，肺与膀胱相别通，肺通调水道，下输膀胱。肺部的水热压力可以通过膀胱来排泄减轻。肺脉亢盛的病人，大都尿赤或尿涩，这时加点车前草或车前子，能明显令脏热出腑，肺火下排膀胱。这样肺部不受热火骚扰，就不再咳嗽难耐。

《中药学讲义》记载，百部有杀虫治阴道滴虫瘙痒及疥癣之功，可以配合蛇床子、苦参等煎汤熏洗患处，也可以用酒精泡成药酒外擦。

指月按：很出名的妇炎洁洗液里就用百部配合苦参、黄柏等清热除湿的药物，来驱逐妇人下焦湿热虫痒。百部在这里起到杀虫止痒的效果。《中医杂志》报道，有个小伙子肛门瘙痒3年，下午、晚上加重，奇痒，难以入眠，面色萎黄，形体消瘦。遂用生百部30克，泡在高度酒精里3天，用棉球蘸取擦拭肛门，一瓶酒精还没用完，病就好了，1年后随访未发。足见百部杀虫止痒之功。

50. 紫菀

◎熏蒸气雾疗法治婴儿咳嗽

小指月拿着一把紫菀，卷得像辫子一样。爷爷说，像这种辫子紫菀，是紫菀中的极品。你从这些像辫子的根须里看到了什么呢？

小指月说，我看到了肺朝百脉。爷爷点点头说，紫菀能够理顺胸肺滞塞。《本草正义》里讲，无论为寒为火，但见群阴腻滞，阻塞隧道者，皆有非此不开之势。

小指月说，也就是说，紫菀能够通肺气，展布肺脉，使痰浊聚肺之势散开。

爷爷点点头说，紫菀辛能入肺，苦能降气，善治咳嗽上气痰喘。《神农本草经》里讲紫菀主咳逆上气，胸中寒热结气。小指月说，是不是寒热咳嗽皆可用之？

爷爷点点头说，紫菀微温，宣通肺郁，疏理胸中血气，寒热咳嗽都可随证加入。

有个婴儿，父母带他外出旅行，回来后老是咳嗽不已，呼吸气粗，又喝不下去药，煎好的药一灌到嘴里，就咳出来。

爷爷说，小孩以后要少带出去旅行，小儿体质娇嫩，往往不耐长途劳顿。呼吸废浊之气，肺部容易痰浊堵塞，咳嗽难耐。

随后爷爷用紫菀30克，加一杯陈醋，放在小锅里煮沸，等到气味大出，就用这汤药熏蒸孩子的口鼻。每日熏蒸几次，每次10分钟左右。不到3天，孩子咳嗽就好了。真是简验便廉的小招法啊！随后小指月在小笔记本中写道：

龚士澄经验：婴幼儿伤风，咳嗽阵作，呼吸气粗，喉间痰多作哮鸣音，甚至咳即呕吐者，我喜用紫菀30克，陈醋20毫升，加水，在罐内煮沸，待香气四溢，近儿，使由口鼻吸入药醋蒸气，每日4～5次，每次熏闻约15分钟。第二日换药、再用醋熏，当见显效。取醋之香，散邪解毒，而散中有收；取紫菀之润，润肺止咳，而润中有开。此法近似气雾疗法。

◎止嗽散也能通便秘

一老阿婆长期咳嗽、便秘，一旦服用通便茶，咳嗽就加重。所以一听到大黄、番泻叶，她就敬而远之，甚是畏惧。可这便秘又不可不治，该咋办呢？

爷爷见她有畏惧服药的心理，便安慰她说，我们不用那些通泻大便的药，就用点紫菀来润肺止咳，顺一下胸中逆气，看看身体会不会好些。

这老阿婆听到不是用泻药，她便安心了。谁知爷爷给她开了紫菀为主的止嗽散，老阿婆喝后，不仅咳嗽止住，大便也通畅了。她高兴极了，可拿方子一看，都是祛风润肺止咳的药，并没有通泻大便之品。

她就非常不解，虽然她久病知医，但也是一知半解。爷爷笑笑，跟她说，中医是整体观，而不是局部观，是见森林，而不是见树木。你平时容易忧郁，肺气郁闭，所以久咳难愈，肺主一身之气，肺气郁闭则长期难通，肺与大肠相表里。

老阿婆说，什么是肺与大肠相表里？爷爷说，肺是大肠的上司，上司不开心，下属也就开心不起来。又如打气筒，肺在上面，如果不把气打下来，肠道下口就没有气力排便。你经常忧劳耗气，导致气闭咳嗽，肠道自然动力不足，这时通过宣肺理郁，肃降痰气，肺气一降，十二经之气莫不服从而顺行，如此则肠道动力加强，排便顺畅。

小指月说，原来止嗽散也能通大便，治外感咳嗽的方子可以治内伤肠道便秘，真是表里相通应，肺肠同系同气啊！随后小指月在小笔记本中记道：

赵川荣经验：叶天士《临证指南医案·肠痹门》列医案凡八则十三诊，其中八诊使用杏仁、枇杷叶、瓜蒌皮、紫菀诸味。先生曰："丹溪每治肠痹必开肺气，谓表里相应治法。"又曰："《内经》谓肺主一身气化，天气降斯云雾清而诸窍皆为通利。"肺与大肠相表里，肺气主降，大肠主传导，亦赖气机之通降，肺又主一身之气，故降肺气亦通肠痹之证。

《书录题解》曾记史堪医案一则：蔡元长苦大便秘，医不能通。堪诊曰：请求二十钱。元长曰：何为？曰：欲市紫菀。末紫菀以进，须臾遂通。元长大惊，堪曰：大肠，肺之传送。今之秘，无他，紫菀清肺气，此所以通也。天士治肠痹私淑丹溪，实史堪之有降肺通便之法于前。经言：肺合大肠，大肠者，传导之腑。然善用者寡。如史堪、丹溪、天士皆可谓灵机活泼、聪明善思之士。

现代苏州名医黄一峰亦善用宣肺气以振脾胃之法。诸气膹郁，皆属于肺。故宣泄肺气，伸其治节，是调升降、运枢机的一个方面。人身气贵流行，百病皆由愆滞，设明此义，则平易之药、清淡之方亦可每愈重病。故其治疗脾胃病常用紫菀、桔梗等宣泄肺气之品。天士治肠痹，取降肺通肠之法，故所用药如紫菀、杏仁、枇杷叶、瓜蒌皮之辈皆有降无升。黄老治脾胃则重在调理气机，脾胃为气机升降之枢机，升降息则气立孤危。故以桔梗之升开提肺气以助脾气之升，紫菀之通降肺气以助胃气之降，脾胃升降得宜，诸证皆可因之而愈。脾、胃、大肠同为仓廪之本，营之居，调理太阴肺气，既助大肠传化，又助脾升胃降。先贤后哲，其揆一者，以理本同一，触类引申也。

◎紫菀拾珍

黄明经验 重用紫菀治尿血

郭某，男，60岁。因尿血反复发作1年余来诊，色鲜红，有时呈全血尿，无疼痛，时腰酸，精神尚好，饮食可。曾在北京等地医院反复检查治疗不效。舌质淡，苔白，脉略沉细。辨证为肺肾不足，宣降失职，气虚固摄无权。拟治以补肺肾益气之剂，并重用紫菀。处方：黄芪15克，当归、山药、菟丝子各12克，山药20克，杜仲、甘草各10克，紫菀30克。连服5剂后尿血消失，腰酸亦除，疗效巩固。

指月按：用紫菀治尿血，一般鲜有人知，这降气止咳之品如何治尿血？中医认为天气肃降，地气流行，正如天上下雨，地上江河流通顺畅一样。肺脉上亢，肺气不降，引起一派血热尿血，这时但用紫菀，加到辨证方中，宣降肺气，肺为水之上源，膀胱自然水道通畅。《张氏医通》记载，右寸脉独大而数，小便点滴难下者，此金燥不能生水，气化不及州都，用生脉散，去五味子，加大剂紫菀，可一服而愈。用紫菀利尿，最早见于《千金要方》，载有治妇人卒不得小便，紫菀末，井华水服三指撮。后来《太平圣惠方》以紫菀配黄连、甘草治小儿尿血，水道中涩痛，亦有奇效。《本草通玄》记载，紫菀辛而不燥，润而不寒，补而不滞。然非独用多用不能速效，小便不利及溺血者，服一两立效。

颜德馨经验

古人有"治痿独取阳明"之训，又有"湿热上蒸于肺，肺热叶焦发为痿躄"之说。独勋臣（王清任）力非此议，他说，无论由外中，由内发，必归经络，经络所藏者无非气血。若元气一亏，经络自然空虚。他认为痿之病原为气虚瘀滞，故创制补阳还五汤，益气化瘀，擅治此症，为世所重。颜氏治运动神经类疾病，取入络必瘀，尝用王氏之法，颇有收获，而处方中辄增加紫菀与升麻，何以故？窃以紫菀入肺，五脏之皮肉筋骨皆由肺以资养。《神农本草经》称紫菀能去痿躄，安五脏，实非虚笔。脾胃之气主肌肉，升麻升阳于至阴之下，张元素称脾痹非此不除，总领诸药，升清降浊，达到"各补其荣，而通其俞，调其虚实，和其逆顺"之功效，用之得当，事半功倍。如治夏某，女，34岁。3年来，两手活动欠利，继之神萎抽搐，两上肢、下颌及大小鱼际肌肉萎缩，面部色素沉着，西医诊断为运动神经元疾病。初投补阳还五汤加升麻、紫菀，筋脉拘急减轻，能取物，后再加附片更趋稳定。勋臣治痿亦有用附子者，可加速运行十二经络之效。

指月按：肺热叶焦，容易出现痿证，轻则咳唾脓血，重则肢体痿弱不振。这肺的功能，就像蒸笼里蒸馒头一样，上焦如雾，锅中必须水分充足，如果这肺部像平锅烙饼那样干烤，肺部肯定受不了。你看蒸出来的馒头膨大圆满润泽，非常符合肺的特点，而烙出来的饼干燥瘪瘦，甚至焦枯，跟肺通调水道之性大为不和。所以要用到一些润降肺气之品，使火不烤金，则痿弱自去。紫菀在这里既能润肺，又可以降逆气，它是帮助天气下降，使肺朝百脉功能变得更加柔和调畅。紫菀可以编成辫子，柔润有余，非常符合肺的生理。

51. 款冬花

◎一味款冬花，咳嗽随手抓

《医学从众录》记载，款冬冰糖汤，治小儿及大人咳嗽。用款冬花三钱，冰糖五钱，放在茶壶内，泡汤代茶饮。

爷爷给小指月讲了一个唐代诗人张籍自己用药治好自己咳嗽的故事。张籍家境贫寒，一生体弱多病，当时人称贫病诗人。这个张籍很有意思，他疯狂迷恋杜甫的诗，迷恋程度简直令人觉得匪夷所思。他做出了一个让当时以及后人都无法想象的举动，他把杜甫的名诗一张一张地烧掉，烧完后拌上蜂蜜，每天早上吃三大勺。他的朋友不解地问他为什么？张籍笑笑说，吃了杜甫的诗，我也要写出和杜甫一样好的诗。他朋友听后哈哈大笑。

张籍有一次偶染风寒，咳嗽不止，无奈囊中羞涩，无钱医治，咳嗽日渐加重。他突然想到有位僧人跟他提到过，有一种中药叫款冬花，对于咳嗽特别有效。于是他便采来款冬花，煎汤服用后，咳嗽就好了。

小指月笑笑说，知母贝母款冬花，专治咳嗽一把抓。这都是民间用药俗谚了。一味款冬花就是止嗽汤。这叫一味款冬花，咳嗽随手抓。

爷爷笑笑说，俗谚虽然有利于传播，但用药时却需要辨证。比如肺部咳嗽，因为热火重的，这叫火热刑金，这时就要以贝母为主；如果属于津伤燥咳，就要以润肺的知母为主；如果是感受外寒咳嗽，那么就要以款冬花为主，毕竟款冬花性温，能够散肺寒，止咳嗽。但它又温而不燥，可以润肺，无论寒热虚实，都可以用这种不偏不颇的止咳药。随后小指月在小笔记本中记道：

《新中医》报道，有妇人素有咯血史，冬天因为受寒，复发咳嗽，医院诊断为支气管扩张，服药后咳嗽不止。后来用款冬花30克，分为三份，只用了第一份，加两块冰糖，泡开水一大碗，频频饮服，第二天居然咳止病愈。

◎款冬花拾珍

《本经疏证》记载，紫菀、款冬花，仲景书他处不用，独于肺痿上气咳嗽篇射干麻黄汤中用之。射干麻黄汤，即小青龙汤去桂枝、芍药、甘草，加射干、紫菀、款冬花、大枣也。紫菀、款冬虽不为是方主剂，然局法之转移，实以紫菀、款冬变。故《千金要方》《外台秘要》凡治咳逆久嗽，并用紫菀、款冬者，十方而九，则于此方亦不可不为要药矣。然二物者，一则开结，使中焦之阴化血，一则吸阴下归，究之功力略同，而其异在《千金要方》《外台秘要》亦约略可见。盖凡吐脓血失音者，及风寒水气盛者，多不甚用款冬，但用紫菀。款冬则每同温剂补剂用者为多，是不可得其大旨哉。

指月按：《太平圣惠方》紫菀冬花散，治疗久嗽不止，紫菀、款冬花两味药打成细粉，每次用三钱，加几片生姜煎水服用。《图经本草》也有记载，久嗽不愈，用紫菀、百部、款冬花打粉，每用三钱，以姜三片，乌梅一个，煎汤服用。款冬花甘缓而润，治疗咳嗽偏寒者，无论新久咳嗽，内伤外感，皆可使用。经常把紫菀、款冬花药对，或者加进百部，组成三味药阵，单用或者添进治咳方中，可以增强效果。

52、马兜铃

◎肺如铃铛

《药性赋》记载，是以黄柏疮用，兜铃嗽医。

小指月拿着马兜铃看，这马兜铃就像挂在马脖子上的铃铛。它的根叫青木香，它的茎叶叫天仙藤。爷爷说，肺体属于金，就像铃钟，马兜铃善入肺，肺外实而中空，最忌讳有痰结壅塞。《岳美中医案集》里就讲到马兜铃如肺，能够开豁痰结。

有个肺部积水、肿胀、咳喘的病人，血压又高。肺气壅盛，坐卧不得，咳喘久久难愈，爷爷便教他用一味马兜铃煎汤服用。

《罗氏会约医镜》记载，肺湿肿喘，马兜铃煎汤服。

小指月说，《药性论》里讲马兜铃主肺气上急，坐息不得，咳逆连连不止。马兜铃苦寒，还能清热，又可平肝降压。如果肝脉上亢、肝阳不降引起的血压高，马兜铃可以清降之。爷爷说，但是马兜铃有毒，不能久服。一旦肝肺压力缓解，令痰水下排，就要中病即止。

于是交代病人只服用 5 天的药。结果肺部湿肿消失，咳逆减缓，不再坐卧难安，一量血压，亢盛的血压居然也随着胸肺痰浊被洗刷下排而降下来了。

小指月说，这叫阳随阴降，因为身体有痰浊阴实挡道，血压才会偏高，而一旦肃清痰浊热气，邪去则五脏安，压力自降。随后小指月在小笔记本中记道：

郗霈龄经验：曾遇一例重症肺脓肿病人，经用清热解毒、活血透托之剂，体温已基本正常，但是咳嗽吐痰量多。肺部 X 线片示右上有液平空洞，持续不消失。苦思冥想之余，突然灵机一动，肺中之空洞颇似"铃"，痰液者湿热凝结所致，从而联想到洁古善用马兜铃清肺气，去肺中湿热，取其除热散结之力也。《本草正义》中也称其能疏通壅滞，止嗽化痰，而且认为决壅疏通，皆有捷效，说明马兜铃除痰散结、决壅疏浚之功显著。于是在原方中加用马兜铃 15 克，果然不负所望，服 5 剂药后病人肺部空洞缩小，1 周后即消失。

53．枇杷叶

◎枇杷叶降逆气

《名医别录》记载，枇杷叶疗卒呕不止，下气。

有个病人经常抽烟，稍微吃点甜的东西就呕吐，早上醒来总是口干舌燥，晚上吃饱了容易咳嗽，打呼噜。

爷爷说，诸逆冲上，皆属于火。火性炎上，各种上亢不降之势，比如呕吐、咳嗽、打呼噜、口中燥渴，必降其气化，诸症乃得愈。

病人边咳边说，大夫，我还有慢性咽炎，怎么办？爷爷笑笑说，你不管有多少种病，在中医看来都是一个气逆不降的症，咽炎是痰火梗在咽部降不下去；打呼噜是痰浊堵在呼吸道，气不顺降；饱食则呕，是胃气不下行。

小指月说，爷爷，这么多种病症要从哪个先下手呢？爷爷说，不治其病，而治其气，直接从降逆气入手。小指月便背了一句《药性赋》，枇杷叶降逆气，哕呕可医。爷爷笑笑说，没错，用一味枇杷叶，通过降其冲逆之气，则诸症自平。

于是叫病人自己去采枇杷叶，把毛刷掉，煎汤喝，喝了几天后，果然不呕、不渴、不咳了，连慢性咽炎所致的咽中时常痒痛也消失了。

爷爷说，枇杷叶能够和降肺胃，化痰止咳，肺胃气机下行，呕咳自愈。随后小指月在小笔记本中记道：

《本草纲目》记载，枇杷叶治肺胃之病，大都取其下气之功，气下则火降痰顺，而逆者不逆，呕者不呕，渴者不渴，咳者不咳。

◎枇杷叶拾珍

广州名医傅星垣，患湿热便秘半个月，脉濡数，舌苔灰黄。清之则借以为援，攻之阻而不下，唯有肃肺一法，于是用新鲜枇杷叶24克为主，1剂而便通。

指月按：枇杷叶是肃降肺气法的代表，《医门法律》里说，肺气肃降则诸经之气莫不服从而顺行。天气降则江河流通，肺气降则膀胱、肠道顺畅。

郑长松经验 痰滞中州枇杷叶效彰

王某，36岁。怀孕3个多月，近两旬来头晕体倦，呕恶厌食，吐液黏稠，胸闷脘痞，饮食不入，补液3天。苔白腻，脉沉细弱。脉证合参，乃因痰湿内停、阻滞中州为患。治法当和胃降逆，祛痰理气。枇杷叶30克，姜半夏、竹茹各12克，生姜15克，炒枳壳、陈皮、旋覆花各9克，沉香3克。水煎分次频服。服药1剂后呕吐即止，3剂后诸症全消而告痊愈。

指月按：李时珍提到枇杷叶既能降肺气，亦能降胃气，治胃病常以姜汁佐助，治肺病常以蜜制，因为生姜能降胃逆止呕，蜂蜜可以润肺燥止咳。《日华子本草》记载，枇杷叶治呕吐不止、妇人产后口干。而枇杷叶偏凉，配上姜更能够凉热中和，降逆气不偏不颇。配合陈皮、旋覆花或沉香之品，取它们顺气之意，气顺则一身津液自服从而下行矣。

54、桑白皮

◎能降血压的桑白皮

小指月说，桑树一身都是宝，既有桑叶疏散风热，又有桑枝治热痹，还有桑椹滋阴养肾，更有桑白皮泻肺平喘。

有个血压高的病人，经常咳喘，咳黄痰，情绪一紧张或发怒，咳痰咳喘就加重，一量血压也升高。

病人说，我不能吃西药了，一吃西药胃就难受，降了血压，却吃坏了肠胃。

爷爷说，那你不发脾气，不吃肥甘厚腻，不就不用遭这病苦和药苦的罪了吗？

这病人说，我也想啊，可是我办不到，控制不住自己。

爷爷笑笑说，自己的病自己最清楚。世人都知道自己的病根子，无奈不能知行合一。都知道血压高，不要吃太咸，不要发脾气；都知道咳痰哮喘，不要吃海鲜肥肉。可一旦逆境当前，没有不紧张郁怒的；一旦美食在旁，没有不大吃一顿的。这样把身体搞坏了，就交给药物，一次两次可以治好，可次数多了是会耐药的，而且是药三分毒，不管中药、西药，长期靠药物来控制，也会出问题。

这病人点点头，确实，他就两个坏习惯改不了，一个是贪吃，一个是发怒。

随后爷爷就给他开了两味药，桑白皮 30 克，柴胡 6 克，水煎服。

病人说，大夫，就这两味药就能降我的血压，平我的痰喘吗？

爷爷说，可以应急，但不可以依赖。于是病人回去后用这两味药煎汤代茶饮，不仅不再咳黄浊样痰了，而且胸胁气机调畅，再去量血压，居然平稳下降，没有吃降压药，血压保持在正常范围以内，真是难得。

小指月说，柴胡能条达少阳之气，助肝疏泄，令气机不郁结；桑白皮能降肺逆气，肺中气降则痰水下行。这样疏肝降肺，木气条达，金气下降，所以血压可降，痰喘可平，连头晕头痛也很少发作了。

◎桑白皮治倒经

《女科百问》记载，诸吐血衄血，系阳气胜，阴之气被伤，血失常道，或从口出，或从鼻出，皆谓之妄行。

有个女孩，每逢天气热或者月经来临时就要流鼻血。这次女孩吃了些烧烤，正好又逢月经来临，鼻血出得有点多，止都止不住。

爷爷说，肺气通天气，天气热，肺脉偾张，肺开窍于鼻，所以借出血以泻热。这时只需要制造一个下雨肃降的场，就像天气热时自然界会自动调节，下一场阵雨，马上就清凉了。

小指月说，怎么制造一个下雨肃降的场呢？是不是用枇杷叶？《太平圣惠方》中有记载，单用枇杷叶研粉，调服两钱，可治鼻中衄血不止。

爷爷说，用枇杷叶没错，枇杷叶可以降肺金，但如果要降金生水，降得更彻底用桑白皮，桑白皮是桑树的根皮，能引九天之水热下达九地之下。这样水热下行，血脉不再偾张发热，衄血自止。随后爷爷让她用 50 克桑白皮煎水喝，肃降肺气，结果 1 剂血止，2 剂病愈。之后很少再鼻子出血了，偶尔天热鼻子出点血，只需要熬点桑白皮水喝，很快就好了。随后小指月在小笔记本中记道：

李春华经验：倒经巧用桑白皮。倒经以衄血较为多见。肺为娇脏，开窍于鼻，气机以宣降为顺。乃血热气逆上扰于肺，肺经郁热，灼伤肺络所致。治疗以清热宣肺凉血为主，选用泻白散，重用桑白皮治之。桑白皮功擅泻肺火，其性主降，肺气降则逆气亦平。桑白皮又可凉血止血，与滋肾清肝泻肺之地骨皮配用，使郁热得清，逆气得降，倒经自愈。此即《石室秘录》"从肾经以润之，从肺经以清之，气既下行"之意。王某，20 岁，已婚。月经先期，伴见鼻衄、经量减少半年，近 2 个月经量点滴而下，鼻衄明显加重，血色紫红，头晕烦躁，口苦面赤。舌淡红，苔薄黄，脉细弦。证属肝郁火逆，肺经郁热，血络受损。投泻白散加味，桑白皮 30 克，地骨皮、牡丹皮、白芍、夏枯草、藕节各 15 克，柴胡 10 克。月经来前连服 3 剂，经调治 3 个月经周期而愈，随访 1 年，未再复发。

◎痢疾治肺——肺为水之上源

爷爷说，善于观察天地之理的人，必然善于用药治病。善于用中医调理疾病的人，必然能洞悉自然环保之理。小指月听不懂爷爷在讲什么。

爷爷笑笑说，指月啊，污染的河流要重新洁净，靠的是什么？小指月说，一个靠在来源上断绝污染来源，一个靠在去路上排泄污染。爷爷点了点头。

小指月说，来源上断绝，就是少往河里丢垃圾；去路上加强排泄，就是要让河流发大水。爷爷问，怎么发大水，水从何处来？

小指月说，君不见黄河之水天上来，奔流到海不复回。只要天降大雨，河满沟满，这些污浊自然会被冲到下游去，而不会搁置在那里发霉腐臭。爷爷点点头说，既然这样，病人拉肚子，经常拉臭浊之物，甚至痢疾，是治肠还是治肺呢？

小指月恍然大悟，原来爷爷意有所指，不只是在谈环保，而是在论医道。

有个痢疾的病人，泻下臭浊，吃酸辣或冷饮，腹痛、腹泻就加重。用了各种止泻的药，都止不住。

小指月一摸病人脉洪数，明显一派热浊，就像河流久久没有清理，臭浊之气熏天一样。病人问，大夫，你看我这肠炎有得治吗？

爷爷说，你这肠炎不治肠，要治肺。病人说，我的肺没问题啊。

爷爷说，就像河流污染，垃圾堆积，如果天上能下场大雨，就能冲走。你的身体长期忧劳伤肺，导致肺气上逆不降，而肺又是大肠的上司，肺气不降，大肠动力就不足，大肠动力不足，食物残渣就容易搁浅在那里，就像河流没水，垃圾搁在那里，排泄不到下游去，腐烂发酵，臭气必定会熏得五脏六腑不能工作。

病人恍然大悟，难怪自己经常头晕头痛，烦躁易怒，口苦口渴，咽痛口臭。

爷爷说，你这些问题归根结底都是一个肺气不降。就像河流从上往下，都有垃圾堵塞，看起来很多问题，但归根结底是缺乏一场大水，缺乏一场大雨。

然后爷爷就给病人用一味桑白皮 60 克煎水，再加几枚大枣。这样几剂药下去，大便排泄非常畅快，人也不再烦躁，脑袋清醒不少，也没口苦口臭的感觉了。

爷爷说，想要彻底治好病，就要少污染自己的身体，少应酬，少吃各类垃圾食品。你不往自己肠道里丢垃圾，就像不往江河里倒垃圾一样，江河自然清洁，身体自然安宁。不要试图用药物或者人工降雨来让河流经常发大水，要从自身做起，少吃荤，多吃素，少一分污浊就多一分健康。

小指月说，原来肺为水之上源是这样理解。水之源头能够顺降，那么所流经之处自然清洁，这叫源清流自洁。用桑白皮可以清肺热，降肺气，如行云布雨，这样雨入大地，江河水满，污垢自去。所以但见肺脉亢盛的痢疾、肠炎，必须要肃降肺气，这样肠中垢腻才能得以冲洗而去。随后小指月在小笔记本中记道：

贾斌经验：1974 年夏季，我院传染科收住一痢疾病人，男，38 岁。就诊时便脓血已除，仍有腹泻，初为水样便，后为软便，每日 3～4 次，便前腹痛肠鸣，便后减轻，病已月余不瘥。经乙状结肠镜检查：直肠黏膜水肿充血。给以中药：桑白皮 60 克，槐角 15 克，大枣 10 枚。药进 3 剂，水样便已止，大便成形色黄，痊愈出院。湿胜则濡泄，泄泻是脾失健运、升降失职而致。脾虚泄泻以健脾化湿或温中健脾为治；外湿困脾引起泄泻，则以芳香化湿为治。这是治泻常法，但于临床则不尽然。如本例是因感受暑湿时疫之邪，经服西药后，脓血便已除，而水样便月余未瘥，依据肺与大肠相表里的理论，泻大肠能治肺热喘咳，而大肠病变亦可以用泻肺的方法治疗。故取桑白皮泻肺利水之功，以消大肠水肿；槐角入大肠经，具有凉血止血之效，以治大肠黏膜充血，还能减少炎性渗出，且助桑白皮的利水消肿作用；大枣补脾和中。三药合用，共奏泻肺利水之效。

◎桑白皮拾珍

《中药趣话》记载，一中医学生，在毕业实习时治一鼻衄病人，屡用凉血止血之药，鼻衄不止，于是请教陆石如老师。陆老师审证查方后说道，方虽对证，但仅差一点尔。遂提笔，在原方中加桑白皮 15 克，病人服药 2 剂后，鼻衄遂止。

京城四大名医之一孔伯华老先生曾治一鼻衄病人，病人以前服药百日未愈，诸法遍试，孔老用单味桑白皮 20 克，遂气降血止。故桑白皮一味乃治肺热气逆鼻衄的特效药。

指月按：肺开窍于鼻，肺热气逆，血热妄行，则易鼻衄。桑白皮善泻肺气，血随气升降，肺气降则血亦随之而降，故鼻衄乃止。

55. 葶苈子

◎泻肺救膀胱——人工降雨的启发

《肘后方》记载，治卒大腹水病，小便不利，葶苈子一两，杏仁二十枚，炒黄捣碎，分十次服，小便去则愈。

由于天旱，小的河流山溪干枯，甚至很多河流断流了，蔬菜、庄稼都成了大问题。于是政府采取人工降雨，以缓干旱燃眉之急。连下了几次雨后，大地一派炎火算是消去大半，大地渐渐有了绿意，又开始恢复了生机，河水也多了。

爷爷说，指月，你从中看到了什么呢？小指月笑笑说，爷爷，我看到了天旱，河流就断水，天降雨露，河流就源源流淌。

爷爷又说，善观天地者，必善应于人。一个中医要善于用观物取象、天人合一的思维，你能从中看到一些治病用药的医理吗？小指月说，我能看出一些来。比如肺热亢盛，小便就容易变黄、变涩滞。如果是严重的肺火上亢，那么五脏六腑都会干焦，水津难以四布，膀胱闭塞不畅。就像天旱，地面上滴水难留一样。

一病人因为腹胀满、小便不畅住进医院，用了各种利尿药，总是难以把尿利出来，一旦停止用药或导尿，必定会尿道闭塞，无法排出。

爷爷问他病史时，发现这病人本身就有哮喘，胸胁胀满，咳痰多，而且黄稠。肺脉亢盛，明显热势上越，便笑笑说，指月啊，我们要绕过他的尿闭，跑到上游去治他的肺。于是便用葶苈子配合杏仁煎汤服用，想不到 1 剂小便就能出，3 剂小便畅快，就不用导尿了，比其他各种利尿药效果都好。

小指月吃惊地问，这是什么方子呢？爷爷笑笑说，这叫降肺甘露饮。小指月看来看去都不明白，这葶苈子和杏仁并没有滋阴补水啊，何来甘露呢？

爷爷笑笑说，你看人工降雨，不是把水拿到天上倒下来，而是令天气肃降，水气自然下行，滋润大地。葶苈子能泻肺利水，它能把最高处的痰水导泻下来。

杏仁降肺气，助肺经行肃降之令。两味药相合，虽然是以降气为主，但气降则水降，肺气肃降则百脉归海，水津下注，膀胱水满自通。

小指月恍然大悟，原来又是降肺归膀胱的思路，又是降雨入江河湖海的大法。真是降本流末，而生万物啊！看来膀胱有疾，不一定要救膀胱，去救肺，烦热自除，就像地上旱灾、火灾，如果天上及时布雨，那么很快火势熄灭，水液流通。古人认为，葶苈子能下气行水，肺气一旦下降，膀胱水液就流行无阻了。这样就达到不利水而水自利的效果。随后小指月在小笔记本中记道：

郭汉章经验：孙某，骨盆骨折，伤后小便不解，腹胀难忍。因导尿管多次插而不进，无奈每天行膀胱穿刺，以解尿闭之急。曾内服萹蓄、瞿麦等利水之剂而不效。邀我会诊，检查病人，见其小腹胀满，腹痛拒按，舌红，脉滑。证系外伤瘀血，瘀滞化热，三焦不畅。服用清热利水之药效果不著，是因药物力缓量轻。因思家祖有"葶苈子利小肠，强似大黄利大肠"之教诲，处以葶苈子、白茅根，令其煎汤饮服。服药次日即可解小便，3 剂后小便自如。

葶苈子上可泻肺，下可利水，通利三焦，效猛力峻，尿闭病急、体壮属实证者，皆可选用。属寒者可加用肉桂，有瘀者可配用活血之剂，体虚者可与补中益气汤配服。又遇几位类似病人，如同上法施用，每每见效。

◎泻肺可强心

一病人重感冒后引发哮喘、心悸，医院检查胸腔有积液，病人坐卧难安。大量的积液加重心脏负担，所以容易心慌心悸。

医生说，积液这么多，不抽出来，很难靠身体完全吸收掉。病人平时连打针都怕，听说要拿针管插进去抽积液，更是心惊胆战，于是想先寻找中医治疗。

爷爷看后说，你这胸肺里一团痰水壅塞，堵得严严实实，肿胀难受，这时如果不借助能劈坚斩锐的药物，难以达到犁庭捣穴之功。但如果用药过于峻猛，身体又难以承受得住。小指月说，爷爷，能够祛除胸中痰水的猛药莫非就是葶苈子？

爷爷点点头说，泄以去闭，这是十剂之意。对于顽固水热闭塞，非重用葶苈子泻肺行水不能开之。古人把葶苈子称为良医匕首，这匕首用得好，可以割断病邪，用不好却会割伤人体。可这肺实堵塞，不用则无以开之。

于是给病人用上葶苈大枣泻肺汤，再加上千金苇茎汤，以加强肺排积液下行、导痰水肃降的功能。结果病人排出大量尿液后，心胸压力一下子减轻了，他说，吃完药后心不慌了，也不喘了，心中那块大石头好像被搬开了一样，挺舒服的。

病人还想再吃几剂药，爷爷说，后面的要靠饮食养生调理。大毒治病，十去其六，常毒治病，十去其七。虽然葶苈子不是大毒之品，但也应该中病即止，慎勿过之。

指月问，爷爷，这里头并没有强心之药，怎么能够迅速缓解他的心悸心慌啊？

爷爷说，邪去则正安。胸肺中大量积液、病理产物，通过葶苈子撤下来，排出膀胱，心脏压力顿减。就像你把背负的重物放在地上，顿时松了一口气，这叫如释重负。医生用药治病，就要让病人觉得如释重负，让病理产物、痰水、积液、瘀血，像脱掉旧衣服一样，排出体外。这样身心如洗，其病自安。就可以达到不用强心的药，却能让心脏强大的效果。随后小指月在小笔记本中记道：

李文瑞经验：葶苈子一般用量 3～10 克，重用 15～25 克，最大用至 30 克。李师认为葶苈子具有泻肺、排热痰、消心胸水的功效，与强心的现代药理作用基本相合。重剂用于心胸水、痰热壅盛等病证，方可获效。常在葶苈大枣泻肺汤、小陷胸汤、千金苇茎汤、麻杏石甘汤等方中重用。临床主要用于肺炎、感冒所致的痰多色黄及心包积液、胸腔积液等。服药期间未见耗气、减慢心率等不良反应。如治一女性，24 岁，咳嗽 8 个月余，偶作喘。初诊时症见咳嗽痰多，色黄质黏，咳出不爽，胸闷憋气，纳食尚可，小便色黄，大便偏干，舌淡红，苔黄微腻，脉弦滑。证属痰热壅肺，宣肃失司。投予葶苈大枣泻肺汤合小陷胸汤，重用葶苈子 30 克，并加紫菀 25 克。服 5 剂后，咳嗽有缓，痰排出甚多。原方再进 5 剂，痰量减少。遵原方加减，继服 2 周，病告痊愈，未再复发。

◎葶苈子拾珍

龚士澄经验

（1）破泄痈脓：肺痈表证期欲其消散，成痈期欲其破泄，一如外痈已成，亟须开刀，以放脓排毒，免致蕴蓄扩充为大患也。葶苈子质轻而浮，其味甚淡，主入肺经，破滞开结，泄胀定喘。凡肺部脓瘀壅塞，非用此犁庭捣穴不可。"十剂"之"泄可去闭"，偶以葶苈子、大黄并举，竟至耸人听闻。临证有识之士治痰饮咳喘等症，率常用之，从未见其弊。我治肺痈脓成，喜用葶苈子细末，每次 3 克，每日 2 次，随汤药调服，破泄之力较捷，或用 10 克（包）入煎剂，则效力略缓。所谓汤药，即《千金要方》苇茎汤加味之剂。《和汉药考》称葶苈为"良医匕首"，真名副其实。

（2）疗水肿喘满：水肿，胸腹积水，稍久即生痰涎，上迫于肺，使肺失肃降，不能通调水道、下输膀胱，致喘促咳逆，端坐不得平卧。病本虽与脾、肾有关，然所急在肺。我每用葶苈大枣泻肺汤合五皮散为主方，酌情加味，常收喘平水消之效。本证属阳水范畴，偶有酿成肺痈之例，因述及之。

（3）挽心力衰竭：痰热血瘀，壅肺凌心，可见喘满、心悸、颧及口唇发绀、痰中脓血夹杂、舌有瘀斑、脉象结代等肺痈并发心力衰竭之症。此证甚为严重。我每以葶苈大枣泻肺汤为主，葶苈子用量 10 克，加丹参、桃仁、郁金、黄芪、甘草等品，泻肺强心，益气活血，多能化险为夷。葶苈子有强心作用，能使心脏收缩力加强，输出量增加，血压随之轻度升高，静脉压下降，并有明显平喘作用。

本品肃降肺气，通调水道而利水消肿，治肺气壅滞之痰饮咳喘、小便不利等实证。我常用于支气管炎、肺炎、肺脓肿、渗出性胸膜炎、胸腔积液及肺心病、心力衰竭等。

指月按：肺朝百脉，主通调水道，和五脏六腑水液代谢关系密切。葶苈子善于把肺中实热浊水排出体外，以减轻五脏六腑的压力。《神农本草经》记载，葶苈子能够主癥瘕积聚结聚，是因为它善于破坚逐邪、通利水道。《本草经疏》记载，人体胸肺上窍闭塞，下窍就难以通畅，下窍不通，水湿泛滥，就会表现为肿胀、喘满、积聚。用葶苈子时，要把握好水热互结在胸肺，毕竟葶苈子属于大寒苦降之品。它能够从上焦一直把水气下泻膀胱，体虚之人应当慎用。这也是仲景用葶苈大枣泻肺汤时必定会佐以大枣，以缓急固脾之意也。

56．白果

◎单味白果治遗尿、白带

有对母子一起来看病，妇人白带量多清稀，孩子经常夜间遗尿。

爷爷看这妇人神疲乏力，劳倦少气，便知道属于脾虚，土不制水，水湿不能固摄，而往下渗漏。小孩经常没有食欲，中医认为是脾虚，气色也有些泛黄，不怎么长肉，脾主肌肉功能减退。至于遗尿，是脾升清不足，不能往上升举，尿就容易往卜漏。既然母子同是脾虚中气不足，那么就可以异病同治，异人同方。

用什么方子呢？爷爷问指月。小指月说，就用补中益气汤，升举脾气则尿带自止。爷爷说，还要加点白果进去，效果更好，能够固精缩尿，收敛止带。

于是叫他们服用补中益气汤和白果，大人吃一大碗，小孩吃一小碗，1 剂药两个人吃，非常省事。吃了几天后，母子都觉得体力增强，白带量多也收住了，遗尿也消失了。爷爷又让他们去买白果用作食疗，以巩固疗效。

原来白果既是药物，也是食品，不过不能多食，一次吃15粒以内比较安全。随后小指月在小笔记本中记道：

祝谌予经验：白果（银杏）适量，炒熟透（未炒有毒），每晚服7粒，治7岁左右小儿夜尿床。白果形似膀胱，入肺经，中医认为形似而相通，如核桃仁似脑即补脑，白果能补膀胱。肺为水之上源，主通调水道，下输膀胱，入肺经即能调节膀胱气化功能，故可治遗尿。尚可治妇女带下。我在临床中，单用或在方中配伍应用，皆获满意效果。

欧阳勋经验：白果能治白带及梦遗。白果1粒（研末），另取鸡蛋1个，打个小孔，将白果末投入蛋内，饭上蒸熟吃，治白带。用白果3粒，酒蒸吃，每日1次，连服4~5天，治梦遗。白果不宜多食，以防中毒。白果中毒时会出现头痛、发热、抽搐、烦躁不安、呕吐、呼吸困难等现象，急用甘草60克，或白果壳30克，煎服解之。

◎ 白果拾珍

翟济生经验

翟老40岁时不慎患双肺支气管扩张咯血伴肺结核，在先师施今墨老先生的调治下，半年后病况缓解，后嘱其服用菜籽油浸泡白果一法，坚持服药3年，肺病至今未发。翟老现84岁，精力充沛，面颊红润，身体健康。此后40多年来，翟老以此方治疗了众多的支气管扩张恢复期、慢性支气管炎、过敏性哮喘稳定期的病人，疗效甚佳。白果一药出于《本草纲目》，其性甘苦涩，有小毒，归肺经。多应用于咳喘、气逆、痰多之症。《本草纲目》还记载，白果熟食温肺益气，定喘嗽。故白果味甘能补肺气，味苦能泄肺气，味涩能敛肺气，因而气降痰自消。因长于敛肺平喘，又能消痰，故单用有效。

方法：将菜籽油1斤烧热，待凉后放入清洁干燥的器皿中，将新鲜白果洗净，剥去外壳，擘两瓣放入油中浸泡1周后，每天早、晚各食1枚，放入口中细嚼，慢慢吞咽下去。白果浸泡的时间越长越好。注意：遇感冒发热停止服用。必须服用半年以上才有疗效。菜籽油放置1个月后需重新加热消毒。

指月按：白果乃银杏树的果实，大家都知道它能止白带，治小儿遗尿、老人尿频，属于脾虚不固的，效果好。而用白果来敛肺，止咳定喘，用于各类老慢支或哮喘的病人，却较少人知道。一味白果治疗痰喘是中老年人的福音，不仅服食方便，而且远期效果好。古代名方定喘汤就用到白果配麻黄。当然，白果还有一定的健脾作用，脾虚则九窍不利，虚者补其母，强大脾土还有助于肺气牢固，因为土能生金，母能令子实。所以白果常配合培土之品莲子、山药来煲汤，对于中老年人脾虚肺喘，无疑是一个很好的食疗方。

57、矮地茶

◎ 既能入肺又能活血的药

有个老慢支的病人，咳痰带血，胸痛难受，他担心肺内恶变，便去做个检查，发现没有长什么包块，就稍微放心了。可经常咳吐痰血，也令人担忧。

爷爷说，用草药煲猪肺，喝了会好些。病人问，用什么草药呢？

爷爷说，指月啊，既能止咳平喘，又可以活血化瘀，清理肺部瘀血的药是什么呢？小指月想了好久也没想到，因为既要入肺，又要活血化瘀的药还真不容易找，止咳平喘的药很多，活血化瘀的药也很多，可要把两种功效统一于一种草药身上，真是不多见。

爷爷说，就是一味矮地茶，这矮地茶又叫平地木、紫金牛、叶底红，它善入肺经血分，能够清除肺络瘀血，止肺咳，平肺喘。于是爷爷便教这病人用矮地茶煲猪肺服用，连服1周，病去如失，咳痰带血消失，胸肋疼痛未再出现。随后小指月在小笔记本中记道：

《杨春涯经验方》记载，吐血，叶底红二两（洗净，捣烂），猪肺一个（洗净）。将叶底红入肺管内，河、井水各三碗，煮烂，至五更，去叶底红，连汤食之。

◎ 矮地茶拾珍

《江西民间草药》记载，治跌打胸部伤痛，紫金牛全草30克，酒、水各半煎，分2次服。

指月按：凡跌打处必有瘀血，胸肺瘀血用紫金牛，堪称是专药，能够祛瘀疗伤。水、酒各半煎服，能够加强活血化瘀的功效。

《江西民间草药》记载，治肺痈，紫金牛30克，鱼腥草30克，水煎分2次服。

指月按：肺痈是一团痰瘀胶阻。一味鱼腥草乃肺痈专药，但鱼腥草没有活血的作用，中医认为痰瘀经常胶结在一起，狼狈为奸，用鱼腥草可以分解肺里的痰浊，用紫金牛可以化散肺里的瘀血，这样痰瘀分解开，肺痈就好得快。

58. 洋金花

◎抽烟也能治病

爷爷说，指月啊，洋金花是曼陀罗的花，有毒。小指月说，曼陀罗的花，传说就是麻醉镇痛药啊。

爷爷说，没错，以前华佗做手术，创制麻沸散，就用到曼陀罗的花。配合酒来服用，可以让病人通身麻痹，虽刀斧加身，亦无知觉。

小指月说，这么厉害呀，居然能够让人无所知觉。爷爷说，正因为这样，对于很多顽固痛症，百药乏效时，往往就要用到洋金花来麻醉病痛。这味药是风湿病、哮喘、胸痛，甚至剧烈癌症、脏腑剧痛的最后一招。

有个顽固哮喘的老人，平时嗜好抽旱烟，哮喘发作时胸痛如刀刺，非常难受。

爷爷就给他出了个招，把洋金花打粉卷到烟叶里抽，等到肺中剧烈疼痛，百药乏效时，就抽这洋金花烟，可以缓解疼痛，让心胸气舒。

爷爷说，你也不要以为有了这招就肆无忌惮地吸烟饮酒，这洋金花只是表面上麻痹你的脏腑，让你暂时不知道痛而已，真正治病还得找到病根，而不是靠麻醉药来麻醉自己。小指月说，这顽固哮喘胸中刺痛的病根究竟在哪里？

爷爷说，痰生百病食生灾，还是一个饮食不节、脾胃劳伤导致生痰不止，所以平时还是要健脾胃，节饮食。于是教这病人吃饭只吃七分饱，用山药煲汤，培土生金，最后哮喘胸中刺痛才慢慢减轻。

爷爷说，急则治其标，用洋金花配合烟叶燃吸，或者用洋金花打粉冲服，是不得已之举。平时缓则图其本，就不能完全依赖这种办法。不然老是用，耐药了，将来严重发作就无药可用。随后小指月在小笔记本中记道：

《外科十三方考》记载，立止哮喘烟治哮喘。曼陀罗花一两五钱，火硝一钱，川贝母一两，法半夏八钱，泽兰六钱，款冬花五钱。上共研细末，用老姜一斤，捣烂取汁，将药末合匀，以有盖茶盅一只盛贮封固，隔水蒸一小时久，取出，以熟烟丝十两和匀，放通风处，吹至七八成干（不可过于干燥，恐其易碎）时，贮于香烟罐中备用。每日以旱烟筒或水烟袋，如寻常吸烟法吸之。

59、华山参

◎三分华山参治寒喘

爷爷说，指月啊，你别看到华山参名字里有个"参"字，就以为可以随便用来补益。小指月说，这华山参该怎么用呢？

爷爷说，华山参有毒，虽然它性温热，可以温中补虚，安神定喘，治疗劳伤体弱，咳喘痰多，但用药剂量必须严格控制，一般只用到三分以内，可以疗常年久咳哮喘，迅速见效。这味药也是止咳化痰药里比较温热的。

小指月说，我明白了，久病多寒，病痰饮者，当以温药和之。这痰饮久病，往往表现为一派沉寒痼冷，非温不化。

有个体虚寒喘的病人，天气一变化，从早到晚就喘个不停。爷爷教他用三分华山参，加点麦冬、甘草，用冰糖炖服，每次天气变化前后喝上一两次。结果哮喘发作就没那么厉害了，也没那么频繁了。随后小指月在小笔记本中记道：

《陕西中草药》报道，治体虚寒咳痰喘，用华山参三分，麦冬三钱，甘草一钱，冰糖一钱，水煎服。

60、罗汉果

◎罗汉果泡茶治便秘

有个小孩经常便秘，甚则因便秘而肛裂出血。每次便秘必定会引起上火、扁桃体发炎，甚至咳嗽，严重时声音沙哑，说不出话。

他父母问，为什么一病就一大堆病？爷爷说，人体肠道堵塞，五脏六腑排浊都困难，都会受到影响。

这父母又问，有没有好喝的中药，既能治孩子的咽炎咳嗽，又可以通大便？

小指月说，爷爷，我想到了，罗汉果是清肺利咽、化痰止咳、润肠通便的要药，而且它味道甘甜可口，没有苦味。爷爷点点头说，就用这罗汉果，配点蜂蜜，每天泡水喝，既能润肠通便，又能润肺止咳，清利咽膈。关键是你家孩子不要老吃各种煎炸烧烤的东西。那些东西容易使肠燥津枯，排便困难。

孩子的父母点点头，确实他们家里喜欢吃各种煎炸烧烤。他们稍微调整一下饮食结构，再用这罗汉果泡茶喝，孩子的便秘很快就治愈了，而且连声音也变得没那么沙哑了。

61、满山红、胡颓子叶

◎药酒方治哮喘

有个哮喘的老人，每年冬天发作得特别厉害，去医院又不方便。

他问，大夫，有没有单方偏方可以应急啊？爷爷说，哮喘的原因是多方面的，或肾不纳气，或痰浊壅肺。你是什么时候发作得最厉害？

这老人说，天气冷时，再者大鱼大肉吃多了，发作得也厉害。爷爷笑笑说，见病知源，你知道什么时候发作得厉害，那么你只需要避免这种情况，或者用药朝相反方向调理，就可以逆转疾病。

老人不解地问，怎么朝相反方向调理呢？爷爷说，很简单，天气冷了血脉就收缩，所以你平时要在阳光好的时候多运动，这样天冷时血脉就不会收缩得那么厉害，哮喘就不会发作得那么频繁。吃大鱼大肉容易生痰生火，鱼生痰，肉生火，青菜豆腐保平安，饮食简单点、素点，即使生病了也好治。病人点点头。

然后爷爷便对指月说，指月啊，我们得给他设计一个方子，既能让他的肺部血脉循环加快，又可以把肺里的痰清除。

小指月说，是不是用三子养亲汤配合活血化瘀之品？爷爷点点头说，这思路不错，不过还有更简单易行的药酒方。用满山红的叶子泡白酒，酒能够行气血，助药力，满山红可以止咳祛痰平喘，对于老慢支、哮喘的病人有一定的防治作用。

病人用了这泡酒后，天冷哮喘容易发作时，喝上几杯就好多了。随后小指月在小笔记本中记道：

《黑龙江常用中草药手册》记载，治慢性支气管炎、支气管哮喘，用满山红叶子打粉 60 克，白酒 1 斤，泡 7 天后，过滤，每次服一小杯，每日 3 次。

◎胡颓子叶治虚喘

《中藏经》记载，治一切肺喘剧甚者，胡颓子叶焙研为细末，米饮调服二钱匕，并服取瘥。

有个肺结核的病人，虽然结核基本治好了，可留下个后遗症，就是经常短气咳喘，有十几年了。

小指月知道找出病因很重要，于是便问他，大伯，你什么时候喘得最厉害？

这病人说，只要劳累些，就觉得气不够用，就开始喘。爷爷说，这就是一个虚喘，久病及肾，肾不纳气，肺气不敛，用药时要注意固护其虚。

然后爷爷便教他用胡颓子叶和人参等份打粉，用米粥的上层米油送服。平时每天吃一两个核桃。这样连续吃了一个多月的药，病人明显感到咳喘大好，偶尔劳作一下，也不像以前那样喘不过气来。继续吃了三个多月的药，居然不再喘了。

小指月问，爷爷，为什么要用米粥的上层米油送服这药粉呢？爷爷说，这米油又叫粥油，古人说粥油滋阴之功胜熟地，你看它色白入肺，又是粥的上层，而人体五脏六腑的上层就是肺，禀清高之气而生，又为五脏华盖，而粥油入脾能上润胸肺。所以肺病虚劳者，可常服粥油，用粥油送服补虚之品，其效更彰。

小指月又说，那胡颓子叶呢？爷爷说，胡颓子叶既能酸收肺喘，又可以以微温来化散肺中痰饮，所以它是温肺敛降下气之药，善于止咳平喘。临床上各种老慢支、哮喘，到后期都偏于虚寒，这时既要温其寒，又要敛其虚，用单味胡颓子叶煎汤或者研粉冲服都管用。

小指月又说，为什么每天还要吃一两个核桃？爷爷说，虚喘要治肾。核桃能助肾纳气，但又不能服用太多，服用太多脾胃转动不过来，反而容易生痰生湿。这老慢病就像将要灭了的炉子一样，你想要把火烧旺起来，就要慢慢添柴，一次不能添多，持久地添，由小到大，由少到多，火就会旺起来，身体也会强壮起来。所以食疗之道，不在于一下子补多少，而在于长期慢慢地补养。在身体能吸收的前提下，认准方向，辨证用药，久久必见其功。虽然是一两个核桃，可每天增一分正气，壮一分肾气，日积月累，体质一强起来，痰喘就退下去了。

小指月点点头，随后在小笔记本中记道：

《本草纲目》记载，胡颓子叶治喘咳方，出《中藏经》，甚者亦效。云有人患喘 30 年，服之顿愈。甚者服药后，胸上生小瘾疹作痒，则瘥也。虚甚加人参等份，名清肺散。大抵皆取其酸涩，收敛肺气耗散之功耳。

62. 朱砂

◎朱砂镇心而安魂魄

有个人得了种怪病，经常彻夜难眠，无法入睡。病人说，我总感觉有个人跟着我，衣食住行，形影不离。我跟别人说，别人都说我疯了，可我确确实实感觉到这人的存在。爷爷笑笑说，你的感受我清楚。

这病人眼中一亮，终于有医生相信他了，知道他的感受了，便问，大夫，我这病有得治吗？爷爷说，指月啊，你看为什么有这种幻觉呢？

小指月说，心为君主之官，神明出焉，这些神魂层面上的疾病要治心。爷爷点点头说，没错，心为一身之君主，禀虚灵而含造化，具一理以应万机，脏腑百骸，唯命是从，聪明智慧，莫不由之，故曰神明出焉。

小指月摸着病人的脉，手少阴心脉虚数。爷爷说，虚宜补之，数宜镇之。用人参、茯神补心，朱砂镇心而安魂魄。给病人用上这三味药后，只服用了 3 次，病人晚上呼呼大睡，种种幻觉一去不复来。纠缠了他好几年的怪病就这样好了。

随后小指月在小笔记本中记道：

《奇疾方》记载，凡人自觉本形作两人，并行并卧，不辨真假者，离魂病也。用辰砂、人参、茯苓，浓煎日饮，真者气爽，假者化也。

◎能杀恶鬼的朱砂

有个人晚上多梦，梦见各种恶鬼，搞得他都不敢闭眼睡觉。

小指月问，你平时是不是惊悚鬼片看多了？病人说，以前看，现在不敢看了。

爷爷说，心脉虚弱之人，就要多看正能量的东西，绝对不要看那些鬼片，否则心神容易动摇，很难恢复。病人说，我试过不少药，都治不好。

爷爷说，指月啊，你知道为什么《神农本草经》里第一味药就是朱砂吗？

小指月说，心为五脏六腑之主，心动则五脏六腑皆摇，而朱砂能镇心安神。通过降伏心神妄动，而统治周身。《神农本草经》讲朱砂能养精神，安魂魄，杀精魅邪恶鬼，主身体五脏百病。

爷爷点点头说，五脏六腑，四肢百骸，血气营卫，全都赖精神以统御之。朱砂最善入心安神，这样天君泰然，则百体从令，所以三百六十五种药，朱砂排名第一。对于各种精神不能凝聚，导致身体出现问题的，朱砂能使精神凝聚。

于是爷爷便教病人一边用胶囊装朱砂吞服，每次 0.5 克，一边用朱砂做成一个小香囊，佩戴在身上，收摄心神，安魂定志。这样病人晚上睡觉好了，各种恶鬼也没再来干扰。

爷爷说，这世上本来就没有恶鬼，恶鬼是人心神分裂的幻觉，就像你累了会看花眼，会认错人一样，这时就要养精神，安魂魄。不是说朱砂能主动去杀恶鬼，而是让你精神自壮，这样正气存内，邪无从生。随后小指月在小笔记本中记道：

《本草纲目》有载，钱丕少卿夜多恶梦，通宵不寐，自虑非吉。遇邓州推官胡用之曰：昔常如此，有道士教戴辰砂如箭簇者，涉旬即验，四五年不复有梦。因解髻中一绛囊遗之，即夕无梦，神魂安静。

一读书人用脑过度，没法入眠。这样时间一长，不仅学习效率下降，身体更显得弱不禁风，形容枯槁，颜色憔悴。

读书人说，有没有药可以帮我补补身子，我现在吃饭也没胃口了。

爷爷说，急莫急于安神。如果神志没有安定下来，什么东西都补不进去，就像车子不停下来，怎么加油呢？

读书人恍然大悟，说，大夫，可我也想让脑子静一静，为什么就是静不了？

爷爷说，心若浮躁，当安心放下，可以治愈你的顽疾。爷爷教他睡觉时把注意力放在脚下，平时赤脚在沙地上走路，靠肉体的刺激，让心神能往下收。

同时又给他开了天王补心丹。小指月问，爷爷，为什么用天王补心丹呢？

爷爷说，天王补心丹专治劳神过度，阴虚火旺，内热扰心的不寐多梦症，这里面有一派养阴血之品，配合朱砂为衣，镇心安神。李东垣认为朱砂能够纳浮越之火而安神明。神志镇定等于把车停下来，阴血充足等于加油，停车加油等于休息养足精神，所以其寐立安，身体强壮。

果然病人吃完药后，心意识能安静了，晚上也能睡个好觉，随后胃口大开。没有用消食药，也没有用健脾药，脾胃功能却渐渐好起来，身体也没那么消瘦了。

小指月说，原来不是一定要见招拆招，见病治病。爷爷说，上医治神，中医治气，下医治形。如果能在神的层面上去调治，那就比理气高明；如果能够在气的层面上去理顺，那就比调形高明。所以万病不治，就必须寻到心神中去治理，方有一条出路。随后小指月在小笔记本中记道：

金山寺有个和尚叫道藏，自小出家修行，他才到寺里时，砍柴、挑水、种菜、扫地，可勤快了。后来，方丈见他心地好，就教他念经识字。道藏是个有心人，做啥事都认真。念经过后，一有时间，就练习写字，一来二去，天数多了，练就了一手好字。他给寺里抄写经卷，附近村里谁家求他写个墓碑、题个对联什么的，他都乐意办。后来道藏因耗费心血太多，得了一种病。他的病怪得很，也能吃，也能喝，就是睡不着，好忘事。道藏想多抄几卷《金刚经》，但是提笔忘字，写不成。方圆几十里的先生都请来治疗过，药没少吃，就是病情不见轻。

一天，道藏又抄《金刚经》，他怕抄错字，就念一字，抄一字，可费劲了。抄着抄着，他打瞌睡，就趴到桌上睡着了。谁知刚一合眼，忽听一阵风响，从外面跳进来一个金甲神，对他说："按这药方吃药，你的病就好得快！"道藏心里一欢喜，醒了，原来是个梦。只见手上有一张纸，一看，是张药单，上边写着：柏子仁、酸枣仁、天冬、麦冬、当归、石菖蒲、生地黄、玄参、人参、丹参、桔梗、远志、茯苓、朱砂、蜂蜜。道藏觉得奇怪，回想起梦中那个金甲神，仿佛在哪见过，后来仔细一想，哦！对了，是大雄宝殿里的降魔天王！他赶紧跑到降魔天王像前磕了几个响头。道藏按药单抓药，熬好一喝，嗨！果然有效，头剂药吃过，就觉得神志清醒多了。连吃了几剂，浑身舒坦，记性也好多了。后来他为了携带方便，按此方制成丸药，效果也很好。因为这个药方是降魔天王传的，就把此方叫作"天王补心丹"。后来天王补心丹传入民间。虽过千年，至今仍然在临床上应用。

◎朱砂安神治顽固呕吐

《兰室秘藏》记载，朱砂安神丸，治心烦懊恼，心乱怔忡，心下痞闷，食入反出。用朱砂四钱，黄连五钱，打粉为丸，饭后吞下。

有个病人，一次吃了大量粽子后，觉得胸中烦热，遂呕逆不止，吐出没消化的食物。本以为吐出来后就会好些了，可是连续几天呃逆，吃完饭后就吐出，非常难受。医生给他用了小半夏汤、大黄甘草汤，还是呕吐不止，呃逆不愈。连续1个月都没好转，搞得病人没法工作，也没法睡觉。

小指月正在想用什么降逆止呕药，脑子里一下子跳出来旋覆代赭汤、橘皮竹茹汤。爷爷笑笑说，不要见呕止呕，你看他舌尖红，本身心经有热，心火不能下达胃土，所以泛上作呕。

小指月马上问，小便怎么样？病人说，小便黄赤短少。爷爷笑笑说，诸逆冲上，皆属于火。但你要辨明是何脏之火，不然就没法治疗。

小指月再仔细把一下病人的脉，发现病人手少阴脉特别亢盛，这样舌象、脉象和病症同时指向心经热火。爷爷说，既然降胃乏效，何不试试清心？

遂用朱砂、黄连两味药，病人也知道朱砂、黄连是安神治失眠的，自己是以呕吐、呃逆为主，用治失眠的药，这不是风马牛不相及吗？

爷爷说，很多事情看起来没什么联系，是因为没有看到它的本质。用安神的药可以治呕吐，用平肝的药可以治失眠，用通肠的药可以降血压，用降肺的药可以通大小便。必须明白脏腑气机生克制化，方才能够悟透其中医理药性。

病人还没吃完一料朱砂黄连散，呃逆就好了，也不呕吐了，心不烦，尿不赤，神清气爽，非常舒服。

小指月的思维又发生了一次巨大变化，看来不要仅从病症去思考，机械对应处方，一定要从临床具体病人出发，从病机入手，从舌脉下药，这样方能真正体现以人为本，具体问题具体分析。随后小指月在小笔记本中记道：

张泽生经验：朱砂治顽固呕吐奇案。戴某，女，21岁。某日食山芋干，始觉脘次不适，继则呃逆频作，呕吐未消化食物。医投降逆之品，呃逆已止，然食后即觉胃气上冲，每日必吐3次，渐至食入即吐。病经4个月，中西药治疗未效，乃收住入院。经钡透、胃液分析及多方检查，均未发现异常。迭投清火降逆之剂，如大黄甘草汤、左金丸、旋覆代赭汤、橘皮竹茹汤、大半夏汤等，效不著。改用酸苦辛通益胃等法治之，呕吐亦不止。形体日瘦，面色苍黄，食后即吐，吐多存少，水谷难容，服汤药亦必吐出大半，大便干结量少。邀余诊治，思及食入即吐，责之有火，又兼舌尖红，便结。按证用清胃和中降逆之剂，尚合病机，何以竟顽固至此？回家查阅《中医验方汇编》，见朱砂散一方，可治顽固呕吐，由朱砂、半夏、丁香、冰片、甘草组成。细究方药，《本草从新》谓朱砂泻心经邪热，镇心定惊，且又重坠，善止呕吐。再思病者舌尖红，乃心火偏旺，与方中述证尚合。清胃无效，何不以清心治之？即以朱砂、半夏、丁香、甘草、冰片，研为极细末，每日2次，每次3克。药服半料，呕吐即止，观察月余，亦未再发。

◎ 朱砂拾珍

张锡纯经验

壬寅秋月，霍乱流行。友人毛××之侄，受此证至垂危，衣冠既毕，舁之床上。毛××见其仍有微息，遂研朱砂钱许，和童便灌之，其病由此竟愈。一女子得霍乱至垂危，医者辞不治。时愚充教员于其处，求为延医，亦用药无效。适有摇铃卖药者，言能治此证，亦单重用朱砂钱许，治之而愈。愚从此知朱砂善化霍乱之毒菌。至己未在奉天拟得急救回生丹、卫生防疫宝丹两方，皆重用朱砂，治愈斯岁之患霍乱者不胜纪，传之他省亦救人甚伙，可征朱砂之功效神奇矣。然须用天产朱砂方效，若人工所造朱砂（色紫成大块作锭形者，为人工所造朱砂），止可作颜料用，不堪入药。（《医学衷中参西录》）

指月按：《珍珠囊》提到，心热非朱砂不能除。朱砂除了镇心安神外，还有清心解毒的作用。所以治疗各类疮疡肿毒的方药，比如太乙紫金锭或冰硼散里用朱砂。各类瘟疫热证的急救方中，如安宫牛黄丸、至宝丹，也往往用之而功效神奇。

民间食疗方，朱砂 0.1～0.5 克（或加酸枣仁 20 克，效果更佳），放进猪心里炖服，治疗心动过速、心悸、失眠。

《唐瑶经验方》记载，治心虚遗精，猪心 1 个，用水飞过的朱砂末渗入其间，用线绑紧，煮熟食之，则心安神定，惊不妄动。

指月按：以猪心为引，用朱砂安神，形神并治，故此方在民间流传久远，简便有效。朱砂在临床使用中有四宜四不宜：剂量宜小不宜大，常用量在 1 克以下；宜暂用不宜久服，久服恐其累积中毒；宜入丸散剂，不宜入煎剂，若入煎剂，宜研细粉拌其他药同用，如朱茯神，就是用朱砂拌茯神；宜生用不宜火煅，不然见火后，容易分解出水银，引起慢性汞中毒。金石之品，对于肝肾功能不足的人来说，都应该少用或慎用。

《士材三书》记载，朱砂丸治喜怒无度，发狂，用朱砂、白矾、郁金打粉，蜜糊为丸，薄荷汤送下。

指月按：白矾和郁金就是白金丸，专门治疗胸中郁气、痰浊壅堵引发的狂躁妄动。但此方去痰气有余，镇心神不足，加进朱砂，更能够镇心安神，治疗诸躁狂越，解心火痰扰之证。用薄荷汤送服，取薄荷能开发毛窍，透热外出，心中烦热能从表散，心肾能够从里安，那么喜怒发狂便可止住。

《摘元方》记载，治蜂虫叮咬伤，用朱砂末，水涂之。

指月按：朱砂可清热解毒，尤其善清心经之热。局部蜂虫叮咬伤，必定红肿热痛，中医认为诸痛痒疮皆属于心，所以清心经热毒，痛痒疮可除。著名的冰硼散，用冰片、硼砂，配合朱砂，外用治咽喉肿痛、口舌生疮，也取朱砂清热解毒治心火之功。

63. 磁石

◎一个水坑引发的思考

《得配本草》记载，磁石得朱砂、神曲，交心肾，治目昏内障，磁石使精水不外遗，朱砂使邪火不上侵。

爷爷，磁石怎么能聪耳明目？小指月不解地问。爷爷没有正面回答指月，而是带他到竹篱茅舍外面的一个水坑，正逢雨后天晴，水坑里的水非常清澈。爷爷随手拿了一根竹棒插到水坑里用力一搅，清澈的水一下子变得浑浊了。

爷爷笑笑，问指月，你明白了吗？指月摇摇头，看不出所以然。

爷爷接着说，这水什么时候能变清呢？小指月说，只要不再去搅动它，不久又会慢慢澄清下来。

爷爷说，水之澄清，如耳目之清明。人体清升浊降，百病消除。如若清浊混沌，不能各司其属，气机紊乱，百病丛生。惊扰则气乱，恐怖则气浮。如此气乱且浮，则如同以竹棒搅水坑，满坑浑水，不见清澈。怯则气浮，重可去怯，这是徐之才《十剂》里的精华。只须用重镇之药，镇其恐怖，定其惊乱，则浊自降，水自清，目自明，耳自聪。此磁石重可去怯、降可平逆之理也。这样恐怖惊乱得平，耳目自然清明。如同你不去扰乱这水坑，水自然变清。

小指月恍然大悟，人体用药之理和大自然物理真是一一通应，若非爷爷循循善诱，仔细观察，我怎么也想不透这其中的道理啊！我现在终于明白为何耳聋左慈丸里用六味地黄丸还要加磁石的道理，这样才能够聪耳明目。

有个病人因为交通事故，受到严重惊吓，神不守舍，晚上睡眠难安，最让他苦恼的是视力严重减退，而且听力出现障碍。四五十岁人的视力、听力就像八九十岁的老人一样，他赶紧去耳鼻喉科。医生给他用了不少治眼、耳的药，既有内服的六味地黄丸，也有外用的眼药水，可治来治去，还是没有效果。

爷爷说，我们换一种方式。指月，你看他心脉跳得不整齐，偏数，这说明什么呢？小指月说，说明病人受到过惊吓，气机逆乱。

爷爷说，所以他一派浊阴不降，蒙蔽清窍，清窍没法清明。小指月说，爷爷，我知道了，就用磁石。

爷爷点点头说，用磁朱丸，磁石配朱砂，还有神曲。病人说，这不是治癫痫、失眠、惊狂的药吗？原来病人是个中医爱好者，对中医略懂一二。

爷爷说，没错，磁朱丸治惊悸、失眠是常法，活用它来治疗耳不聪，目不明，浊阴不降而上扰，却是变法，取它重镇下降、安神定志之功。这样神得安则目睛明，志得定则耳窍聪。

病人似懂非懂，回去后抱着试一试的心态，吃了十几天的磁朱丸，发现听力、视力、睡眠一天比一天好。他心中大喜，终于找对药了。于是吃了整整 1 个月的药，又恢复了交通意外以前的正常视力、听力。随后小指月在小笔记本中记道：

《本草纲目》记载，磁石法水，色黑而入肾，故治肾家诸病而通耳明目。一士子频病目，渐觉昏暗生翳。时珍用东垣羌活胜风汤加减法与服，而以磁朱丸佐之，两月遂如故。盖磁石入肾，镇养真精，使神水不外移；朱砂入心，镇养心血，使邪火不上侵；佐以神曲，消化滞气，生熟并用，温养脾胃发生之气，乃道家黄婆媒合婴姹之理，制方者宜窥造化之奥乎。方见孙真人《千金方》神曲丸，但云明目，百岁可读细书，而未发用药微义也，孰谓古方不可治今病耶？独孤滔云：磁石乃坚顽之物，无融化之气，止可假其气服食，不可久服渣滓，必有大患。夫药以治病，中病则止，砒砌犹可饵服，何独磁石不可服耶？磁石既炼末，亦非坚顽之物，唯在用者能得病情而中的尔。

◎ 磁石拾珍

《名医别录》记载，磁石治喉痛。

指月按：咽喉痛有多方面原因，少阴肾经循咽喉，有一种是因少阴肾经虚火上攻，每每熬夜或纵欲后喉痛加重。《本草求真》记载，磁石入肾镇阴，使阴气龙火不得上升，用磁石咸入肾，能坠炎上之火以定志，引肺脏之气以入肾，重镇降逆，善于吸纳，引火归原，而咽痛自止。

《寿亲养老新书》载有磁石粥，治老人耳聋，用磁石和猪肾煮粥食，经年累月，气力强盛，年若童子。

指月按：李时珍讲磁石治肾家诸病，肾主骨，强肾所以壮骨，骨壮则肾之窍耳为之聪。磁石配猪肾能加强引药入肾效果。猪肾藏精，开窍于耳。磁石粥乃老人容易接受的一种药膳。

张炳秀经验

阴阳互根，磁石质重潜降，张师临证每遇及阴寒阳衰之证须用附、桂等温热之品时，常佐以一味磁石，先煎入药。张师曾告吾辈，此乃先师王乐匋公所教。阴阳水火互根消长，阴阳之中复有互藏之道，阴中有阳，阳中藏阴。药物配伍也当与此理相谋，方可应道而愈。治寒以热，肾阳亏虚，沉寒痼冷之疾，非大温大热之剂不能举其功，于大队辛燥、温热、助阳药中独加磁石一味。磁石性寒质重，李时珍谓其"法水，色黑而入肾"，旨在取其性寒重坠之性。

指月按：《千金要方》用磁石五斤，清酒渍二七日，治阳事不起。《内经》谓阴平阳秘，精神乃治。壮阳而不固密，等于自壮。故用桂、附等温热之品时，通常要配以磁石这些矿石封藏类药，善于使阳气固密，不会发散消耗掉，更能助肾封藏，以壮其阳。

64、龙骨

◎龙骨安魂治失眠

很多人失眠后，记忆力也减退。有个病人长期炒股，过度用脑，劳神苦思，经常面对电脑，晚上睡觉时连做梦都是股市信息。

小指月摸他的脉细数，明显是血虚阳亢。这病人说，大夫，我最近老是心慌健忘，要么就睡不了觉，要么睡觉光做梦，睡了跟没睡一样。该怎么办呢？

爷爷笑笑说，你牵挂什么，就放下什么。牵挂股市就放下股市，牵挂工作就放下工作，不去关注它们，你的神就会慢慢收下来。这病人说，我放不下。

爷爷说，很多人因为放不下，最后身体出了大问题。所以人要理智地活，不要混沌地活，等到身体承受不住时，该放手就放手。人生在世，应该学会驾驭自己，乃是第一本事。如果因为外物而沉迷，没有自主能力，就会活得越来越累。

这病人幡然醒悟，回忆自己这么多年好像没有真正为自己活过，天天关注、牵挂的东西都是金钱，好像竭尽自己所能，都没法满足自己的欲望所需。

爷爷说，迷者，通过不断追求物质来填补欲望；而觉者，却通过降伏心头的欲望来减少物质所累。人需要的不多，想要的太多。人真正活着不过就是日食三餐，夜眠八尺而已。你想想奋斗到最后，连三餐都吃不安，睡觉都睡不好，这究竟是进步了，还是倒退了呢？

病人听后冷汗淋漓，是啊，我这么多年不断赚钱，夜以继日，究竟是得是失？

爷爷说，即使你得了世界，赔了性命，输了健康，那也是彻彻底底的大输家。

病人点点头说，大夫，你说得对，我有一分稳定的工作就知足了，我应当把沉迷于股市里的精神头收回来，从此好好生活。

爷爷点点头，因为病人真正回了头，觉了醒，治起病来就像顺水推舟一样，轻松快速。于是给病人开了酸枣仁汤，加了龙骨一味药。爷爷说，如果有龙齿，那就更好了，可现在龙齿越用越少，非狂躁之症不轻易使用。

小指月看爷爷用龙骨只用 10 克，便问，爷爷，剂量这么小，能镇住神志吗？

爷爷说，龙骨若打成细粉，10 克可当 30 克用，而且病人心神已放下，这时稍微借助药力就可显效。如果病人心神没有放下的话，你用 100 克也没用。

病人服汤药后，睡眠深沉，心不慌，神不乱，也不做乱七八糟的梦了。连服 5 剂，神安志定，那种焦虑不安、健忘憔悴之感，烟消云散。随后小指月在小笔记本中记道：

> 符友丰经验：龙齿安魂，量小亦效。失眠古称不寐，病因多端。前贤谓人卧则魂归于肝，魄藏于肺，魂魄归宅，则眠自安。宋·许叔微《普济本事方》倡用珍珠母丸、独活汤即是其义。方以珍珠母为君，龙齿佐之，称珍珠母入肝经为第一，龙齿与肝同类，故魂游而不定，魂飞扬者，宜以龙齿。清·吴仪洛《本草从新》谓龙齿涩平，镇心安魂，治大人惊痫癫疾、小儿五惊十二痫。符氏用龙齿常小其量而功效不减。忆昔从师之时，曾治肝虚不寐病例，以养肝之剂合安神之品如柏子仁、合欢皮、炒酸枣仁、首乌藤之类，似效不效，师加龙齿 6 克许。初窃怪质重之物，量小如此，颇不惬意，然病人竟得安然入眠。始知用药对证，不在量大。如同用兵，兵不在众而在精，将不在勇而在谋。自此凡用龙齿及拟方投剂，均不专事以量取胜。顾近时初学医家，用之动辄两许、数两。恒念物力维艰，故录之以供参考。

◎龙骨与钓坠

《中医内科杂病证治新义》记载，天麻钩藤饮乃平肝降逆之剂，主治高血压，头痛眩晕，耳鸣失眠。

有个病人，60 岁，刚退休，老觉得眩晕耳鸣，失眠。于是去量血压，一量吓了一跳，高压都快 180 了。医生跟他说，血压这么高，搞不好会中风啊。医生给他开了天麻钩藤饮。可病人吃了 10 剂药，还是头晕耳鸣，睡不好，再量血压，降到 160，可人还是不舒服。他便找来竹篱茅舍。

小指月看病人舌苔薄黄，脉弦细有力，再看以前医生开的天麻钩藤饮，觉得这方子并没有方向性的错误啊，用平肝降逆之法，是治疗这种脉弦细上亢的常规大法啊！爷爷说，指月，钓鱼为什么要在绳子下面加一个铅坠？

小指月说，这是因为钓鱼线不会因为水的波动而摇摆。爷爷点点头说，没错，人体血脉上亢，经脉就会随着上亢的气血而抽动。你看，病人手都有些微微抖动，甚至拿筷子都会掉在地下。这时如果不加以重镇平肝，就更容易动风。

病人用不可思议的眼光看着爷孙俩，说，大夫，你怎么知道，我近来有好几次掉筷子，以前从来没有掉过啊。爷爷说，这是风动之象，搞不好，很容易中风。

病人焦急地问，那我该怎么办呢？爷爷说，头晕耳鸣，生气的时候加重，心急的时候也加重，所以要戒急戒躁戒怒，你如果做不到这点，这病就不好治。

病人听后更是信服地点点头说，正如大夫你说的，我几次都是跟人吵架后耳鸣头晕，几天缓不过来。爷爷说，吵架是拿别人的错误惩罚自己，吵架的最大作用就是得病。你赢了嘴皮，却输了身体。真正长寿的人，懂得事事谦让。不懂得息事宁人的人，命不长。

这几句话一下子点中了病人的要害，原来他就是爱占小便宜，爱跟人计较。

爷爷说，血压是争上去的，健康是让出来的。争则面红耳赤，让则神清气爽。谦让不单是中华民族的传统美德，更是保健养生的一条秘诀。

病人往往在病痛紧急关头更容易听得进别人对他的忠言。如果在平时爷爷讲这番话，他不是听不进耳朵，就是这边耳朵进那边耳朵出。可这时他却牢牢地记在心里，唯恐做不到引起中风。

随后爷爷就在天麻钩藤饮基础上，再加了龙骨、牡蛎两味药。病人疑惑地问，大夫，我这方子都吃了10剂了，没有效果，再加两味药管用吗？

爷爷笑笑说，病非一日得之，用药也不是短时间能治好的，病去如抽丝，要慢慢来。你吃这药血压未再上升，说明方向对了，只是剂量还不够。加入这两味平肝潜阳药，就不同了。这龙骨、牡蛎质重沉降，能平肝潜阳，专门治疗肝阳上亢导致的头晕、目眩耳鸣、失眠、烦躁易怒。前面的药物已经用了八成的力，这龙骨、牡蛎再加两成下去，就可以把上逆的气血收下来。

病人又服用7剂药，血压降到正常范围，耳也不鸣了，头也不晕了，睡觉也好了。他高兴极了，经过这次病痛的考验，他不再那么焦躁、跟人计较了。

爷爷说，以疾病为良药，疾病不是要你的命，而是要你懂得去检讨，看看自己的行为有什么过失。比如气势上亢的就要多谦让，气势怯懦的就要敢担当。上亢的脉势，如果懂得谦让就会变柔和，其病自愈；下陷的脉势，如果懂得担当，脉势就会变得刚强。用药如果结合病人修养，那么就像驾船又遇上顺风顺水一样，更能够药至病所，连根拔除，效如桴鼓。随后小指月在小笔记本中记道：

张锡纯经验：愚于忽然中风肢体不遂之证，其脉甚弦硬者，知系肝火肝风内动，恒用龙骨同牡蛎加于所服药中以敛降之，至脉象柔和，其病自愈。拙拟镇肝熄风汤、建瓴汤（或天麻钩藤饮），皆重用龙骨，方后皆有验案可参观。（《医学衷中参西录》）

◎找出遗精的原因

有个小伙子，不到20岁，就脱发甚多，家里没有脱发的遗传现象。

爷爷摸脉后说，指月，你仔细体会这脉象，是典型的虚劳脉。小指月一摸，这脉挺大的，怎么会是虚劳呢？

爷爷笑笑说，脉大而中空，外强而中干。张仲景说男子脉大为劳，极虚亦为劳。如果脉大而力量不够，说明这脉象是虚张声势。然后爷爷又问这小伙子，你平时是不是经常遗精啊？小伙子羞愧地点点头说，每隔两三天就会遗精一次。

爷爷说，太频繁了，精华固不住，这掉头发的问题就是因为长期遗精引起的。

小伙子有些不解，他没有中医整体观的思维，他以为脱发是脱发，遗精是遗精，两者怎么能关联在一起呢？

爷爷说，中医认为，肾主藏精，又主骨，肾精足，才能通过督脉上达顶骨，使人变聪明，头发变乌黑浓密。如果肾精亏，头发就像秋天的枯草一样，容易干枯稀疏而脱落。人体的精血一荣俱荣，一损俱损，长期遗精过后，精血不够，不仅发脱，而且眼花，牙齿松动，记忆力减退，注意力不集中，耐力不够，容易疲劳发困。

小伙子听后，点头如捣蒜，说，大夫，就像你说的这样，这些情况我都有啊，我该怎么办呢？爷爷说，首先你要找出遗精的原因，只有在原因上下手，才能断根。因地不真，果招迂曲。如果没有找到真正的原因，这病永远难以治好。

小伙子努力地回忆自己什么时候开始频繁遗精，原来是家里父母给他买了智能手机，他从此便迷恋了上网，看不健康的内容。

爷爷说，你把手机先交给父母保管，等你真正能够控制住自己心性时再用手机，否则头发掉光了，将来怎么学习、工作呢？小伙子听后点点头，下定决心要把不健康的坏习惯改掉。

爷爷便给他开了桂枝加龙骨牡蛎汤，里面并没有哪味药专门治脱发。结果小伙子吃了十多天的中药，居然不再频繁遗精了，本来三两天一次，精神委靡，现在回归到正常的一个月左右一次，身体就渐渐强壮起来，也没有再脱发。又过了两个月，脱发之处又重新长出了头发，头发长得既乌黑又浓密。

爷爷说，不要见脱发就想到去生发，找出脱发的原因，比盲目服用补肾生发之药更重要。因为你不把遗精这个漏洞固住，你补多少，它就漏多少。

小指月说，为什么用桂枝加龙骨牡蛎汤来补遗精的漏洞呢？爷爷说，《内经》认为，阳主固密。桂枝汤可以强大心脏阳气。看多了不健康的内容，就会有很多邪思妄想，而这些邪思妄想一动，就会扰动精关，肾精就藏不住，泄出来了。《内经》叫作心动则五脏六腑皆摇。这时通过用桂枝汤强大心脏阳气，邪思妄想就被赶跑了。然后通过龙骨、牡蛎一方面镇心安神，另一方面收敛固涩，把下面肾精滑脱之势加以固摄。最重要的是龙骨、牡蛎敛正气，不敛邪气。整个人阳气一固密，精华补外泄，又遗精自止，身体自强，脱发重生。随后小指月在小笔记本中记道：

《金匮要略》记载，桂枝加龙骨牡蛎汤治失精家，少腹弦急，阴头寒，目眩，发落，脉极虚芤迟，为清谷，亡血失精，脉得诸芤动微紧，男子失精，女子梦交。桂枝、芍药、生姜各三两，甘草二两，大枣十二枚，龙骨、牡蛎各三两。上七味，以水七升，煮取三升，分温三服。

◎龙骨拾珍

陈修园说，痰，水也，随火而上升，龙骨能引逆上之火、泛滥之水下归其宅，若与牡蛎同用，为治痰之神品，今人止知其性涩以收脱，何其浅也。

指月按：龙骨除了重以镇怯、涩以固脱外，还可以降气以治痰，因为痰随气升降，无处不到，气降则痰降。龙骨降逆气，则痰浊不得上逆。

《梅师集验方》记载，龙骨、桑螵蛸等份为末，治遗尿淋沥，盐汤服二钱。

指月按：桑螵蛸善缩尿，龙骨又能收敛固涩。对于正虚滑脱，膀胱小便兜收不住，用这些固精缩尿之品，以收敛固涩，遗尿自止。盐汤服用，能引药入下焦。

《医宗三法》记载，治阴囊汗痒，龙骨、牡蛎粉扑之。

指月按：真龙骨，用舌头去舔，能黏舌，此龙骨味涩能收敛也，所以龙骨外用能收湿敛疮。对于阴囊潮湿，常配牡蛎研粉外敷。若加进马勃，效果奇佳。

《太平圣惠方》记载，治小儿脐疮久不瘥，龙骨煅，细研为末，敷之。

指月按：龙骨煅后外用，收湿敛疮效果提高。若与枯矾等份研粉，效果更好。

《活人心统》记载，劳心梦泄，龙骨、远志等份为末，炼蜜丸如梧子大，每服三十丸，莲子汤下。

指月按：长期案牍劳形，容易梦中遗精，这时必须少劳心，因为劳心神，心动则精关容易摇动。这时应该淡泊寡欲，才有助于梦泄康复。用龙骨、远志就是加强心志，用莲子汤服用，也能够防止忧劳伤脾。

《梅师集验方》记载，治失精，暂睡即泄，白龙骨四分，韭子五合。上件为散子，空心酒调方寸匕服。

指月按：韭子能壮阳而医白浊，龙骨能固精以助封藏。中医认为阳主固密，只要阳气足，能固密，精就不会妄泄。通过韭子来壮阳，通过龙骨来让阳气固密，这样阳强能固密，其精不妄泄。

65. 琥珀

◎产后血晕

一妇人产后血晕，稍微劳作就天旋地转，小腹胀痛难忍。医生以为是产后气血大亏，给她服用十全大补汤，可补益后反而觉得胀满难受。

爷爷说，虽然产后多虚，可病人腹痛拒按，尺脉沉涩，乃有瘀血堵塞，堵塞不去，气血流行不顺利，必定会造成各种缺血疼痛现象。这些缺血疼痛，不靠补益，而靠通利。于是给病人用生化汤加琥珀。

小指月说，爷爷，生化汤治产后恶露不去，可以清除腹中瘀痛，可为什么还要加琥珀呢？爷爷说，生化汤取其瘀血去、新血生之意。用当归、川芎、桃仁、炮姜、甘草，配合酒与童便，以去瘀生新。特别是童便这味药引不可少，使瘀血出下窍就靠它带领。而加进琥珀是考虑到病人少腹水瘀互结，纯活血不利水，就没法把这堵塞通开，纯利水而不活血，也没法通开堵塞，只有活血、利水两手抓，水瘀才能解散，腹痛拒按才会好转。

小指月拍拍脑袋说，我明白了，琥珀就是一味既可以活血、又可以利水的药，而且还能镇惊安神，对于血晕神失所养，有一定安镇作用。

于是病人只吃了3剂药，腹中刺痛如失，血晕也没有再发作。

爷爷又跟指月讲了琥珀治疗产后血晕的来历。唐代药王孙思邈曾游医天下，经过河南时，途中遇到一产妇暴死，棺木下面却流出鲜血。孙思邈断定此人并未死去，犹有可救之机，遂急取琥珀粉灌服，又用红花煎汤以熏其鼻。这产妇居然长舒一口气，复活过来。众人无不称奇，皆称孙思邈为神医。孙思邈笑笑说，我不是神医，是因为妇人本来就没有死去。妇人之所以能够救醒过来，是琥珀之功。

随后小指月在小笔记本中记道：

周世鹏经验：薛某，产甫3日，阵作神昏晕厥，发则不省人事，瘀下时多时少，小腹胀痛拒按，口燥，舌暗红，脉弦细带涩。投以西血珀1.2克，童便送服，药后须曳即苏，观察1周未再发作，余恙亦愈。

按语：产后血晕一证，有因劳倦气竭或失血气随血脱所致，也有因实热乘虚上冒于心，神气不守者所致也，或因血热挟瘀，乘虚入肝，逆上凑心而致。本案当属瘀热乘心无疑。先父每见此类血晕，辄投此药，屡见神效。考琥珀此药，《名医别录》谓其安五脏，定魂魄，消瘀血。可见是一味极好的通瘀宁神之品；复佐以童便为引，咸寒下行，滋阴降火，有相得益彰之妙。二药同用，则瘀热下而神志清。可见药不在多而在于精，辨证正确，处方妥贴，自能药到病除。

◎产后小便不利

《仁斋直指方》记载，治癃闭、淋证、小便不利，单用琥珀为散，每服两钱，灯心草煎汤调下。

一产妇生完小孩后，突然觉得无力排尿，虽有尿意，却排不出，腹中隐隐作痛，怕冷。爷爷说，这叫产后癃闭，治疗时必须要考虑到产后妇人的特点。

小指月说，产后妇人气血大亏，百脉空虚，同时产后多瘀，恶露不尽，这样的虚实夹杂是产后妇人最常见的情况。爷爷点点头说，治疗产后诸疾，不能纯攻纯补，必须攻补得宜，补泻有序，才能够将疾病治愈。

小指月问，怎么确定这补泻的药物呢？爷爷说，虚多者补重于泻，实多者泻重于补。总之，要令浊水、浊瘀排泄出去，使得新血、阳气升发起来。

小指月说，排浊水、浊瘀最好的药就是琥珀了。爷爷说，琥珀甘淡平，能使肺气下降，通利膀胱。《药类法象》记载，琥珀善于消瘀血，通五淋。产后最常见的就是瘀血水结，除了用活血化瘀之品，还要通开水道，这样瘀血才能从下窍排走。故琥珀是治疗产后癃闭及跌打损伤、小便不利的不二良药。

小指月接着说，那病人脉象空大无力，明显气不足，单用琥珀恐怕通利太过，需要加点补益之品，是不是重用黄芪来补气利水呢？爷爷点点头说，没错，如果没有黄芪，这琥珀利水之力就不持久。小指月以为这两味药就行了。

爷爷说，还得加点肉桂和沉香，这样更有针对性，效果更强。

小指月说，肉桂乃命门的一把钥匙，可以加强肾与膀胱气化，更有利于治疗产后阳气不足，水液潴留。爷爷说，沉香乃诸香善于下沉者，沉入下焦，在肾与膀胱、下腹周围制造一个场，使得这周围气机因香而流通快利，无所住滞，并且沉香还能纳气归田，少腹周围气行则胀满消，瘀血去。

这妇人服了3剂药，小便日渐通畅，恢复正常。随后小指月在小笔记本中记道：

杨鲁一经验：三末饮治疗产后癃闭。三末饮每日用量：琥珀1.5～4克，肉桂1～2克，沉香1～2克，可视病情轻重加减，三味研末调服。如有热象者可酌减肉桂或不用肉桂。另用车前子20克，泽泻15克煎汤，将琥珀、沉香末调服。

方中琥珀性平味甘，功能通行水道，散瘀安神，使肺气下降而通利膀胱，具有利小便、通癃闭的作用；肉桂辛甘大热，能补命门相火不足，温阳通经，助膀胱气化；沉香辛苦而温，能调气降气，下达肾经。三味同用，有温阳通经、助膀胱气化而利小便之功。

司马某，女，25岁。产后第6天，小便闭而不通，小腹胀满，面色萎黄，短气乏力，恶露量多，色暗红，乳汁已下，质清稀。舌淡红，苔薄白，脉虚弱。治以三末饮合补中益气汤加减。琥珀末3克，肉桂末1.8克，沉香末1.8克，调匀后日分2次冲服。佐以黄芪18克，白术15克，太子参12克，当归12克，川芎9克，桃仁6克，炮姜2克，升麻6克，柴胡9克，炙甘草6克，每日1剂，水煎服。服药后于当日晚小便通畅。3剂后体力恢复，恶露正常，子宫复旧良好。因产时出血较多，又拟归脾汤加减，服3剂母子平安出院。

◎产后精神狂躁

《名医别录》记载，琥珀安五脏，定魂魄，消瘀血，通五淋。

小指月不解地问，爷爷，为什么像琥珀这种通利之品却能镇静安神呢？

爷爷说，这就要从琥珀的形成来看了。琥珀是松树的树脂埋藏在地下千百年，转化成像化石那样的物质。你看我们前面讲的龙骨、牡蛎这些矿石类药物，都有个最大的特点，就是能镇静安神，因为它质重下沉。对于惊则气乱，神无所归，虑无所定，有一定的收摄作用。

小指月说，琥珀和一般镇静安神药有什么不同呢？爷爷说，琥珀生于阳而成于阴，它为高高的树上松脂掉落地中，经千年封藏，可见它善于引天上浮阳，沉降地中伏藏，故能安五脏，敛浮阳。

小指月恍然大悟，原来琥珀的功效是这样形成的，从天降入地中，意味着能引天君之火，下归肾中，形成天地交泰之势。

爷爷点点头说，治疗各种狂越焦躁、顽固失眠，又伴随小便黄赤、不通畅的，除了用交泰丸外，再冲服些琥珀粉，效果更好。取天地交泰、降本流末之象。

一妇人生完小孩后着了凉，烦躁不解，睡眠难安，身上发热，又逢打雷闪电，受到惊吓，突然狂言高歌，不能自制。没发作时，又像正常人一样。她家人四处求医，治了半年也没治好，每个月都会定期发作几次，严重时怒目欲打人。

爷爷不问她怎么发狂，而问她肚子胀不胀，痛不痛，小便怎么样？病人说，肚子经常硬硬的，小便黄赤。

爷爷说，少腹硬结，为有血瘀。《内经》说，血在上善忘，血在下如狂。如果瘀血堵在少腹，心脉不舒，就会影响到心主神志，所以神乱气逆。

随后小指月背起《伤寒论》来，太阳病不解，热结膀胱，其人如狂，血自下，下者愈。其外不解者，尚未可攻，当先解其外。外解已，但少腹急结者，乃可攻之，宜桃核承气汤。

爷爷点点头说，这就是典型的瘀血在少腹，令人神志如狂，可以用桃核承气汤，但桃核承气汤攻逐瘀血有余，而通利小便不足，加点琥珀粉冲服，效果更好。

病人服用了1剂桃核承气汤（桃仁、桂枝、大黄、芒硝、甘草）加琥珀粉，正逢月经来临，排出大量血块，身心如洗，仿佛百脉松绑一样。再服3剂，病去若失。随访1年，未再发作。

小指月说，人家说精神病不好治，看起来又不太难治。爷爷说，要看是什么原因引起的精神病。如果是瘀血在少腹，遵循《内经》血实宜决之的原则，用桃核承气汤，逐瘀血，通经水，配合琥珀打开小便的开关，这样瘀化为水，排出体外，自然身心轻安，神清气爽。随后小指月在小笔记本中记道：

顾宗文经验，琥珀粉内服治疗产后精神失常，俗名谓"血邪"，疗效尚属满意。

例1　产后2天，言语失常，时哭时笑，昼夜不停，家属惊慌失措，不敢再让产妇睡眠，如此更加重了病情的发展。前医曾用白虎、承气之类均未奏效。余诊病人脉细数，神情呆滞，疲惫不堪，恶露甚多。据此证情，宜补气与祛瘀生新并进，佐以甘麦大枣汤送服西琥珀末1.5克，每日2次。嘱家属观察产妇呼吸是否平稳，切勿惊呼。服药后病人安睡达旦，次日即复如常人。

例2　产后当天晚上出现语无伦次，婆媳之间平时口角的情况反复讲述不停。深夜邀余出诊，见病家室内蜡烛通明，香烟缭绕，正在求神拜佛。诊病人有腹痛，恶露较多，宜祛瘀生新，吞服西琥珀粉1.5克，每日2次，经服2剂而愈。

考琥珀功能：利水散瘀，通淋安神，作利尿及通经药。琥珀主治：安五脏，定魂魄，消瘀血，通五淋。《日华子》诸家本草论琥珀曰：壮心，明目磨翳，止心痛癫邪，疗蛊毒，破结瘕，治产后血枕痛。综上诸说，琥珀能消瘀，安神定魄，故产后血邪用之能效如桴鼓也。

◎琥珀拾珍

李咫威经验　琥珀治疗阴囊血肿

一郑姓病人，因患鞘膜积液于外科行翻转术，次日左侧阴囊肿胀疼痛，3日后延余诊治，处以熟大黄、全当归、桃仁、生甘草梢、川楝子、黑栀子、生赤芍等凉血化瘀之品。翌日复诊，依然如故，即于上方加琥珀 0.9 克，水调吞服。次日病人自觉轻快，见腹股沟㿗肿已退，左侧阴囊血肿亦减。原方更进，琥珀增至 1.8 克。2 天后停服煎剂，单以琥珀粉 1.8 克，每日分 2 次吞服，连服 3 天，血肿全消，阴囊复如常形。

阴囊血肿之疾，多因手术后出血，或内损血管破裂，或骤受外损而致。临床中凡治此疾，均投以琥珀粉，每日服 1.8 克，少则 3 天，多则 10 天，即告痊愈。如一妇从自行车上跌下致阴部肿胀疼痛，予服琥珀粉 4 天而愈。医家以其镇惊安神、利水通淋、活血化瘀而多用于惊悸不眠、癃闭血淋、妇人癥瘕诸疾。吾以其甘平无毒，入归心、肝、膀胱经，阴囊血肿系本腑之疾，厥阴经绕阴器而循，临床取活血化瘀、去癥瘕之功，效竟神奇，堪称一绝。

指月按：血不利则为水，这是张仲景反复强调的。不仅治疗妇科杂病要遵循这种原则，治疗各类疑难病，也可以从这原则里取到源头活水、愈病思路。血脉循环不畅，局部会引起积水，局部积水堵塞血脉，会加重血瘀。一般手术或者跌打损伤后，局部容易瘀肿，瘀是血瘀，肿是水肿。这时活血、利水要两手抓，而琥珀正是活血利水药的代表，它既能够让血瘀得通，也能够让积水得利。《本草纲目》认为琥珀气味甘平，可安五脏，定魂魄，消瘀血，通五淋。阴囊血肿也是血瘀加水肿，一味琥珀能同时管住，所以其效如神。《中药学讲义》也记载，每次用琥珀 1.8 克研末，分 2 次水冲服，治疗 3 例阴囊血肿，皆连服 10 天痊愈。可谓一味琥珀乃阴囊血肿专方专药。

金振堂经验 琥珀、炒酸枣仁各等量，治疗顽固性失眠，睡前服用 3～6 克，1 周后即可见效。

指月按：琥珀镇惊能安魂魄，酸枣仁养血而宁心神，这两味药能令神魂得安。同时《内经》认为，主不明则十二官危，使道闭塞而不通，形乃大伤。琥珀入心能够安神，令心主神明功能加强，入血脉能让十二经脉通畅不闭塞，入膀胱、三焦，能令水道宽阔，排泄邪浊。琥珀一味药堪称降本流末、安神定志之妙品。这样心胸中水热瘀滞能下撤，神志得安宁，则失眠烦躁自可减轻。

《外台秘要》记载，治从高坠下，有瘀血在内，刮琥珀屑，酒服方寸匕，或入蒲黄三二匕，日服四五次。

指月按：琥珀运用于伤科，也是顺理成章之事，因为伤科少不了瘀血，瘀血不化散开，就容易攻心，而导致烦乱疼痛，甚至日久会造成各种后遗症虚劳，故古人说，血化下行不作劳。要把伤损处的瘀血化成水，从小便排出，这里头唯独琥珀天生就具有这本事。所以在各类伤科，心脑血管瘀阻、胸痹疾患中，常用琥珀和三七研粉内服。

《刘涓子鬼遗方》记载，金疮闷绝不识人，琥珀研粉，童便调服一钱，三服愈。

指月按：琥珀用于疮肿，内服能活血消肿，外用可以作为疮疡生肌收敛药。《本草纲目拾遗》认为，琥珀止血生肌，善疗金疮。古代的将士都知道这个道理，宋高祖带兵打仗，爱惜士卒生命，不惜打碎贵重的琥珀枕，赐给将士们作为金疮药。唐德宗在一次战斗中，毫不犹豫地敲碎琥珀剑匣，给战士们治疗刀剑创伤。可见古代把琥珀当成金疮药是非常常用的。

《中药学讲义》记载，琥珀粉吞服，可以治疗结石伴随尿血。

指月按：琥珀能消瘀止血，利水退肿。小便淋涩疼痛，甚至尿血，只要能够通开瘀滞，尿血很快就止住。当然不是单用琥珀，把琥珀加到辨证方中，更能够引众药打开膀胱通道，有助于水热下导。

66. 酸枣仁

◎酸枣仁粥治大病后失眠

《张氏医通》记载，大病后不得眠，大便不通，一味枣仁揉水去渣，煮粥频食。

有个肝癌的病人，放化疗后，癌细胞虽然没有扩散，但人显得非常憔悴，头发脱落，面色苍白。医生叫他多休息，可病人苦恼地说，我躺在床上睡不着。

爷爷说，现在大病恢复需要慢慢调理。病人说，可我这该怎么办呢？晚上睡不好，大便也排得不畅快，经常要用开塞露，连拉屎的力量也没有了，想干点活也干不了，想睡个觉也睡不好，该怎么办呢？

爷爷说，不管怎么样，睡好觉才有精神，才有胃口，大便通调才有力量，得先治疗这两样。小指月说，爷爷，那是不是开个安神通肠的方子？

爷爷说，病人体虚，不耐药力，稍微用药重一点，就容易伤到胃气，倒不如用个食疗方，既可以养胃，又可以安神通降。

小指月说，粥能养胃，又要安神，又要通便，那是不是用酸枣仁呢？爷爷说，没错，酸枣仁入心、肝，酸收能够缓心急柔肝弦，有利睡眠，凡仁皆润，酸枣仁也不例外，滋润可以滑利大便，就用一味酸枣仁煮粥喝。

病人喝了这种平和的药粥，一周后睡眠大为改善，不再用开塞露，大便非常通畅。后来病人嫌每天煲粥麻烦，爷爷便给病人用酸枣仁配合延胡索打成粉，因为病人偶尔还会胁胀。酸枣仁能养心安神，柔肝止痛；延胡索既可镇痛，醋制后还能入肝安魂。病人连续服用了两个多月的药粉，睡眠一直很好，头发也渐渐长出来了。随后小指月在小笔记本中记道：

马有度经验：酸枣仁配伍延胡索治疗不寐。酸枣仁炒香研粉，嘱病人自采首乌藤、鸡血藤煎汤送服，效果良好，自称为"枣仁双藤方"。以后每遇虚烦不眠者，或单用此方，或酌情配伍，亦多获效。

1969年带领学生下乡巡回医疗，见农村痛证甚多，仓促之间，每用醋炒延胡索粉6克，开水送服，日服二三次，多有良效。有些病人求效心切，往往倍用顿服，不仅疼痛迅速缓解，而且昏昏入睡，因而悟出延胡索似有安神之效。查阅历代本草文献，均未见有延胡索能安神的记载。又查古今医案，亦无用其治疗不寐的报道。后来从一份内部资料中得知，将延胡索的有效成分试用于失眠病人，取得一定效果。此后，每遇虚烦不得眠者，便在枣仁双藤方的基础上，再加入延胡索粉，果然收效更捷，而且头昏头痛的症状也迅速缓解。欣喜之中，又自称此方为双粉双藤方。有的病人无法煎药，便减去双藤，仅用双粉，同样取得良好的安神之效。这些零散的经验提示酸枣仁和延胡索在安神方面似有协同作用，继而约请研究单位进行药理实验。果然，酸枣仁的浓煎液和延胡索的有效成分在镇静催眠方面确有协同作用，随着剂量的增大，其协同作用尤其明显。于此似可说明，凡在临床实践中确属有效者，必有其科学道理。

◎盗汗亦有阳虚

《魏氏家藏方》记载，芪附汤能治阳虚盗汗。

小指月说，爷爷，不是说阳虚自汗、阴虚盗汗吗？怎么阳虚也会盗汗，会不会错了呢？爷爷说，一般是阳虚自汗，可阳虚到一定程度，照样会盗汗。《内经》说，阳者卫外而为固也。中医认为，阳主固密，当真阳亏虚时，固密阴液功能下降，不仅汗出，还容易出血，整个身体固密津液阴血功能减退。

有个冠心病的病人，经常心慌心悸、失眠，吃了不少养阴安神的药，虽然有所缓解，但一直都没有根治。医院说，心肌劳损不容易治，而且不能过于劳心劳累，而这病人经常操心单位、家里的事，从早到晚，一件接一件，根本停不下来，所以经常用心过度，心慌气短，白天汗出。

最近劳累过度，连续熬夜后，发现晚上睡醒后满身大汗，衣服都湿透了。病人以为一两天挺挺就过去了，可十来天都是这样，搞得睡觉更差，心慌心悸发作次数更多。他不得不找来竹篱茅舍。

小指月摸着病人脉象，濡弱无力，可病人的神志却挺兴奋。爷爷说，这种盗汗就是典型的阳虚不固密。如果是阴虚盗汗，脉象一般偏于细数，可脉象已经很濡弱了，有力、无力可以分虚实阴阳。这种无力脉象乃长期劳损心脏所致。

小指月说，是不是要用桂枝加龙骨牡蛎汤来固摄呢？爷爷说，对，一般人以为桂枝加龙骨牡蛎汤只治疗男子失精，其实精汗同源，只要阳虚不固密，这方子对于盗汗效果也很好，不过还要加黄芪、附子和酸枣仁。

小指月说，为什么呢？爷爷说，张仲景曾经讲过，阳虚的人会汗漏不止，加进附子，令阳主固密功能加强，其汗自止，加黄芪是补气，这样配上附子补阳，气阳双补，阴血就能被固密统摄起来。

小指月说，为什么还要加酸枣仁呢？爷爷说，汗为心之液，各类汗证最后都会不同程度地导致心烦、失眠，加酸枣仁可以酸收心肝阴血，以敛汗安神。

病人服用1剂汗遂止，服3剂后睡眠质量改善，一夜无梦。

爷爷说，对于心肌劳损、心脏功能不强的人，用黄芪、附子配合酸枣仁，既有芪、附补阳气，又有酸枣仁养阴血，既有强心壮脉的作用，又无烦躁伤阴的弊端，真是温养强心的一组绝妙药阵。随后小指月在小笔记本中记道：

龚士澄经验：枣仁黄芪附子方治阳虚盗汗。盗汗不仅阴虚，也有因为阳虚者，是阴阳互为其根之理。辨证要点：①盗汗多见于上半夜，或上半夜多，下半夜较少，汗液稠黏，汗冷；②周身常觉畏寒，喜暖，手足不温；③脉虚弱，或浮数不任重按，舌润；④多在冬寒时发病，夏秋较少。集验方：熟枣仁9～15克，黄芪20～30克，熟附子（盐制）9～12克。清水浸泡15分钟后，文火慢煎，睡前服头煎，次日晨至午2时服二、三煎。忌食辛辣。

张某，女，39岁。秋末冬初，较同龄人畏寒喜暖，稍受凉易感冒。近2周来，每夜醒后发现盗汗，汗冷而黏，内衣均湿，周身益寒，四肢不温，出汗时并不知晓。曾服当归六黄汤、归脾汤加减多剂，未能奏效。察其容貌白胖，脉虚弱，舌质淡，苔润，证属阳虚盗汗。方用：熟枣仁12克，炙黄芪30克，盐附子10克（先煎），3剂。每日1剂，水煎3次，作3次服，睡前服头煎。3日后药尽汗止。

杜某，男，29岁。自幼即形瘦，盗汗，口干，便燥。医用当归六黄汤加浮小麦、煅牡蛎，数剂汗止，发即常服此方。结婚后阳事不振，身体渐肥，四肢欠温，不如婚前轻快。近来盗汗较频，以前方加量服之，汗出益多，沾衣湿被。自述上半夜盗汗较多，身凉而黏，喜近暖处。诊其脉豁大，按之则弱，舌苔白泽，此乃滋阴清热药过多，也是阴损及阳之变，转属阳虚盗汗。方用：熟枣仁12克，炙黄芪40克，盐附片10克（先煎），5剂。每日1剂，睡前服头煎。复诊时盗汗减半，脉舌转佳，唯仍喜暖畏寒，是阳未足也。上方加附子至12克，5剂，服后汗止。继用肾气丸（浓缩丸），每次8粒，每日3次，于阴中补阳，以免复发。

按：盗汗以阴虚为多见。但从临床观察，不仅阴虚，也常有阳虚，或阳中有阴，阴损及阳，病因病机不一。不宜用"阴虚"二字以偏概全。例一，素禀阳虚，用枣仁黄芪附子方，3剂而盗汗遂止。例二，本属阴虚，因滋阴清热方剂太过，阳气受挫而不能固，转为阳虚盗汗。

◎酸枣仁治癫狂

有个女孩因为精神失常，被迫休学。原因是女孩经常考试不及格，被她父亲责骂，晚上常常惶恐不安。后来这女孩就到处乱跑，哭笑不休，晚上不睡觉，甚至连大小便都不避人。家人急忙送她看精神科，服用各种镇静药，虽然用药时控制住了，可一不服药，各种病症又复发，不得已只好休学。

爷爷说，教育孩子可以骂，但骂必须有个度。不是埋怨，而是鼓励。孩子的教育不仅是老师的事情，更是父母的责任。有一个和谐的家庭，才有一个懂事的孩子。女孩父母听了，也觉得很对不住孩子。

小指月摸完脉后说，爷爷，这脉象紊乱，不整齐啊！爷爷问，告诉大夫，怎么不舒服？女孩说，晚上我心跳得很快，睡不着觉。

小指月马上说，酸枣仁去怔忡之病，这是《药性赋》里说的。晚上失眠，心悸怔忡，明显可以用酸枣仁汤宁心安神，缓急止痛。

爷爷说，酸枣仁汤养肝血安神之力有余，可治怔忡之功不足，还需要用点朱砂，朱砂拌甘草或朱砂安神片来配合中药服用。开了7剂的酸枣仁汤。

女孩服药后，晚上睡觉变好了，心跳心慌发作频率变少了。7剂吃完，又吃10剂，基本上就很少心慌心悸了。没有再服用西药，癫狂也没有再发作。举家都很高兴，孩子也可以上学了。随后小指月在小笔记本中记道：

《中医趣话》记载，唐代永淳年间，相国寺有位和尚名允惠，患了癫狂症，经常妄哭妄动，狂呼奔走。病程半年，服了许多名医的汤药，均不见好转。允惠的哥哥潘某与名医孙思邈是至交，恳请孙思邈设法治疗。孙思邈详询病情，细察苔脉，然后说道："令弟今夜睡着，明日醒来便愈。"潘某听罢，大喜过望。孙思邈吩咐："先取些成食给小师父吃，待其口渴时再来叫我。"

到了傍晚时分，允惠口渴欲饮，家人赶紧报知孙思邈，孙思邈取出一包药粉，调入约半斤白酒中，让允惠服下，并让潘某安排允惠住一间僻静的房间。不多时，允惠便昏昏入睡，孙思邈再三嘱咐不要吵醒病人，待其自己醒来。直到次日半夜，允惠醒后，神志已完全清楚，癫狂痊愈。潘家重谢孙思邈，并问其治愈道理。

孙思邈回答："此病是用朱砂酸枣仁乳香散治之，即取辰砂一两，酸枣仁及乳香各半两，研末，调酒服下，以微醉为度，服毕令卧睡。病轻者，半日至一日便醒，病重者二三日方觉，须其自醒，病必能愈。若受惊而醒，则不可能再治了。昔日吴正肃也曾患此疾，服此方一剂，竟睡了五日才醒，醒来后病也好了。"这一巧治癫狂之法，取酸枣仁有安神之功，配伍朱砂，故收到理想疗效。

孙思邈这一治癫之法，后世也有承袭，《太平惠民和剂局方》中有一宁志膏，治伤心病狂，其方药及方义与孙思邈法相似，酸枣仁（微炒去皮）、人参各一两，辰砂（研细水飞）半两，乳香一分。四药研末，炼蜜为丸如弹子大，每服一粒，温酒化下，也可用酸枣仁煎汤，空心临睡前服。

◎酸枣仁拾珍

孙鲁川经验

夜半胃痛 吴某，女，41 岁。胃痛胃胀，不得眠，每至夜半发，约过 2 小时则胃痛自止，方可入眠。翌日晨起，并无不适。半年来时轻时重，未曾间断。经多方治疗，未见效果。病人言语低怯，面色萎黄，脉象弦细，舌质淡红，苔薄白。辨证：夜半为子时，子时当为胆气输注之时，胆气虚滞，故应时而病。再三揣摩，出一小方，聊以试之。处方：酸枣仁 30 克，炙甘草 12 克。水煎一大杯，夜间 10 时迎病服下。服药 1 剂，一觉酣睡达旦，胃痛未发。翌日又服 1 剂，胃痛仍未发作，病人颇喜，又照原方服药 6 剂，其痛竟愈。观察数年，未见复发。

指月按：因病而不得眠，或者因不得眠而加重疾病，加强睡眠调理可以让疾病减轻，甚至治愈。酸枣仁能够养血安神，炙甘草缓急止痛，两味药虽然简单，却能够治疗夜半胃痛不得眠。

夜半腹胀 张某，女，53 岁，农民。每至夜半腹胀，辗转反侧，约 2 小时后腹胀自消而安寐，病已半月。脉象弦滑，舌淡苔白腻。胃不和则卧不安，腹胀不得眠，每到半夜子时发病，按时辰观点进行推测，应属胆气郁滞，影响胃气不和。治以和胃宁胆法。处方：酸枣仁18克，陈皮9克。水煎一大杯，夜间10时迎病服下。连服3剂，腹胀、不得眠症减轻大半，又续服原方3剂而病瘳。

指月按：脾主大腹，腹胀乃脾经气滞。陈皮乃橘子的皮，正像一个大腹，善于理顺腹肠之气。配合酸枣仁养血安神即是安病。虽然只是两味药，却能理顺腹胀之气，令阳入于阴，其卧立安。

夜半发喘　周某，女，44岁，工人。夜半至天明，每发胸闷而喘，半年以来，其症时轻时重，未曾间断，虽经多方治疗，未能痊愈，病人颇觉痛苦。脉象沉弦，舌质淡红，舌苔白薄中黄。胸闷而喘，发自夜半至天明，按时辰为子（胆）、丑（肝）、寅（肺）三时。用酸枣仁补益肝胆之气，再加川贝母降肺气以疏肝，斟酌试之。处方：酸枣仁30克，川贝母10克。水煎一杯，夜间10时迎病服下。上方连服4剂，胸闷作喘即平，效不变方，再予原方6剂续服，巩固疗效。

指月按：病人时常胸闷而喘，夜间不得已醒过来，为痰浊堵在胸肺，阳不入阴，所以没法安睡，结合病人舌红苔滑，乃痰浊化热之象。用川贝母，清热化痰散结，把胸膈中挡道的顽痰一扫而光，再配酸枣仁，养血安神，其卧立安。

临床中经常发现疾病的变化与昼夜时辰的变化有着密切关系，先以酸枣仁治愈夜半胃痛，然后又对夜半腹胀、夜半发喘、夜半胁痛等病症做了治疗尝试，皆不同程度地取得了较好的效果。至于酸枣仁治疗夜半发病，考查了历代的一些方书，尚未发现有关记载。我们只是根据"酸枣仁味酸性收，故主肝病""专补肝胆亦复醒脾"及"能散肝胆二经之滞……除烦益胆气"等说法，认为酸枣仁为肝胆家之正药，故选此药为君。一案因其胃痛，故佐甘草以缓急止痛；二案因其腹胀，故佐陈皮以理气消胀；三案胸闷发喘，故方用酸枣仁补其肝胆之气，佐川贝母肃降肺气兼以疏肝。酸枣仁是否就是治疗夜半子时发病的唯一药品，尚且不敢肯定，由于水平有限，经验亦少，愿意提出这个问题，以供同道参考，共同在临床实践中加强研究。

指月按：晚上发作的疾病在睡前服药，按照《内经》《伤寒论》的说法是先其时而药之。在疾病发作前截断扭转，其病乃止。特别是各种有规律可循的疾病，比如痛经、疟疾、经期头痛及失眠，在疾病发作前用药，是一个很好的经验。为什么夜半子时这个阴阳交接之处，选择用酸枣仁呢？明代缪希雍曾提到，酸枣仁能补胆气，可温胆，胆为诸脏之首，十一脏皆取决于胆，故久服之，能够安五脏，轻身延年。

67、柏子仁

◎凡仁皆润

《本草衍义》记载，治老人虚秘，柏子仁、松子仁、火麻仁等份，研粉制丸服。有位老人头发焦枯，皮肤干燥瘙痒，经常晚上痒醒。

爷爷问他，大便怎么样啊？老人家说，别提了，不用开塞露，大便就来不了。

爷爷说，指月啊，你看怎么治他的皮肤瘙痒和肠燥津枯呢？小指月说，诸痛痒疮，皆属于心。是不是要治心啊？

爷爷说，治心有清心火，也有养心阴，还有通心脉等，方法太多了，你要用哪种方法？小指月说，人老如同树老，大都皮肤干燥，加上病人肠道也干燥，这种瘙痒应该跟阴血缺少分不开关系，所以是一种燥痒。燥者润之，还是以养五脏之阴、润通六腑为治法。

爷爷点点头，没错，那就用仁类药吧。凡仁皆润，用松子仁、柏子仁、火麻仁之类，既能润五脏以安神，又可润六腑以通便，更能润肌表毛窍治燥痒。这老爷子服用三仁润肠丸后，发现睡觉好了，皮肤也不燥痒了，大便也不用开塞露了。

爷爷说，在这三仁的基础上，再加郁李仁、杏仁、桃仁，去掉火麻仁，又叫五仁丸，专治老年人或产后血虚便秘、肠燥津枯便秘。这些仁类药大都富含油脂，质地比较滋润，就像润滑油一样，入到哪个脏腑，就能润滑哪个脏腑，入到皮肉筋骨脉，就能够让皮肉筋骨脉润滑而不燥涩。所以皮肤得润，则燥痒止；心脏得润，则失眠止；肠道得润，则便秘止。如此五仁丸、三仁丸就非独治肠燥便秘，大凡五脏六腑干燥枯竭，失其所养，都可以用这种凡仁皆润的思路，不独润肠，更能润周身上下各处。随后小指月在小笔记本中记道：

贾堃经验：四仁膏。柏子仁 300 克，核桃仁 1000 克，桃仁 500 克，松子仁 300 克，红糖 1500 克。无柏子仁时可改用黑芝麻 300 克。糖尿病病人可将红糖改为蜂蜜 1500 克。将前四味药各捣成泥状合在一起，加入红糖调匀即成。每次服一调羹，每日 2～3 次，开水冲服。

此方为防治阴阳两亏、气血不足或气血运行不畅所引起的动脉硬化症而设计组方的。肺阴不足，则咳喘、津液缺乏、大便困难；肝肾两亏，阳气不足，则腰膝冷痛；气血不足，则心神不安，血瘀不活，则胸闷气短等。

方中核桃仁滋养强壮，补气养血，化痰定喘，补肝肾，润肌肤，乌须发；柏子仁养血安神，滋养阴血，润燥通便；桃仁祛瘀活血；松子仁润燥镇咳，祛风除痹。松子仁改为黑芝麻，能改善血液循环，促进毛细血管增生，促进新陈代谢，并有降胆固醇、防止动脉硬化、使人保持青春活力等作用。方中用红糖，有缓肝润心益脾等功效。红糖改为蜂蜜，可补中益气，润燥杀菌，促进组织再生，对溃疡性疾病、传染病、心脏病、肝脏病及身体虚弱、营养不良等均有良好的作用。蜂蜜能杀虫，治烫火伤、痈肿恶毒、赤白痢疾、齿疮、口疮、湿疮等。以上几味综合在一起，有活血化瘀、补气养血、滋阴强壮、润肺化痰、补肾定喘、润肌肤、乌须发、安心神、通大便之效。治疗心脏功能障碍、冠状动脉硬化及肝脏病等，对青年动脉硬化、癌瘤有预防之效。

◎ 柏子养心治癫痫

有个小孩，一饿就会发无名火，一怒就引发癫痫。家人对这孩子千依百顺，唯恐孩子犯病抽搐。这样孩子脾气就越来越大，稍不顺意，对父母就不耐烦，发脾气。父母如果不能满足他的愿望，这孩子马上就两眼往上一瞪，开始发癫痫。搞得父母打骂不是，依顺也不是，真不知如何是好。

爷爷说，这个简单，你给孩子买些柏子养心丸吃吃看看。孩子一直吃柏子养心丸，居然很少发癫痫，即使偶尔生气，也没有发作癫痫。

他父母说，吃药期间孩子睡觉非常好，排便也很顺畅。小指月不解地问，爷爷，柏子养心丸不是治失眠的药吗？用治癫痫，想不通这里头的道理啊？

爷爷笑笑说，妙就妙在柏子仁这味药上。张锡纯认为肝是将军之官，必须恩威并施，才能够统御之。士卒虽然骁勇善战，但将军稍微统管不好，就容易出乱子。而柏子仁禀金水之气最足，你看岁寒松柏后凋便知道。水能生木，柏子仁可以滋养肠胃肝胆，润滑之，就像统军打仗，给足粮饷一样。而柏树得秋金最足，金能够镇木，就像统军打仗具有严格的纪律一样，古人叫作律己如秋风。这样厚其粮饷，严其纪律，滋之镇之，则肝木得到濡养，又能得到严格控制，那么将军之官就能够安稳如常。这正是《神农本草经》里讲柏子仁能够安五脏的道理。若五脏得安，则癫痫不足为患。随后小指月在小笔记本中记道：

济南老中医吴少怀治疗癫狂善用柏子仁，谓其既能养心安神，又能益脾不碍肝。据现代药理研究证实，柏子仁含龙脑酯成分，有开窍提神的作用，对癫狂有特效。

◎柏子仁拾珍

张子琳经验

柏子仁补心安神，治疗心慌悸动有良效，但便溏者不宜用，否则便溏更甚，心悸不安反有增无减。尝治李某，心慌失眠，食少便溏，前医用归脾汤 3 剂后，腹泻更甚，心悸不安。原方柏子仁用至 15 克。我仍用原方，但减柏子仁至 6 克，服之连安。

指月按：凡仁皆润，仁类药有润通之功，可如果病人本身肠道不涩结，容易便溏，这时就要慎用仁类药。因为过用后反而会导致拉稀，腹泻更甚，心悸不安。焦三仙虽然平和，可以消食化积。如果体内无积可消，反而会消伐正气。

张锡纯经验

《神农本草经》谓柏实能安五脏，而实于肝脏尤宜也。曾治邻村毛姓少年，其肝脏素有伤损，左关脉独微弱，一日忽胁下作疼，俾单用柏子仁一两，煎汤服之立愈。观此则柏子仁善于理肝可知矣。（《医学衷中参西录》）

指月按：柏子仁能入肝、肠，肝阴不足，肝气横逆，逢之可以柔肝缓急，而肝部压力更要靠大肠来缓解。特别是病人平素大便干结不通，如果伴随胁胀疼痛，就必须要润通肠腑，以缓解肝胁压力，用柏子仁最好。柏子仁能够导降肝气入肠，滑利出去，所以张锡纯认为柏子仁治肝气横逆胁痛。

《中国药用植物图鉴》记载，柏子仁润肺健胃，治疗肠燥肺咳有特效。

指月按：柏树感秋令，得金气最足，所以古人认为柏叶西指。张锡纯提到柏树得秋金肃降之气，能入肺宁嗽定喘，导引肺气下行。人们大都知道柏子仁可润降大肠，而很少知道它可以润肺降气。有位医家曾经到陕西登高望之，虽千万株柏树，皆一一西指，则知此物乃至坚之木，不畏霜雪，受金气最足，故能降润肺金。《日华子本草》讲，柏子仁治风，润皮肤。肺主皮毛，柏子仁不仅能够以金平木治风（风湿痹证亦常用柏子仁，道理也在这里），还能够润五脏华盖肺，以令皮毛滋润，肺不燥咳，大肠通润，六腑得降。

68．灵芝

◎保健良药——灵芝

有位老人，90 多岁了，仍然精神饱满，能看书，生活自理，时常爬山徒步。

别人问他，何以延年益寿？老人家说，我没什么秘诀，不过就是吃饭好、睡觉好而已。

别人又问，世人吃饭、睡觉都不太好，你是怎么做得好的？老人家说，我吃饭从不吃过饱，睡觉从不睡到日上三竿，每天按时作息，非常有规律，也不吃夜宵，从不熬夜，睡眠质量一直不错。

人们惊讶地问，你为何记忆力还这么好？老人家说，我每天会服食一些灵芝，古籍记载灵芝久服能增智慧，不忘，轻身延年。

人们才知道老人家除了饮食有节、起居有常外，还配合食疗药调，才能保持老年人动作不衰，岁数虽大，记忆却不退化。随后小指月在小笔记本中记道：

石恩骏经验：贵阳市老年大学有学员数人，遵嘱以灵芝 15 克浸水，加蜂蜜 20 克，为 1 天量，食用半年余，记忆力、精神状态、气色、睡眠、饮食等均有明显改善。知灵芝"增慧智，不忘，久食轻身，不老延年"，是为老年保健良药。

◎ 能安神的灵芝

《中国药用植物图鉴》记载，灵芝治神经衰弱、失眠、消化不良等慢性疾患。

有位妇人患了肝炎，经常焦虑不安，睡不好觉。医生安慰她说，不要有畏惧心理。可病人就是听不进去，老是害怕疾病加重，影响到家人，传染给儿女，因此经常失眠，得了严重的神经衰弱。

爷爷一摸她的脉象，比较乱，跳得也不整齐，便问，你是不是平时有喝浓茶或咖啡的习惯。病人说，喝茶能够助消化，每天饭后都会喝一大碗浓茶。

爷爷笑笑说，病因不找出来，再怎么用药，也像隔山打牛，毫无益处。浓茶本身乃刺激兴奋之物，而你又经常紧张焦虑，神经脆弱得很，经不起折腾，赶紧把浓茶先停掉。妇人不解地问，不是大家都说茶是好东西吗？

爷爷说，好东西也要看人，不适合你的，再好的东西对你也没好处。如果你神经兴奋或脆弱，一杯浓茶还不如一杯淡淡的白开水。

病人终于明白了，爷爷就教她转服食灵芝，古籍中记载灵芝能保神。于是用灵芝打粉装胶囊口服。1 周后，病人笑着说，我从来没有睡过这么好的觉，我的神经好像一下子全放松了。随后小指月在小笔记本中记道：

《长江医话》记载，一焦虑急躁的妇人，几年都睡不好觉，医生用安神镇静的药，配合服用灵芝。1 周后，病人前来致谢，说生平未有如此好觉。其狂躁焦虑之气遂平。

◎灵芝拾珍

林毓文经验　灵芝炖鸡治哮喘

治一哮喘病人唐某，诉说 1974 年以前素体健康，无哮喘病史及家族史。后因车祸受伤，体质虚弱，一直未能康复。此后，每遇气候突变则感气短喘促，且逐日加重，冬季尤甚，发作前先感胸膈满闷，咳呛阵作，继之呼吸急促，张口抬肩，喉中有水鸣声，咳痰白而量多，稀而多沫。某日用冷水洗头后，上症大发。每晚喘甚而不能平卧，使用气喘灵喷雾剂喷喉后喘稍缓解，或暂平息。面色晦滞，唇色紫暗，皮肤苍白而干燥，舌质淡红，语声低微无力，痰多难咳，脉弦而滑。多方治疗喘未止。余得一民间单方，用灵芝菌炖鸡，疗效良好。灵芝菌止咳平喘，安神定志。鸡肉性平味甘，益五脏，补虚劳，适用于老年体弱、久病。嘱病人用灵芝菌 50 克，鸡肉 90～120 克，放少量盐、油调味，加水适量，隔水炖 1 小时，吃鸡肉及汤。当晚病情即感明显好转，后连服 7 剂，哮喘缓解。为巩固疗效，培补其体质，根据辨证施治，除继服灵芝炖鸡外，另予生脉参蛤散加减以健脾补肾纳气。红参 3 克，蛤蚧 3 克，五味子 6 克，麦冬 6 克，黄芪 20 克，白术 6 克，法半夏 3 克，沉香 6 克，茯苓 20 克。水煎服，每日 1 剂。7 剂后诸症悉除，1 年未见复发。

指月按：李时珍说，灵芝能疗虚劳。古人认为灵芝对于体虚哮喘效果好。哮喘大都是长期劳累过度，脏腑元气亏虚所致。体虚劳损有劳身、劳心和房劳之分，哪方面劳损就要减少哪方面的劳累，要注重保惜精神。治疗哮喘，补虚是一个大法，用食疗来培补正气，配合止咳平喘药，急则治其标，这样才有利于康复。

69. 缬草

◎缬草的个性

小指月说，爷爷，一般安神药都是酸甘平和为主，而缬草带一股辛味，辛不是走散吗，怎么能安神？爷爷说，没错，缬草确实味辛行散，能理气活血止痛，不管是瘀血闭经还是跌打疼痛，只要血脉堵塞，都可以用它。

小指月说，那它为什么能安神呢？爷爷说，当身体有堵塞时，也会引起神志不安，特别是血脉的堵塞。中医认为心主血脉，血脉因为堵塞，阻力加大，就会增加心脏负担，导致心脏没法安然工作。必须要冲开堵塞，心气才会舒适安然。

所以需要找一味药，既可以通开瘀血，又可以安神镇静，这就是缬草有别于酸枣仁、柏子仁的不同之处。

有个病人出车祸后神经衰弱，睡不好觉。爷爷看他嘴唇乌暗，便说，你体内还有瘀血，车祸的后遗症还没有完全处理掉。除了安神外，还得活血化瘀。

于是建议他用缬草和五味子两味药泡酒，用这药酒既能活血，也能安神。这样服用药酒后，散乱的神志变得安定了，晚上也能睡好觉了。

爷爷说，指月啊，学习药物，既要知道药物的普遍功用，更要知道每味药物的个性。就像酸枣仁除了安神外，还能通便，因为它是仁类药，凡仁皆润。而缬草除了安神外，还能理气活血，治跌打损伤。因为它味辛能散，把瘀血散开，神就会安宁。懂得每味药的个性，在该用它的时候，就能用得很巧妙。随后小指月在小笔记本中记道：

《四川中药志》记载，治神经衰弱，用缬草、五味子，水煎服，或泡酒服。

◎缬草拾珍

《新疆中草药手册》记载，治腰痛、腿痛、腹痛，跌打损伤，心悸，神经衰弱，用缬草3克，研细粉冲服，或加童便冲服。

指月按：痛处有瘀，特别是刺痛，大都是血瘀为患，缬草能活血化瘀，配合童便，能引瘀血败浊下行，这样瘀去痛止。

70. 首乌藤

◎能安神的祛风湿药

爷爷说，首乌藤，又叫夜交藤，你可知道这是为什么？小指月说，《本草正义》里说，首乌藤治夜少安寐，有助安眠的作用。

爷爷说，首乌藤非常与众不同，白天这藤分开，晚上就相互缠绕在一起，含有一团混沌之气，故夜间能令人安眠。小指月说，原来是这样。

爷爷说，何首乌本身就能补血滋阴，它的藤也带有养血之功，所以它安神的同时能够养血，但它又是藤类药，藤类药有什么特点呢？小指月说，软藤横行筋骨中，藤类药大都善于走窜，能通经达络，祛风除湿。

有个病人，因为风湿关节痹痛，导致晚上经常失眠，医院检查又有贫血。

爷爷给他用了四物汤加首乌藤，吃了几剂药后，睡眠质量明显改善，风湿痹痛也减轻了。小指月说，治风先治血，血行风自灭。用四物汤养血活血，配合首乌藤养心安神，祛风通络，所以有效。随后小指月在小笔记本中记道：

陈慈煦经验：首乌藤镇静安神，本为藤类药物，兼可以通络。其味淡质轻，需重用30克以上才可以建功。对胃痛呕酸兼失眠的病人，酸枣仁味酸不宜用，用首乌藤配合欢皮可宁心安神解郁。对于失眠兼关节炎者重用首乌藤最为合拍。合欢皮安神宁心，兼可解郁，为一物二用之品。《医醇賸义》有合欢解郁汤，以合欢皮开郁为主。因情志不遂、思虑过度而引起的失眠用之最佳。

◎能安神止痒的药

《本草纲目》记载，首乌藤治风疮疥癣作痒，煎汤洗浴，甚效。

有个老年人，晚上小腿瘙痒难耐，经常半夜痒醒，难以入睡。病人问，这是怎么回事呢？

爷爷摸他脉象弦细。小指月说，弦为有肝风，细为血少血虚。

爷爷说，那该怎么办呢？小指月说，诸痛痒疮，皆属于心。既要能够养心血安神，又要能够祛风止痒。

爷爷说，那就用八珍汤加首乌藤。小指月说，爷爷，为什么要用八珍汤？

爷爷说，老人家脾胃不好，气血从脾胃而生，藏于肝，散布于周身。八珍汤里有四君子汤养脾胃，使气血生化有源；四物汤补血，使血液归藏有处，再配合首乌藤重用60克，能祛风止痒，使气血能像藤类一样四布。只要毛窍周围得到充足阴血滋养，其痒立止，其寐立安。

爷爷还叫他把药渣再煎汤洗瘙痒之处。这老人家只吃了2剂药，晚上睡觉就安稳多了，几个月的皮肤病也好了。随后小指月在小笔记本中记道：

朱良春经验：催眠止痒首乌藤。朱老认为：在诸多安神药中，以首乌藤催眠作用最佳。盖阳入阴则寐，首乌藤入心、肝二经血分，功擅引阳入阴故也。此品善于养血，故用于血虚所致的失眠最为适宜。因其性平和，其他各种原因所致的失眠亦可作为佐使药用之。唯其用量宜大，少则不效。朱老处方一般用30克，重症失眠则用至60克，每每应手。

首乌藤又有活血、通经、止痒之功。《本草从新》谓其行经络，通血脉，《本草纲目》谓其主治风疮疥癣作痒，煎汤洗浴。临床上常以之治疗老人身痒，盖高年阴血多虚，血虚生风故痒，首乌藤有养血活血之功，实为当选之佳品。内服常配生地黄、红花、徐长卿、忍冬藤、牡丹皮等。沐浴时用首乌藤200克煎汤擦身，其效尤佳。

71、合欢皮

◎脏躁悲忧合欢皮

《神农本草经》记载，合欢皮主安五脏，和心志，令人欢乐无忧。

一妇人控制不住自己的情绪，时而悲忧，黯然伤神，想要哭泣，时而急躁，做什么事情都烦乱。

爷爷说，心气急躁的人，遇事情就容易怫郁多忧。这妇人说，大夫，以前我从不这样，现在碰到些鸡毛蒜皮的小事就来气，这是怎么回事？

爷爷说，你这是绝经期前后，经血亏空，百脉失去涵养，不能柔顺，所以脉象带些弦急，五脏带些躁扰，神志不能安养，故而抑郁多忧。

妇人说，那该怎么办？爷爷说，这时要甘以缓急，晚上要早睡。

小指月马上反应过来说，妇人脏躁，喜悲忧欲哭，甘麦大枣汤主之。

爷爷说，还有情志抑郁，可以再加进合欢皮。古人说合欢蠲忿，对于忧郁，心中有不平之气者，影响到神志不安，大可以放手用合欢皮。

这合欢皮有个特点，它的小叶片到夜间便自行闭合，就像人们日出而作、日落而息一样。所以它能够帮助人晚上安定下来。

这妇人吃了10剂甘麦大枣汤加合欢皮，更年期烦躁、悲苦之状大减，整个人显得没那么绷紧了。

小指月说，甘可以缓急，看来真是这样。以大枣、甘草甘缓之物，平常之品，却可以让躁急之人变得平和，配上小麦养心，合欢蠲忿，自然郁解身安，躁去病除。随后小指月在小笔记本中记道：

龚士澄经验：脏躁证，喜悲伤欲哭，长吁短叹，精神恍惚不能自主，频频欠伸，甘麦大枣汤于平淡中每见神奇之效。亦间有服汤多日而未改善症状者，惯加合欢皮10克，解郁和血，蠲忿忘忧，黄郁金8克，祛痰行气，自能消悲愁于不知不觉中。

张塾院经验：由于情志波动，失其常度，致肝气郁结，郁则气滞，气失疏泄，上犯心神，引起诸症，初伤气分，久延血分，变生多端，而为郁劳沉疴。治疗本病，余以开郁养心安神为主，酌兼涤痰利湿行血为辅，自拟一方，名合欢汤，于临床试用，每获良效。其方为：合欢花 30 克，合欢皮 30 克，郁金 12 克，百合 30 克，天竺黄 12 克。方中重用合欢，有补益怡悦心志之效。如某女子患脏躁，彻夜不寐，烦躁欲死，呵欠流泪，苔白，脉细弦。用合欢汤加减治疗，3 剂病减，6 剂病大减，9 剂病豁然而愈。续给合欢皮、合欢花各 30 克，泡饮代茶，断不再发。几年来用此方治疗 10 余例，每获良效。

◎合欢皮治肺痈

《日华子本草》记载，合欢皮煎膏，消痈肿，续筋骨。

爷爷说，合欢皮解郁安神的作用人皆知之，但它活血消肿，治伤科或背部痈肿之效，却鲜有人知。小指月说，合欢皮治痈肿，确实很少用到。

爷爷说，一般治肺部痈肿，不是纯靠合欢皮，加到辨证方中，可以加强效果。特别是肺痈久不收口。张景岳的合欢饮用合欢皮和白蔹煎汤，治肺痈久不敛口。

一病人肺热炽盛，咳唾脓血，脉象洪数。小指月说，这是典型的千金苇茎汤治疗范畴。

爷爷说，千金苇茎汤有桃仁、薏苡仁、冬瓜仁，配合芦根，能清扫肺部脓浊瘀热，如果再配合合欢皮，更有助于肺部疮痈修复。

于是就用这汤方，病人服了 5 剂，肺中痰热大减，不再咳唾脓血。服完 10 剂后，再去拍片，肺部痈疮阴影居然淡化消失了。随后小指月在小笔记本中记道：

龚士澄经验：合欢皮治肺痈已溃。韦宙《独行方》单用合欢皮掌大一块，水三升，煮取一半，分二服，治肺痈唾浊、心胸甲错等。闻许多同道云："遵其法，用治肺痈，多无效。"曾有一同道邀我会诊一肺痈病人，咯吐脓血或如米粥，腥臭异常，口渴喜饮，胸中烦满而痛，面赤身热，舌质红，苔黄腻，脉细数。显属痈脓已溃之候。阅彼前方，乃苇茎汤加鱼腥草、桔梗、甘草、金银花、黄芩、蒲公英。已连服 3 日，虽热渴大减，而余症依旧。我建议仍投原方 2 剂，每剂加合欢皮 10 克。再次会诊时，脓痰渐稀，未见血迹，胸中烦痛如失，病情大减。彼笑问曰："自己尝屡用合欢皮，消痈不验，今用之何其捷效？"答曰："先生方证贴切，3 剂后脓毒大减，是为今之疗效打下基础，加合欢皮活血、消痈、止疼痛，此为用得其时，故效捷。考前贤常有某药某方治某证效如桴鼓等说，俱须吾辈咀嚼消化并能自悟，而后运用中肯，乃善。"从经验论，合欢皮宜用于痈脓不盛之时，一面消除已衰之邪毒，一面又促进愈合，《独行方》并非虚誉。然亦未免力薄。

◎合欢皮拾珍

李浩然经验

合欢皮，甘平，入心、肝经，功能解郁宁心、活血、消痈肿，常用量为 6～10 克。李老体会，其功效随剂量大小而异：一般 10 克左右，能镇静、宁心安神；15～20 克，能和血消肿；30～60 克，能清肺化瘀消痈。李老治疗肺系感染性疾病，例如大叶性肺炎、肺脓肿、渗出性胸膜炎等，处方均重用合欢皮，剂量在 60 克左右，对退热、促进炎症吸收效果良佳。本品无明显毒性，用至 90 克亦未见不良反应。

指月按：《本草求真》记载，合欢气缓力微，故非小剂量可以奏效，必重用久服方有补益怡悦心志之效。从它能够把肺痈胸中浊阴涤除出去，可以看出小剂量用能够令无形之郁气消散，如果想让有形痈肿消除必须要重用，方显奇功。

郑其国经验

王某，女，39 岁。月经每延后旬日至半月方行，已历 3 年许。病人于 3 年前因家事其情怀长期处于郁遏不伸之中，月经由此渐渐延后，最长周期达 50 天之多。经前心烦，乳胀，夜寐难成，经来量偏少，色晦暗，亦有小腹坠胀作痛。诊见面色无泽，两颧有不规则黄褐斑。舌淡苔薄白，脉细弦。细斟病因，参合脉证，病属情志失遂，气机不畅，阴血不足。投以合欢皮 30 克，当归 15 克，月季花 10 克。水煎服，每日 1 剂。嘱于月经周期第 15 天起服，连服 3 剂，停药 1 天。服药 15 剂，月经及期而至，下月再用 15 剂，月经如期来潮。停药观察半年，经期准时。

指月按：女人经水不调皆是气逆，妇人百病多属郁生。胸中情怀抑郁，导致月经失调，用合欢皮以解胸中之郁，月季花可以下调经水，当归乃血中圣药，专补女人血，起到养其真的效果。这样郁解，阴血得到滋养，诸症可消，月经可调。

72．远志

◎恶痰阻心

爷爷跟指月讲远志的故事。《世说新语》中记载，东晋有个文士叫谢安，他隐居山林，朝廷多次劝他出仕他都不肯出山，后来却出山了，心甘情愿地做了权臣桓温的司马官。当时有人送给桓温很多药材，其中有一味药材叫远志。桓温就问谢安说，这种药既叫小草，又叫远志，是什么道理？当时有个大臣，故意嘲笑谢安，就回答说，这很容易理解啊，隐则为远志，出则为小草。隐居起来却有远大的志向，出山后却成为平凡的小草。谢安听后，很是惭愧。

爷爷感慨地说，看来即使是小小毛草，也要常存远志啊！不能因为时局环境的变化，而改变自己远大的志向。小指月说，爷爷，《药品化义》中说远志味道辛温雄烈，又怎么能安神呢？真是不好理解。

爷爷说，《神农本草经》记载，远志能除邪气，利九窍。远志善入心，正因为它味辛雄烈，所以能宣散开窍豁痰，故但见痰涎伏藏壅塞心窍，导致睡卧不宁者，必须要豁痰利窍，使得心气开通，心则自安。

有个小孩，口中流痰涎，夜间经常做噩梦，各种乱象齐聚。

爷爷说，怪病多由痰作祟。这一团痰浊蒙在胸中产生的一派乱象，全都反映在大脑里，所以要想解除脑中乱梦，必须豁开心胸中乱糟糟的伏痰。

遂用远志研粉，每次服用半钱，用米汤冲服。几天后，痰浊渐去，心窍渐开，噩梦渐消。随后小指月在小笔记本中记道：

《陕西中草药》报道，单用远志研粉，每服 3 克，每日 2 次，米汤水冲服，治疗健忘心悸、失眠多梦。

◎健忘乃痰浊阻道，清窍失养

有个老人家，中风后恢复得不错，唯独有个问题，就是容易健忘，早上谈的事情，到晚上就想不起来了。

一个人如果能够忘我，对很多事情不挂碍于心是件好事。不过如果有重要的事情记不起来，应该做的事情却没有去做，这反而是一种烦恼。

爷爷说，就在补阳还五汤里再加远志、石菖蒲。小指月说，补阳还五汤是治疗中风后气虚血瘀的特效方，可为什么要加远志、石菖蒲呢？

爷爷说，为什么老年人会健忘呢？小指月说，气血不能上荣脑部清窍，就会造成弥漫性脑萎缩，记忆力渐渐减退。

爷爷又说，气血为什么不能上荣脑部？小指月说，老年人多痰湿瘀血，久病也多痰瘀，这些痰瘀挡道，必定会导致心脑失养，应该清除痰瘀，扫清障道，使得气血得以上灌，心脑功能就不会退化得那么厉害。

爷爷点点头说，远志、石菖蒲两味药是一组药对，《圣济总录》称之为远志汤，能够开心孔，通九窍，治心痛，令人记忆力增强。古方定志丸、不忘散、开心散之类的药，一般都会加进远志、石菖蒲。如开心散里用人参、远志、茯神、石菖蒲，可以打开心脑痰湿壅闭的关窍，令得气血灌注进去。小指月说，原来是这样，健忘乃痰浊阻道，清窍失养。这两味药能够令心窍脑窍痰浊拂去，自能通明。

这病人服用了10余剂汤药后，健忘大为改善，虽然不能完全恢复到中风前的程度，但一些基本的东西都能记得住了。

爷爷说，这远志、石菖蒲，不仅用于老年人或中风后健忘，对于青少年智力记忆力减退，智能不开，心窍脑窍为痰湿所蒙的，都可以用到。随后小指月在小笔记本中记道：

石恩骏经验：远志功用略同于石菖蒲，皆主除痰浊也。远志略具补益之性，其味苦而石菖蒲味辛，远志安神，石菖蒲醒脑，两者相互为用，多用于痰浊蒙蔽清窍、神志不明之病变。所谓伤中者，气血两虚，心神不宁，神志恍惚，失眠健忘，惊悸怔忡，梦遗，耳鸣等症作，余常用养心汤或天王补心丹、孔圣枕中丹治之。远志于三方中的作用，并非尽为补益，仍在于除心脑之痰以宁神。气血不能养心之外，多有痰浊作祟也。远志利九窍者，言其除痰之功用。余之经验，远志利肺与心脑之痰最为重要。三方既可用于老年脑髓之渐空者，更多用于青少年之神经衰弱者。可知远志苦辛之性，除利痰外，可泻心肾虚热，通达心肝郁滞之气机，心肾相交，则精神强，智慧增也。至于精神错乱之神经分裂症或昏仆倒地之癫痫，皆因痰浊阻于神灵之中枢，也常用远志于当用方中。

还少丹为养生强壮之剂，老年性痴呆及未老先衰诸症，缓缓常服有效。远志"利九窍，益智慧，耳目聪明，不忘，强志，倍力，久服轻身不老"之功，即于此方中得以体现。然余始终认为，此类方剂非尽取远志补益之性，主要取其除痰之功也。痰浊去而血气通达，邪去正安此之谓也。

◎远志拾珍

《名医类案》记载，一官员年五十，忧劳成疾，脉弱肉脱，小便淋沥，白如膏饴。官医说，这叫膏淋，用六君子加远志，一服有奇功。

指月按：脾主肌肉，忧劳伤脾，脾虚则肉脱，九窍不利，加之中气不足，二便必为之失灵。用六君子汤巩固中土，这样水土能兜得住，不流失，乃为治本之剂。配合远志，能除邪气，利九窍，凡痰火壅在孔窍，不管是肺部咳脓浊，或者尿道堵塞脓浊，用远志皆能除利痰壅，故远志有豁痰利窍之功。《朱氏集验方》有个远志丸，远志、茯神、益智仁三味药制丸，专治小便赤浊。不要以为远志只能豁心肺中痰，对于痰浊阻在前列腺，它一样可以除去，这就是它雄烈气味，善于开窍豁痰的道理。

石恩骏经验

远志除邪气者，除热毒、痰毒之邪气也。远志能消痈散肿，《本草纲目》云其治一切痈疽。余云一切痈疽皆有痰热之毒也。余治急性乳腺炎等痈疽，单用远志为末，温黄酒吞服6~9克，或用甜酒酿与水各半煎服15克服之，同时用醋调远志末敷患处，有良效。此方法也可用于一般痈疽疖肿者。

指月按：《本草汇言》记载，用远志独一味酿酒，能治疗痈疽肿毒，年久疮痹，从七情郁怒而得之者，服之渐愈。而《内经》提到，诸痛痒疮，皆属于心，心主血脉，血脉为痰浊壅堵，就容易发为痈疽肿痛，单味远志就可以除痰浊邪气，而达到疗痈却疽的效果。

张锡纯经验

远志，味酸微辛，性平。其酸也能阖，其辛也能辟，故其性善理肺，能使肺叶之阖辟纯任自然，而肺中之呼吸于以调，痰涎于以化，即咳嗽于以止矣。若以甘草辅之，诚为养肺要药。（《医学衷中参西录》）

指月按：远志能主咳逆者，此祛痰之用也。治疗支气管炎、咳喘时，配合远志，可以稀释痰涎，使痰浊容易咳出。一般人只知道远志安神之效，却很少把远志用于除痰。其实远志连痈疮都可以用，而痈疮不外乎就是痰瘀交阻的产物，故把远志用于痰喘病，也是一种经验。

73. 石决明

◎降压明目的石决明

有个血压高的妇人，吃了降压药，血压控制正常。有一天跟邻居吵了一架，突然觉得眼花，视物模糊，头脑眩晕，如坐舟车。她马上去量血压，高压到了180mmHg。医生跟她说，你血压这么不稳定，戒嗔怒乃是降压方。嗔怒过度会引起脑充血，甚则血管爆裂。眼部的血管最为细微，出血后严重的会引起失明。她才开始害怕，马上找到竹篱茅舍来。

小指月一摸脉，应指有力，上冲寸部，说明她脑部有充血状态，所以眩晕眼花，血压高。爷爷说，指月啊，为什么怒气会加重血脉压力，引起眼部疾患？

小指月说，怒伤肝，肝开窍于目，因为怒气，肝脉偾张，浊阴上攻，蒙蔽清窍，必然导致眩晕眼花。

爷爷点点头说，那要找到一味既能平肝降压，又可以清肝明目的药，这样脑部压力得缓，眩晕就可以平，肝部热火得清，目就能明。

小指月说，平肝降压的大都是矿石类药，矿石类药中清肝明目的那应该是石决明。爷爷点点头说，没错，石决明质重沉降，能平抑肝阳，所以肝阳上亢之眩晕首选它。同时决明者，令眼目能清明也，所以石决明又为目疾要药。肝火上炎，目赤肿痛者，用之清肝降火，其目自明。

于是给病人用了含有石决明的天麻钩藤饮，吃了1周后，血压降下来了，脑子也清醒了，眼睛本来模糊的，慢慢变得清晰了。随后小指月在小笔记本中记道：

张锡纯经验：石决明，味微咸，性微凉，为凉肝镇肝之要药。肝开窍于目，是以其性善明目，研细水飞作敷药，能除目外障，作丸散内服，能消目内障（消内障丸散优于汤剂）。为其能凉肝，兼能镇肝，故善治脑中充血作疼作眩晕，因此证多系肝气肝火挟血上冲也。是以愚治脑充血证，恒重用之至两许。其性又善利小便，通五淋，盖肝主疏泄为肾行气，用决明以凉之镇之，俾肝气肝火不妄动自能下行，肾气不失疏泄之常，则小便之难者自利，五淋之涩者自通矣。此物乃鳆甲也，状如蛤，单片附石而生，其边有孔如豌豆，七孔、九孔者佳，宜生研作粉用之，不宜煅用。（《医学衷中参西录》）

◎眼病治肝肾

有个病人，50多岁了，还经常加班熬夜，长时间用电脑，导致他眼睛干涩，视物模糊，本身血压就偏高，最近晚上老是睡不好，看东西越来越模糊。

爷爷说，指月啊，为什么血压高的人越熬夜血压越高？小指月说，熬夜最容易伤阴，就像锅里熬水一样，最后熬得水干锅裂。

爷爷笑笑说，现在很多人阴血不足，在空锅烧水都不知道。所以血压越来越高，血管越来越容易硬化破裂出血。小指月说，就像树木一样，水分充足就柔软，水分缺乏就干枯，容易脆断。

爷爷说，那该怎么办呢？小指月说，滋水涵木加平肝降压。

爷爷点点头说，用什么方子好呢？小指月说，用杞菊地黄丸吧，既有六味地黄丸养肝肾滋水，又有枸杞子、菊花清肝明目。

病人说，大夫，我吃过杞菊地黄丸了，效果不太理想啊？爷爷说，杞菊地黄丸对于肝肾阴血不足、血压偏高导致的眼花，力量有所不足，这时要用明目地黄丸。明目地黄丸？病人第一次听到。

爷爷说，明目地黄丸是在杞菊地黄丸基础上，加了白芍、当归养血柔肝，令血脉柔和，再配合白蒺藜、石决明清肝镇肝，使肝阳肝火不往上亢，又有杞菊地黄丸来养肝肾之阴，把长期熬夜耗掉的真阴补回来。这样压力得降，阴血得养，比较符合你的具体情况。

病人服用了含有石决明的明目地黄丸后，眼睛干涩、视物模糊的症状就消失了，睡觉也好多了。他听从老先生的话，尽量少熬夜加班。毕竟人上了年纪，就像树变老了一样，水分必会缺乏，枝条必定会干枯。如果不懂得保养，又老是去透支，身体功能很快就加速退化。

小指月说，看来长期过度用眼、熬夜导致的眼花、眼干涩，这类眼病要治肝肾，通过滋养肾水可以涵肝木，通过平降肝阳可以令气血不上冲，这样眼睛就清爽了。而石决明本身质重沉降，有益阴之功，又咸寒入肝，有清肝平肝之效，所以是各类肝阳肝火上亢、肾阴又不足的目疾要药。

◎石决明拾珍

《本草纲目》记载，石决明通五淋。

指月按：五淋是排尿淋沥不尽的总称，分为气淋、血淋（伴尿血）、石淋（伴结石）、膏淋（小便浑浊似膏脂）、劳淋（遇劳则发）。这类病人一般尿不畅，尿道涩痛，以下焦湿热阻滞为多见。石决明本身质重走下焦，味咸能软坚，性寒可清热，对于下焦湿热阻滞引起的沙石挡道、瘀浊不去而出现刺痛者，用之能清利瘀浊，恢复水道畅通。故石决明有通五淋之功。

74、珍珠母

◎降压安神的珍珠母

一病人血压高，经常头晕眼花，失眠，熬夜或者发脾气时诸症加重。

病人问，该怎么办呢？爷爷说，你自己的疮疤自己最清楚。明知道熬夜、发脾气有百害而无一益，只会加重病症，为什么还不知道收敛呢？

病人点点头说，江山易改，本性难移啊！爷爷笑笑说，愚公可以移山，为什么世人不可以移自己的本性？只要你想改，没有什么改不了的。你如果都不想改了，都放手了，那真的什么也改变不了。病人听了若有所思。

爷爷说，指月，血压高，头晕眼花，用什么药？小指月说，当然用石决明了。

爷爷说，如果没有伴随神志方面的眼花，用石决明可以，可如果伴随神志不安，晚上难以安睡，这时就要用珍珠母了。原来珍珠母除了平肝潜阳、清肝明目外，比石决明多了镇心安神。血压高引起神志方面的病变常常少不了珍珠母。

小指月摸病人脉象弦细带硬，这是肝肾阴血不能涵养亢阳。所以爷爷用珍珠母配合二至丸，因为二至丸有女贞子、墨旱莲，能养肝肾阴血，使水能涵木。

病人吃了几剂后，头不晕，眼不花，睡眠也好了。本来经常脸上烘热心烦的，现在也清凉了。随后小指月在小笔记本中记道：

《常用中草药图谱》记载，治肝阳上升，头晕头痛，眼花耳鸣，面颊燥热，珍珠母15～30克，女贞子、墨旱莲各9克，水煎服。

◎ 弦为肝胆病

有个病人说，大夫，以前我心慌，睡不好觉，搞点酸枣仁、远志吃，就睡得很好，现在怎么吃了不管用？爷爷摸完脉后，问指月，你说这是为什么？

指月说，爷爷，脉弦数，弦主肝胆病，数为有热，心烦。如果脉数用酸枣仁、远志可以安其神，但脉弦就代表压力大，精神紧张，这时就要平肝。

病人说，小大夫说的是，我血压最近是有些高。爷爷点点头说，那要找一味既能安神定志，又可以平肝潜阳的药。小指月说，我知道了，就是珍珠母。

爷爷说，对了，把珍珠母加进去，效果应该会好些。病人再服药时，果然睡眠得安，心慌心悸减轻，神清气爽。随后小指月在小笔记本中记道：

《常用中草药图谱》记载，治心悸、失眠，珍珠母15～30克，远志3克，酸枣仁9克，炙甘草4.5克，水煎服。

◎ 珍珠母拾珍

汤承祖经验

珍珠母平肝潜阳，功效颇著，凡属肝阳旺所引起的病症，疗效均著。如肝阳犯肺，咳嗽无痰，用清气肃肺诸药不效者，改用养阴潜阳之汤方配伍珍珠母而治本，其效颇著。曾治一例定时咳嗽无痰，每当夜半子时辄咳，余时并不咳，咳发之时频咳不已。经清气肃肺、养阴益肺治疗月余不愈而来就诊。阴虚脉苔明显，为何无效？因思定时咳嗽而很有规律，以子丑肝胆、寅卯肺肠之说，以养阴平肝之汤剂（其中有珍珠母），1剂咳大减，再剂咳即渐定。

指月按：木火刑金会导致肺咳不已，这时清降木火就能令肺金得宁。珍珠母既能清肝平肝，又能安神养心，这样肝木心火得降，则肺金清宁，其咳自止。

《吉林中草药》报道，治内眼疾患（晶体混浊，视神经萎缩），用珍珠母60克，苍术24克，人参3克，水煎服。

指月按：视神经萎缩乃老化之象，用人参补益抗衰老，晶体混浊乃脾虚湿盛，苍术能燥脾湿以明目，珍珠母能清肝明目，可以让浊火下降，清气上升。现代用珍珠粉制成各类眼膏，可以治疗眼睛混浊、白内障、角膜炎、结膜炎等常见眼病。

75. 牡蛎

◎一味牡蛎治瘰疬

有个搬运工，脖子上长了个包块，刚开始指甲那么大，他没在意。可半年后，这包块长得如鸡蛋大，这时不得不引起重视。上大医院费用太贵，于是他便找来竹篱茅舍，希望老先生能够用便宜的方法治好他的病。

爷爷看后说，这叫瘰疬，症因痰结，用一味牡蛎打成细粉，能软坚散结。你胃口不错，身体壮实，一次可以服五六钱，用温开水冲下，连服1个月看看。

1个月的药，不过几块钱而已，因为这牡蛎很便宜。1个月后，搬运工高高兴兴地前来竹篱茅舍感谢。他一扫前面忧愁的苦脸，变成笑容满面，原来他脖子的包块消掉了。随后小指月在小笔记本中记道：

张锡纯经验：曾治一少年，项侧起一瘰疬，其大如茄，上连耳，下至缺盆。求医治疗，言服药百剂，亦不能保其必愈。而其人家贫佣力，为人耘田，不唯无钱买如许多药，即服之亦不暇。然其人甚强壮，饮食甚多，俾于一日三餐之时，先用饭汤送服牡蛎细末七八钱，一月之间消无芥蒂。（《医学衷中参西录》）

◎古方加减治今病

俗话说，名医不治咳，治咳丢脸面。为什么小小的咳嗽不好治呢？

小指月说，因为肺主表，是五脏六腑的华盖，乃沟通内外的桥梁。外面环境变化会引起肺部气机变化，里面脏腑关系失和也会影响到肺部。故古人说，肺主治节，它必须内治五脏六腑，外跟二十四节气相互调和。

一病人久咳不愈，严重时饭都吃不下，吃口饭就咳嗽喷饭。病人说，我觉得好像有股气冲上来，忍不住就咳。

小指月一摸他的脉象，果然右脉不降，气机一往上顶，肺部不舒服，它就借咳嗽来缓解。这种咳嗽，不是纯靠止咳化痰药能够治好的，必须要降逆气，才能平咳喘。爷爷说，就用止嗽散。

这病人说，大夫，这药我吃了十几剂都没好。爷爷说，先别着急，止嗽散通宣理肺之力有余，但降逆气之力不足，还要加龙骨、牡蛎降其逆气，方可平其咳喘。病人再吃3剂药，果然咳喘平，睡眠安，吃饭香。

小指月说，为什么别人都说止嗽散效果不好，但爷爷用了，效果就这么好？

爷爷说，不是古方效果不好，而是今人不善于用古方。古方用得好，效果都是非常好的。有时要加减变化古方，不是说生搬硬套，有时在古方基础上加减一两味药，就像猛虎插翅一样，其效更速。小指月说，不是说古方不能轻易加减吗？

爷爷说，是不能轻易加减，但不是不能加减。你看张仲景处处都教人加减变化方子。比如桂枝加厚朴杏子汤，治疗心虚喘逆；柴胡加龙骨牡蛎救逆汤，治疗惊狂。还是要从实际出发，从病人需要去加减化裁古方，就像裁缝一样，只有具备灵心妙手，才能把布料做成合身的衣服，才能把古方变成治疗今病的钥匙。随后小指月在小笔记本中记道：

近人龚士澄先生曾撰文盛赞龙牡治咳之效，读后非特有所感悟，且用之辄效，今且简要而绍介之。龙骨揆其功用，不外平肝潜阳、镇惊安神、收敛固涩三者，唯《神农本草经》和《名医别录》言其亦治咳逆、喘息。陈修园谓龙骨若与牡蛎同用，为治痰之神品。张锡纯谓其性又善利痰，治肺中痰饮咳嗽，咳逆上气。陈、张二氏均是禀《神农本草经》《名医别录》治咳逆喘息之义而阐发运用于临床耳。

牡蛎功用大致有二：一为潜阳固涩，二为软坚散结。而《本草纲目》言其化痰软坚，《本草备要》谓其咸以软坚化痰、止嗽敛汗，是牡蛎亦能化痰止嗽。综上，龚老认为二者合用，具有独特的镇咳化痰作用。起初只用于夜间及黎明时咳嗽，认为平卧则痰涎易于上泛，咳嗽遂作，用生龙牡各15～20克于应服方内，结果不仅奇效，并睡眠亦自美焉。又用于内伤咳嗽，虚火炎上，咳痰带血，颧红面热，胶痰着于喉间，口干心烦，以生龙牡各20克加于所服方中，疗效亦如人意。更有一些外感咳嗽，表里寒热不清，睡眠饮食尚可，唯连连咳嗽，久久不愈，服常方总不见效，龚老又欲用龙牡，然恐收住表邪，肺气益不得宣而咳甚，尝欲投又止。后思《伤寒论》柴胡加龙骨牡蛎汤证，乃少阳之邪未解，热邪内陷，热盛伤气之病机，复思徐灵胎有"龙骨敛正气不敛邪气"一说，乃试用于外感咳嗽之难愈者，具体方法是：止嗽散随证化裁，再加龙牡，居然心想事成，有效无损。

读此文不久，恰遇一病者，女性，年 50 余。患咳嗽吐痰，夜甚，痰色白，黏稠不利，舌淡，脉弱，已多日不愈。遂用止嗽散加龙牡法，方用桔梗 10 克，前胡 10 克，荆芥 6 克，炙紫菀、款冬花各 10 克，陈皮 9 克，百部 10 克，杏仁 10 克，生龙骨、生牡蛎各 20 克。2 剂咳止，因白痰尚多，减杏仁、款冬花，加三子，3 剂而安。

◎情志郁怒柴胡加龙牡

《伤寒论》记载，伤寒八九日，下之，胸满烦心，小便不利，谵语，一身尽重，不可转侧者，柴胡加龙骨牡蛎汤主之。

一妇人，因为人工流产术后跟丈夫吵架，丈夫打了她一顿，她又惊又气，立马四肢抽搐，口吐白沫，不省人事。她丈夫连夜把她送到医院抢救，醒来后，这妇人时哭时笑，喃喃自语。丈夫后悔不迭。医生说，这有可能是癫痫。她丈夫不太相信，因为这妇人家里没有癫痫病人，而且结婚到现在，也从未出现过癫痫发作。他便想先找中医看看。

爷爷说，妇人之疾，因为七情郁怒惊恐最为多见，惊恐又伴随身上有痰浊，便会导致痰气交阻，变生百病，故古人说怪病多由痰作祟。

她丈夫说，那该怎么办呢？爷爷说，痰随气升降，你们斗气斗出病来，如果真的是大病铸成，你这辈子后悔都没有用。这男的听了，有了悔意。

爷爷说，试试用中药调理，要把她胸中逆结之气理顺，再把她浊痰降坠下来，用什么呢？情志郁怒柴胡加龙牡，就用柴胡加龙骨牡蛎汤吧。有小柴胡打底，理顺肝胆气郁，配合龙骨、牡蛎能降坠痰浊，重镇安神。这样胸中气顺，痰火得降，便可以缓解她的癫狂惊恐之象。柴胡加龙骨牡蛎汤里还有桂枝、茯苓、大黄，能够强大心脏，排除痰浊逆气。

爷爷交代她丈夫亲自煎药，病人连服了半个月的药。或许妇人被她丈夫所感动，或许这汤方能顺气降痰，气顺痰消，神志恢复了，那种时时哭笑、喃喃自语的病象也就消失了。随后小指月在小笔记本中记道：

聂惠民经验：《伤寒论》中，仲景以桂枝甘草龙骨牡蛎汤治疗心阳虚之心悸、烦躁，以桂枝去芍药加蜀漆牡蛎龙骨救逆汤治疗心阳虚痰浊上扰的惊狂，以柴胡龙骨牡蛎汤治疗少阳不和兼表里三焦俱病的胸闷、烦惊、谵语。故邹澍《本经疏证》云："龙骨、牡蛎联用之证，曰惊狂，曰烦惊，曰烦躁，似二物多为惊与烦设矣。"其作用机制，张锡纯在《医学衷中参西录》中说得很清楚："人身阳之精为魂，阴之精为魄。龙骨能安魂，牡蛎能强魄。魂魄安强，精神自足，虚弱自愈也。是龙骨、牡蛎固为补魂魄精神之妙药也。"聂老师遵仲景意，治疗烦躁惊狂、心悸失眠时，常将牡蛎与龙骨相伍使用，疗效颇佳。

◎ 肋间痞结加牡蛎

一妇人，每次生气后，胸胁部就觉得像有个气球堵住一样，没有三五天消不了。这次又生了场大气，胁部胀痛，摸上去隐隐有一气结，快一个月了还没有消掉。这团气堵在那里，吃饭不香，睡觉不安。她担心会不会体内长了肿瘤，那样就麻烦大了。

爷爷说，疾病不麻烦，麻烦的是你的心性。你如果不改变这种容易生气的性子，即使把胸胁间的那团气消掉，随后它又会在另外一个地方浮起来。

这妇人听了点点头，确实，每次她生完气后，要么头痛，要么胁胀，要么腹胀，身体没一处舒服的地方。爷爷说，指月，该用什么方子呢？

小指月说，从气上得的还要从气上消，用逍遥散吧。这妇人说，大夫，我吃了很多逍遥散了，都已经耐药了。

爷爷说，那是当然了，如果是轻微的无形气聚，用逍遥散令肝气一转，胸胁郁结立马就散。可如果长时间生闷气，气凝其痰血，便会结成痞块，这种痞块不是一般芳香行气之品或者顺气之药能够理顺开的。小指月问，那该用什么药物可以把这痞结理顺开呢？

爷爷说，我们换个思路，就用小柴胡汤，加上牡蛎，软坚散结。张仲景在《伤寒论》里说，如果胸胁中有积气、痞胀、肋下痛，可以用小柴胡汤加牡蛎，可见牡蛎软坚散结之力强大。

病人服用汤药后，肋间的痞气疼痛感就消失了。随后小指月在小笔记本中记道：

章次公经验：《内经》以肝脉贯膈布胁肋，故胁肋痛，近世无不责之肝病者，凡古医书上所谓胁肋痛，其中大部分为肋骨神经痛。肋骨神经痛大都发于女子。据吾人经验所得，胁肋痛用芳香行气药，而其痛益甚者，当改用所谓养血柔肝药，并重用牡蛎，盖牡蛎具镇静之功，故治之有效。

◎ 牡蛎拾珍

双安安经验 单用牡蛎治亡阴证

某妪，年逾七旬，夏月伤暑，发热，便泻，日 20 行，经用多种抗生素及补液治疗不效，而改服中药。首用芍药汤、左金丸、四君子汤多方，数更其医，终不见效。用芍药汤则便泻反剧，用四君子汤则烦躁不安。病家延我诊治，视其头汗不止，形体枯槁，舌光如镜，便泻日 10 余行，泻物少而稠，腥而不臭，余无所苦，脉小细数。此阴伤而下焦不固也，若用苦寒，则有化燥之势；而用阴柔，则阴为泻用；但用温补，必助其热，唯塞流固津乃当务之急。吾仿吴氏一甲煎法，令以生牡蛎 120 克煎服，家人疑之，曰：能愈？答：姑妄试之。翌日，病家喜来相告：吾母重病月余，所用药需用箩装，而病反剧，奄奄待毙，且寿木已备，今用药只 5 分钱，便泻即止，真菩萨也！后嘱以糜粥自养而痊愈。

指月按：古人用牡蛎打粉，扑洒在汗处，有止汗之功，可见这牡蛎收敛固涩之力。遗精、滑精、泄泻、自汗、盗汗、崩漏、带下等各种滑脱之症，但见脉象偏数，或者细数，或者亢阳不敛之象，但用牡蛎收敛固涩，益阴涵阳，则滑脱之象自然被兜收住。

汤承祖经验

牡蛎可生熟两用，生用处方名生牡蛎，熟用名煅牡蛎。生牡蛎和诸药用于敛阴潜阳。煅牡蛎则适用于扑粉外用（能收敛固涩，止汗制酸）。生牡蛎入汤剂需先煎 20 分钟，然后下诸药再煎。用本品治疗甲状腺功能亢进及库欣综合征，入煎剂，每剂 60～90 克，效佳。

指月按：煅牡蛎有制酸止痛之效用。胃痛泛酸，常和海螵蛸、浙贝母共同研成细粉内服，效佳。

陈苏生经验

牡蛎久服补肾强筋骨，药理研究证实，其成分含大量碳酸钙，故可治缺钙，中医认为骨属肾，补肾而强筋骨与此药理吻合；苍术具斡旋大气之功，有很高的营养价值，能增强人体免疫功能。两药合用，可治小儿缺钙、佝偻病。

牡蛎功能去胁下坚满，消癥瘕肿块；鳖甲咸平，功能养阴清虚热，软坚散结。两药合用，可消胁积（肝脾大、肝硬化）等。

指月按：根据肾主封藏的特点，我们可以看出牡蛎深藏海底，其壳具有封藏之性，而且质地沉重，直入下焦。有个中成药，叫作龙牡壮骨颗粒，便是通过龙骨、牡蛎助肾封藏之力，来达到壮筋骨的效果。当然，牡蛎的配伍还有很多，比如王好古说，以柴胡引之，能去胁下硬；以茶引之，能消项上结核；以大黄引之，能消股间肿；以地黄为使，能益精收涩止小便。

聂惠民经验

《神农本草经》谓牡蛎除女子带下赤白。昔张锡纯治疗带下常将生龙骨、生牡蛎并用以固脱，如清带汤。聂老师治疗带下病，既有单用牡蛎时，亦有二药并用时，若病人兼有心中烦乱、眠差者，多二药并用，既能镇静安神，又可止带。《名医别录》谓牡蛎涩大小肠、止大小便。吴鞠通在《温病条辨》中云："下后大便溏甚，周十二时三四行，脉仍数者，未可与复脉汤，一甲煎主之。"一甲煎即是牡蛎单味药，"既能存阴，又涩大便，且清在里之余热，一物而三用之"（吴鞠通自注）。聂老师对于热在肠中的下利，也常常仿吴鞠通之意，在清热止利方中加上牡蛎，以增强疗效，缩短病程。

指月按：一般温病后期，虚多欲脱之症，这是阴虚内动，邪热烧灼真阴，往往需要一味药，既能养护真阴，又可以镇定止动，这时牡蛎就能派上用场。张元素说，壮水之主，以制阳光，则温热可引可消，这是牡蛎之类药物能够止渴的道理所在。也就是说，牡蛎能壮水护阴，解温热，又因为其质重，能镇定下潜，若珠在渊，故能止动。

76. 紫贝齿

◎心若浮躁，当安心向下

有个小孩发热后留下个后遗症，晚上睡觉时经常手脚情不自禁地抖动，有时还怪叫，家人以为得了什么怪病。爷爷说，这是心肝郁热未清，热扰神明所致。

孩子的母亲说，这孩子自从高热过后，一直都喊烦热，惊慌不安。

爷爷说，这是心经还有余热，肝阳又上扰。这时必须要找一味药，既能平肝潜阳，又能镇惊安神，最好还可以清心肝余热。

小指月说，以前我们学的珍珠母，不可以吗？爷爷说，当然可以了，还有一味紫贝齿，也是儿科常用药，它和珍珠母功用基本一致。用这两味药打成粉，冲服即可。这小孩吃了几天后，心中烦热得清，晚上睡觉就也不惊扰了。

爷爷说，真人之心，若珠在渊；众人之心，若瓢在水。当碰到心浮气躁，为热邪所扰的病人时，就要用到一些质地重、能下沉的镇静镇定之品。比如贝类药，善于沉入水底，虽然周围水波四扰，但它仍然安住不动，故用之效佳。

小指月说，心若浮躁，当安心向下，质重之品能令人心安气沉。爷爷说，这些矿石类药容易伤胃，一般不能久服，剂量也不要太大。用时可以加一些健脾胃之品，比如神曲、麦芽或山药，固护住胃气，更能充分发挥药力。

77、赭石

◎小剂量赭石降胃逆

一病人呃逆频频发作三个多月，每当吃完饭后呃逆就加重，有时还呕吐，但他又觉得少气乏力。

爷爷说，这是胃气虚，动力不足，和降无力，应该补虚降逆，用旋覆代赭汤。小指月把旋覆代赭汤开好了，旋覆花用 15 克，赭石用 20 克。

爷爷笑笑说，赭石只需要用到 5 克即可。小指月问，为什么呢？不是说石类药质重，10 克、20 克就那么一点儿，应该用大剂量，重镇之效才能体现吗？

爷爷说，重镇降逆，确实非量大不足以为功。但若病人属于中焦胃虚，你看他关脉弱小，这时若降得太过，反而会呃逆加重，所以用小点的剂量，秤砣虽小，却能压住千斤，刚好符合治中焦如衡之道。

病人服用了 3 剂旋覆代赭汤，呃逆平，胃口开，饭后不再嗳气、呕吐。随后小指月在小笔记本中记道：

董晓初经验：胃之病，寒热虚实不难分辨，实者承气，一药可愈；虚者理中，数剂可安。然寒热互存，虚实并见，选用方药，孰轻孰重，最为关键。效不效常在一二味药之取舍，验与否多因一二钱之增减。1963 年孟春，李某，男，43 岁。素日胃气虚弱，旬日来因忧思嗔恚，胃脘隐痛时作，伴呃逆不止。某医以四君子汤加生赭石 15 克治之，药进 5 剂，胃痛减但呃逆仍作，而邀董氏诊治。董仍予原方，仅将赭石之量减为 4.5 克，1 剂后痛止呃平。诸医莫不叹服而索其微义。谓曰：胃病用药最宜轻灵。胃气素虚，重用赭石必直抵下焦而呃逆不止。吴鞠通所谓治中焦如衡，并非仅为温病而言，凡中焦之疾，医者咸宜宗之。

◎脑震荡呕逆

一中学生骑自行车时被摩托车撞倒，头额撞地，皮肤开裂，鲜血淋漓。缝了好几针，血止住了，但这孩子老觉得烦躁欲呕，吃东西稍微吃得快一点就想吐。

在医院里做了各种检查，包括头颅 CT 扫描，没有发现什么实质病灶。

爷爷说，这是无形的气机上逆，仪器不可能观察到，属于脑震荡后遗症。

小指月摸了病人的脉象，发现双关弦硬，明显降不下去，阻在中焦，所以容易呕吐气逆、烦躁。爷爷说，头面前额乃阳明经所过，脾胃又开窍于口，肃降阳明胃肠之气，有助于止住呕逆，减轻头额部压力。

于是用一味赭石 90 克煎汤，连服 2 日，呕逆消除，烦躁大减。

爷爷说，赭石，质地重坠，张锡纯说它善镇逆气，降痰涎，止呕吐，真是金石之论也。对于这种跌仆损伤、脑震荡引起的呕逆，赭石色红赤，入血分，不独降逆气，还能降逆血，所以它不仅是内伤气逆良药，更是外伤血逆脑震荡之首选。

随后小指月在小笔记本中记道：

《诊眼录稿》记载，粤东范君之女，年五龄。自楼窗跌仆下坠，狂妄躁语，与饮饮吐，得食食吐，不能辨识父母，目不交睫。或云肝阳挟痰，或谓温邪痰滞，历五日夜，医药罔效。后经其友绍余往诊，切其脉错乱无定。外既不伤于风寒，内亦无病于痰滞，筋骨肌肉亦无重伤，实以身躯颠倒重震，浊气反上，清气下陷，姑宗镇胃降浊法治之。独味煅赭石五两，煎汤三大碗，每隔十分钟用小匙饮五六匙。饮未及半，神志大清，呕吐亦止，啜粥一盏，安卧而瘥。

◎引众药下沉的赭石

每逢佳节，虽然喜庆，但往往因为美食当前，很多人不能克制，反而招病。

有位老人，正逢中秋，家人买了很多月饼，他就每餐都吃一个，3 天后觉得胸中满闷，大便不通，看到月饼就想吐，饮食难进。原本到冬天才会发作的哮喘提前引发，觉得胸中胀满，气冲咽喉，一团滞塞之物梗阻中部，想要喝水，喝了就吐。医生给他用了三子养亲汤和小陷胸汤，想要把他胸中痰浊梗塞往下引入肠中，排出体外，殊不知这汤药一入口就吐出来，根本没法服用。

爷爷说，指月啊，一块木头丢在水中会漂浮，你想想用什么办法，可以让它迅速沉下去。小指月说，在木头上绑一石块，再丢到水中，就能迅速沉到水底。

爷爷笑笑说，寻常草木，像三子养亲汤、小陷胸汤降下之力不强，再加一味赭石进去，引众药下沉，便可以开其滞塞，坠其逆气，通其燥结。

赭石一加进汤方里，病人再服 1 剂，明显感到胸中好像有东西掉到胃肠里去了，舒心不少，随后大便通畅，排出很多瘀滞之物，便不再哮喘、呕吐了。

爷爷说，以后每逢佳节，更要节制饮食，所谓过节，就是必须要知道节制，不知道节制就容易出问题。随后小指月在小笔记本中记道：

张锡纯经验：友人毛某曾治一妇人，胸次郁结，饮食至胃不能下行，时作呕吐。毛某用赭石细末六钱，浓煎人参汤送下，须臾腹中如爆竹之声，胸次胃中俱觉通豁，至此饮食如常。

友人高某曾治一人，上焦满闷，艰于饮食，胸中觉有物窒塞。医者用大黄、蒌实、陷胸之品十余剂，转觉胸中积满，上至咽喉，饮水一口即溢出。用赭石二两，人参六钱为方煎服，顿觉窒塞之物降至下焦。又加当归、肉苁蓉，再服一剂，降下瘀滞之物若干，病若失。

友人李某曾治一人，寒痰壅滞胃中，呕吐不受饮食，大便旬日未行。用人参八钱，干姜六钱，赭石一两，一剂呕吐即止。又加当归五钱，大便得通而愈。

门人高某曾治一叟，年七十余，得呃逆证，兼小便不通，剧时觉杜塞咽喉，息不能通，两目上翻，身躯后挺，更医数人治不效。高某诊其脉浮而无力，遂用赭石、台参、生山药、生芡实、牛蒡子为方投之，呃逆顿愈。又加竹茹服一剂，小便亦通利。

历观以上诸治验案，赭石诚为救颠扶危之大药也。乃如此良药，今人罕用，间有用者，不过二三钱，药不胜病，用与不用同也。且愚放胆用至数两者，非卤莽也。诚以临证既久，凡药之性情能力及宜轻宜重之际，研究数十年，心中皆有定见，而后敢如此放胆，百用不至一失。且赭石所以能镇逆气，能下有形瘀滞者，以其饶有重坠之力，于气分实分毫无损。况气虚者又佐以人参，尤为万全之策也。参、赭并用，不但能纳气归原也，设于逆气上干，填塞胸臆，或兼呕吐，其证之上盛下虚者，皆可参、赭并用以治之。（《医学衷中参西录》）

◎赭石拾珍

《本草纲目》记载，一小孩腹泻后，眼睛向上翻，3 天不吃奶，目黄如金，气息喘促将绝。有位医生说，这小孩患的是慢惊风，应该从肝论治，用水飞赭石，每次服半钱，以冬瓜仁煎汤送服，果然痊愈。

指月按：赭石性寒质重，色赤入血分，能够以金平木，善降逆气。《普济方》里单用一味赭石研粉，米醋调服，治疗喘促气逆，睡卧不得。诸风掉眩，皆属于肝。慢惊风，气机上越不降，肝肺气逆，双目上视，故用赭石一味可以平降之。

谢立业经验

刘某，年逾 40，素体瘦弱，因受严重精神刺激，遂昏仆不省人事，两目紧闭，面赤气粗,喉间痰鸣如拽锯,众医议其凶多吉少,并嘱准备后事。诊之脉洪大而滑,经云:血之与气,并走于上,则为大厥。即属此证,遂参盐山张氏之法,用生赭石 30 克(轧细),煅礞石 30 克(碎),煎汤冲服西洋参 6 克,汉三七 3 克。次日目即能开,痰声已减,但欲言而不能,复以导痰汤加大剂石菖蒲、天竺黄与服,3 剂后即能言语,后以疏肝健脾法调理而瘥。盖气血并走于上,乃血随气升,当先降其气,气降则血降。故经云:气返则生,不返则死,即此意也。然病人体质素虚,故用西洋参扶正以防降之太过,兼用三七止血而不留瘀,且可化瘀,与赭石相伍,则具重镇止血化瘀之效。此法施诸临床,屡获效验。

指月按:像这种气血并走于上、浊阴不降之病症,属于下虚上实,急予补虚降实。张锡纯效法仲景旋覆代赭汤之旨,巧妙使用赭石与人参并用,人参借赭石下行,能挽回虚脱之元气,直补下虚;赭石在人参帮助下,下行动力更强。所以重降其气,而不致体虚无力;补益元气,而不至于痰浊上逆,如此相互兼顾,方才不会出问题。

邹孟城经验 赭石立治脑震荡

脑震荡与脑挫伤之治疗,素无特效疗法,中医多主平肝化痰、潜阳息风。以钩藤、石决明、姜半夏、茯神、天麻、龙骨、牡蛎、磁石、竹茹、白蒺藜等治疗数例,鲜获速效。后读曹惕寅先生之《诊暇录稿》,得以单味赭石重投缓服以治脑震荡之法,用于临床,其效应若桴鼓。先后四五例,投剂辄应。

陶某,男,48 岁。与邻居因事争执,被木棍击伤头颅、腰背及眼部,当即晕仆,急送某区中心医院急诊。在该院留观 12 天,诊断为"脑挫伤"。出院时腰背及眼外伤渐愈,血压由入院时 220/130mmHg 降为 130/90mmHg。其时主症为头晕泛恶剧烈,于出院当日邀余往诊。自诉:击伤伊始,即晕不可支,旬余以来,虽针药迭进,而症无少减,只能静卧,不能稍动躯体,稍稍动作即觉天旋地转而眩晕欲仆,随即泛恶频频,但不呕吐。一日三餐及饮水服药,均由家属喂饲。余诊得脉象弦滑,舌质、舌苔无异常。予赭石 100 克,加水两大碗,煎至一大碗,待温后以汤匙缓缓喂饮,约 4 小时饮尽。当日下午开始服药,至傍晚甫尽药汁之半,已可自行翻身。于是续服前药而尽其剂,及夜半,独自下床登厕矣。然步履蹒跚,时欲以手扶物。翌日又服 1 剂,即恢复正常。直至 1989 年以他病逝世,生前未见任何脑震荡后遗症。

指月按:单味药重用能够取效,以其药专力宏也,以其辨证准确,方能效如桴鼓。《旧唐书》记载:唐初许胤宗(唐初名医)谓,夫病之于药,有正相当者,唯须单用一味，直攻彼病，药力既纯，病即立愈。今人不能别脉，莫识病源，以情臆度，多安药味。譬之于猎，未知兔所，多发人马，空地遮围，或冀一人偶然逢也。如此疗疾，不亦疏乎?

《续名医类案》记载，许宣治一儿，10岁，从戏台倒跌而下，呕吐苦水，以盆盛之，绿如菜汁。许曰：此胆倒也，胆汁倾尽则死矣。方为温胆汤加酸枣仁、赭石，正其胆腑，名为正胆汤，一服吐止。昔曾见此证，不知其治，遂不救。

指月按：阴阳气血相互顺接则为常。跌打损伤，身体受震荡后，阴阳气机就会逆乱，不能相互顺接，肝胆浊气上冲，犯巅顶便会眩晕，胃腑浊气不降，便会呕恶，这时重用赭石，以平逆乱之气，令浊降清升。这样胆汁不再上泛，遂愈。

张锡纯经验

周姓妇，年30许，连连呕吐，五六日间，勺水不存，大便亦不通行，自觉下脘之处疼而且结，凡药之有味者入口即吐，其无味者须臾亦复吐出，医者辞不治。后愚诊视其脉有滑象，上盛下虚，疑其有妊，询之月信不见者50日矣，然结证不开，危在目前，《内经》谓：有故无殒，亦无殒也。遂单用赭石二两，煎汤饮下，觉药至结处不能下行，复返而吐出。继用赭石四两，又重罗出细末两许，将余三两煎汤，调细末服下，其结遂开，大便亦通。自此安然无恙，至期方产。(《医学衷中参西录》)

指月按：有人问张锡纯，一个孕妇竟然用这么大量的赭石，你不怕有堕胎之险吗?张锡纯说，我生平治病，胆大是因为心细，从来不敢草率鲁莽，孤注一掷，必须深思熟虑，而后才遣方用药。病人气机上逆，壅滞已到极点，有病则病受，用赭石降逆开壅，调其脏腑气化，平其呕吐，而不伤其胞宫血室，所以能够放胆用之。可见大医能够大胆用药，是因为识证准确在前。故古人曰，用药非难，难于辨证；处方宜慎，慎则周详。

78、刺蒺藜

◎用刺破开气机板结

《本经逢原》记载，须刺者，乃破敌之先锋。小指月拿着一个刺蒺藜，它周围像五角星一样布满了硬刺。爷爷说，指月，看到这些刺，你想到了什么?

小指月说，有刺皆消肿，我想到皂角刺、穿破石、仙人掌这些带刺之物，善于破开瘀肿，排除恶浊。爷爷说，没错，往往带刺之物乃破敌之先锋，能够成为祛邪的主力。

一妇人生气后胸中痹痛，胃脘胀闷不通，饮食不入。医生给她用逍遥丸、木香顺气丸，都没把气机理顺，吃进去的药感觉顶在胸中，胀闷难耐，格拒在那里，好像药力没法把身体的气机转起来。

爷爷说，就用一味刺蒺藜打粉，温开水送服。结果病人吃了一天就好了，胸中不痹痛了，胃也不胀满了。病人说，我吃完药，好像感到体内有爆竹爆开的声音，像是什么东西被刺破了一样，随后就觉得很舒服。

爷爷说，那是你身体无形的气阻，就像皮球一样，碰到这些针锋带刺之物，一刺就破，这样气阻疏通开，身体就舒服了。小指月说，爷爷，为什么刺蒺藜效果这么好，不是说肝郁脾滞时木香顺气丸才是最好的吗？

爷爷笑笑说，平常的肝郁脾滞，你用这个方一顺气机就好，可顽固的痹痛闷胀，气机壅堵在那里，这时你不拿出金刚钻，就打不开这花岗岩。带刺的刺蒺藜就是一把钻通气机瘀滞的金刚钻。要带刺炒，研成粉，服用效果才好。

《临证指南医案》中叶天士善于用刺蒺藜开郁，凡胸膈肋上乳间横闷滞气，胀痛难忍者，刺蒺藜炒香，加到寻常理气之药（如逍遥散）中，有画龙点睛之效。此法屡试屡验。

小指月点点头说，如果肝气顽固堵塞，用普通疏肝之品挪移不动，这时就要加些带刺之物，因为带刺能够行将军之威，如将军之官的肝脏。特别是这种带硬刺的药物，更能消顽固肿结气滞。

《江苏植药志》记载，刺蒺藜治胁痛，祛风活血疗疮痈。随后小指月在小笔记本中记道：

《方龙潭家秘》记载，治胸痹，膈中闷胀不通或作痛，刺蒺藜一斤，带刺炒，磨为细末，每天早、中、晚各服四钱，白汤调下。

◎急性腰部恶血疼痛

《神农本草经》记载，刺蒺藜治恶血，破癥结积聚。

小指月问，爷爷，为什么叫刺蒺藜呢？爷爷说，刺者，此物带刺也；蒺者疾也，快速也；藜者利也，利索也。故刺蒺藜宣通破刺，极其快利，故能治壅堵积聚，此宣可去壅之意。凡恶血之急闭，用之可迅速开通。

有个病人，因为搬抬重物时突然发力，导致急性腰扭伤，腰部胀痛难耐，无法转侧。爷爷说，这是急性气肿，气滞血瘀，所以腰部疼痛。

小指月说，我知道了，就用刺蒺藜开通滞塞，破除腰部的恶血气聚。

爷爷点点头说，活学活用，就应该这样。治急性腰扭伤有 N 种方法，但学到刺蒺藜，我们就要会用刺蒺藜。用这带刺之物，破除局部瘀肿。

于是爷爷就教指月用刺蒺藜打粉，蜜制成丸。病人连服 2 天，腰痛若失，转摇灵活，非常舒适。随后小指月在小笔记本中记道：

《外台秘要》记载，治急引腰脊痛，捣刺蒺藜子末，蜜和丸，酒服，日 3 次。

◎ 牙齿动痛

一病人满口牙痛不已，久治不效。这是肾虚，因为久病及肾，肾主骨，而齿又为骨之余。

爷爷问他，牙齿是不是觉得有松动之感？病人点点头。

爷爷说，牙根乃肾所主，如同植物的根部，若根基不牢，则茎叶花果无法长好。人体若肾气不固，则牙齿松动疼痛，无法正常工作。

小指月说，那就用补肾的思路吧。这病人尺脉沉弱，用六味地黄丸加骨碎补，能够使病人牙齿牢固。爷爷点点头。

病人吃了 5 剂药后，牙齿没那么松动了，疼痛人减，叵还是觉得不舒服，没有彻底治好。又回到竹篱茅舍。

爷爷问，指月，你知道这是为什么吗？小指月摇摇头说，方证对应，辨证无误，是不是药物剂量不够，吃的汤药时间还不够，量变还未引起质变，还没有累积到治疗效果。

爷爷摇摇头说，凡顽疴久疾，必然病根深伏。所以必须要找一味药能够像金刚钻一样钻入深处，抵达病所，引导药力进去，方能治病。

小指月豁然开悟，说，我明白了，爷爷，就像施肥一样，不把肥埋到土壤深处，庄稼草木就不能吸收，可能一阵大雨就把肥料冲走了。即使补得多，也用得少。所以应该找一味药，像锄头一样，挖进深处，把药力带进去，充分发挥补肾壮骨的效果。爷爷笑笑说，没错，在原方中加一味刺蒺藜。

病人回去吃了 3 剂，牙齿不再松动疼痛，感到身体特别有劲，好像药力全部都钻到骨子里去了。这是什么道理呢？

爷爷笑笑说，《本经逢原》记载，刺蒺藜乃治风要药，凡风入少阴、厥阴经者，皆可以之为向导。而牙痛松动乃肝肾亏虚，至虚之处乃为容邪之所。邪气久居不去，则补药之力难以进来。此时用刺蒺藜能祛除肝肾浮风，钻进去又可引药力抵达亏虚之处补益之，如此就能达到补肾活血、祛风止痛之效果。随后小指月在小笔记本中记道：

《御药院方》记载，治牙齿动摇疼痛，用刺蒺藜研粉，以温盐水调和漱口。若配伍骨碎补，其活血止牙痛之功更效。

◎刺蒺藜拾珍

《方龙潭家秘》记载，治乳胀不行，或乳岩作块肿痛，刺蒺藜带刺炒，打粉，每天早、中、晚用温开水调成糊状服用。

指月按：《神农本草经》记载，刺蒺藜能主乳难。肝经布胸胁、乳房，刺蒺藜善入肝经，疏肝散郁结，且能入血分，苦降瘀浊。妇人肝郁，乳汁不通，乳房胀痛，用单味刺蒺藜研粉服，或者加王不留行、路路通等通经下乳之品，其效更佳。

《儒门事亲》记载，当归蒺藜散治妇人经水不通，能行经。当归、刺蒺藜等份打粉，饭前用米汤调服，走下焦。

指月按：经水不行，一曰滞塞不通，二曰血虚不荣。用刺蒺藜可以宣通壅滞，用当归可以滋养血虚，这样水足沟渠通，则月经可调。

《名医别录》记载，刺蒺藜主身体风痒，燥涩顽痹，一切眼目翳障等疾。

指月按：刺蒺藜乃治风明目要药，善入肝经，搜风气，《本草便读》说它能治风痹目疾，乳痈积聚。至于它能治目赤肿翳，是因为它善于疏散肝经风热，取它去滞生新的效果，即《本草求真》所说，刺蒺藜宣散肝经风邪，凡因风盛而见目赤肿翳，并通身白癜瘙痒难当者，服此治无不效。

《中药学讲义》记载，刺蒺藜有平抑肝阳、降血压、降血脂之效，治疗肾亏肝旺之高血压、高血脂，常用刺蒺藜配何首乌，降压消脂，效果甚佳。

指月按：刺蒺藜味苦，入肝经，能降泄，故能降泄肝阳之上亢，常与钩藤连用。刺蒺藜又叫白蒺藜、旁通、野棱角，也就是说它带着尖刺棱角，善于令身体百脉通透，善于搬开各种阴实挡道。这样周身压力减轻，血压便能平缓下来。就像用三棱针放血，疏泄压力一样，它在体内能够疏泄各种瘀滞。

《千金要方》记载，治白癜风，白蒺藜为末，每汤调服两钱，一夜即效。

指月按：白蒺藜辛散苦泄，清阳疏散，有祛风止痒之功，同时又有开解肝郁之效。很多皮肤疾患的病人，因为肝郁而加重，这时用带刺的白蒺藜，能够祛风达表，开破皮肤白斑。孙思邈说，此方服至半月，白处可见红点，神效。这是气血能荣养皮肤，把风邪赶出去的迹象。

《石室秘录》记载，治目中初起星，白蒺藜三钱，水煎洗，日四五次，星即退。

指月按：《日华子本草》里说，古方皆用有刺者，治风明目最良。所以风邪为患，可用白蒺藜。如果血虚生风者，可以加进何首乌、当归、防风之品。作为内服汤药，其效更佳。

79、罗布麻

◎罗布麻茶降血压

有个老汉在干活的时候突然觉得头晕目眩，到卫生室一量血压，高压160mmHg。老汉说，我以前血压从没高过。医生给他开了一些常规的降压药，老汉说，我吃惯中药了，吃西药胃不舒服。于是老汉便找来竹篱茅舍。

爷爷说，人老了，不要吃得太咸，不要吃得太饱，不要吃得太油。你的血脉硬邦邦的，一个是血管容易硬化，另一个是血管容易堵塞。老汉点头称是，又问，大夫，有没有泡茶的方子，我经常要干活，没时间熬中药。

爷爷说，你这血压高，只是一时的，还没构成高血压病，所以要从饮食、睡眠方面注重调理。泡茶方，很简单，买一大包罗布麻叶，每次抓一小把，一天可以喝几次，喝完后血压不高了，头不晕了，就可以不喝了。

老汉花了几块钱买来罗布麻叶，干活的时候泡茶喝，喝了两天头就不晕了。喝完那一包罗布麻叶，再去量血压，发现降到130mmHg，喝药期间小便特别顺畅。

爷爷说，罗布麻本身就有非常好的清热利尿效果，不管中医，还是西医，普遍都达成这样一个共识，就是通过利小便，可以减缓血脉压力。

小指月点点头，难怪爷爷有时就用单味车前子，给血压高、尿赤的病人作为茶饮方，喝后也可以让血压降下来。

80、生铁落

◎碎铁末也能治病

《本草纲目》记载，生铁落平肝去怯，治善怒发狂。

小指月说，爷爷，什么叫生铁落啊？爷爷说，铁落又叫铁花、铁屑，打铁时会落下一些碎屑，把杂质过滤掉，洗干净后晒干，或者煅烧后用醋淬，就是铁落。

小指月说，这铁落掂在手中非常重，有金石之象，重坠下落之势。

爷爷点点头说，对于气血并走于上，导致怒发冲冠、狂言躁扰者，便可用铁落镇降之。《内经》里就有生铁落饮，疗病狂怒者，取生铁落下气降逆之意也。因为诸躁狂越，皆属于火。而怒狂之症，乃肝经风木夹心火暴升所致，取生铁落之金气以平降之。

一病人家属前来求方。小指月说，为何不带病人来？

这家属说，病人因为受精神刺激，经常发狂，拳打脚踢，几个人都按不住。爷爷说，一般不见病人是不出方子的。

这家属说，家里因为出现了突发变故，导致家财散尽，现在不要说没钱请医生，就算是吃药的钱都拿不出来了。

小指月说，这该怎么办？又要找到能治病的药，又要不用花什么钱。

爷爷笑笑说，山脚下不是有间打铁铺吗？小指月马上反应过来说，我知道了，用生铁落。爷爷说，没错。吩咐这病人的家属去打铁铺要些铁屑，煮浓汁服用。

1周后有个从来没有见过的病人前来道谢，小指月说，我不认识你啊？

这病人说，我就是那个喝了铁屑水的发狂病人，现在我病好了，能够工作了，谢谢你的好方子。随后小指月在小笔记本中记道：

《内经》记载，治阳厥怒狂，生铁落为饮。

《方脉正宗》记载，治暴怒发狂，铁落三钱，甘草一钱，煎汤饮。

81．羚羊角

◎温热麻疹

春天容易流行麻疹。春天是生发的季节，既是万物草木欣欣向荣之季，也是各类病毒细菌大量繁衍的时候。

爷爷提前准备了很多羚羊角粉，小指月疑惑地问，爷爷，羚羊角粉很贵重，平时又很少用到，为什么要准备这么多呢？

爷爷说，平常温热之毒不需要用到羚羊角，可如果小儿高热抽搐，或发麻疹，这时非常危急，用羚羊角就能迅速清肝透热，治疗各类温热疹毒。

小指月说，可没看到有什么温热疹毒啊？爷爷说，看到了再去找药就慢了。

一老汉匆匆忙忙跑过来，上气不接下气地说，大夫，快去救我的孙子，我小孙子出疹子，现在烦躁不安，病情看起来很重。

爷孙俩赶紧随老汉到他家去，看到在一老太太的怀抱中有一个 3 岁左右的孩子，呼吸紧促，狂躁不安，两只眼睛往上瞪，连手上、脸上都出了红疹。

爷爷说，这叫疹毒内陷，热入心包，热势嚣张，将欲动风之兆。

爷爷马上叫指月从药箱里取出羚羊角粉，给孩子服了 3 克。还好孩子能顺利服下药，半小时连服了 2 次。又过半小时，孩子热退身凉，安静地呼呼大睡，睡醒后又要喝水，给他喝了温水后，孩子又说肚子饿了，想要喝粥。

爷爷交代，即使喝粥也要喝清淡白粥，一周内要忌荤肉油腻，这样疹毒才能排泄干净，也不会出现炉烟虽熄、灰中有火的反复发热。孩子随后就恢复了健康。

小指月说，爷爷，你怎么知道今年要用到羚羊角？爷爷说，冬不藏精，春必病温。去年冬天不太冷，今年细菌病毒繁衍得就特别快。

小指月说，我明白了，有篇课文叫《瑞雪兆丰年》，大雪过后，害虫病菌都被冻死了，第二年庄稼长势特别好。

爷爷说，还有一方面原因，冬天大雪过后，能助肾封藏，这样肾水充足，来年肝木必定更加条达。所以草木会一派欣欣向荣。如果冬天应冷而不冷，过个暖冬，第二年温热病就会多起来。所以我们就要备好一些羚羊角粉，以防热盛动风，热扰神明。随后小指月在小笔记本中记道：

张锡纯经验：陈姓女，年六岁，疹后旬余灼热不退，屡服西药不效。后愚视之，脉象数而有力，知其疹毒余热未清。单用羚羊角一钱煎汤饮之，其热顿愈。

奉天王某之幼女，年五岁，因出疹倒靥过急，毒火内郁，已过旬日，犹大热不止，其形体病久似弱，而脉象确有实热，且其大便干燥，小便黄赤，知非轻剂所能治愈。将为疏方，为开羚羊角二钱，生石膏二两，煎汤一大盅，俾徐徐饮下。连服两剂，痊愈。

壬寅之岁，季春夜半，表弟刘某之子，年六岁，于数日间出疹，因其苦于服药，强与之即作呕吐，所以未求诊视。今夜忽大喘不止，有危在顷刻之势，不知还可救否。遂与同往视之，见其不但喘息迫促，且精神恍惚，肢体搔扰不安。脉象摇摇而动，按之无根。其疹出第三日即靥，微有紫痕，知其毒火内攻，肝风已动也。因思息风清火，且托毒外出，唯羚羊角一味能兼擅其长，且色味俱无，煎汤直如清水，孺子亦不苦服。遂急取羚羊角三钱煎汤，视其服下，过十余分钟即安然矣。

◎ 热毒咽炎引发风动

有个小孩，其母哺乳期时喜好食瓜子及煎炸烧烤之物，这样奶水中无疑也有了热毒火邪，所以小孩扁桃体老有炎症，家人非常担心。这次扁桃体发炎比较严重，孩子昏昏欲睡，眼睛和手都抖，明显热势极盛，他家人都吓坏了。

爷爷说，孩子的病往往是父母的病，父母有不良的生活习惯，这些弊端就容易转到孩子身上。所以反思疾病，不仅要反思孩子喂养的问题，更要反思父母家庭的问题。他母亲还不知道自己哪里出了问题，老是把孩子养得病恹恹的。

爷爷说，你要清淡饮食，奶水才会清淡滋润。你如果天天大鱼大肉，煎炸烧烤，那么你孩子自然也会受到热气熏蒸，这样才屡屡发热，炎症不退。

找出问题的原因，治病就有了思路，预防便有方法了。爷爷嘱清淡饮食，然后又叫他们去同仁堂买瓶羚羊角粉，给孩子冲服。

小指月说，爷爷，没听说过羚羊角粉治扁桃体炎啊？爷爷说，一切热毒疮肿，热极生风者，都可以用羚羊角。羚羊角除了清热解毒外，它还带尖，能够透热外出，是温热病壮热神昏、热毒内闭的良药啊！

小孩子吃了2次羚羊角粉，热就退了，人也清醒了，咽喉没那么痛了，可以吃些粥水了。随后小指月在小笔记本中记道：

张锡纯经验：沧州刘某幼子，甫周岁，发生扁桃体炎喉证，不能食乳，剧时有碍呼吸，目睛上泛。急用羚羊角一钱，煎汤多半杯，灌下，须臾呼吸通顺，食乳如常。

◎ 火上浇油的生活习惯

有个病人，睡醒后眼屎特别多，睁都睁不开，眼中赤痛难耐。医生说是肝胆经实火上攻于双目，给他用龙胆泻肝汤撤火下行，吃药后好转些。可他经常熬夜应酬，药物虽然能够把火毒撤下去，随后火毒又烧起来。这次熬夜应酬喝了很多酒，又吃了煎炸烧烤。一觉醒来，眼睛肿得睁不开，像鸡蛋一样。

病人苦恼地说，大夫，有没有根治我眼疾的办法呢？爷爷说，这一盆火将要熄了，你又往火里添油添炭，会怎么样？这病人说，当然火势会烧得非常旺。

爷爷笑笑说，很多人是自己引火上身，本身消炎清热药已经把炎热之火降下去了，又吃煎炸烧烤，喝白酒饮料，煎炸烧烤就像干柴火炭，而白酒饮料就像助火的油，两样一下去，星星之火也能够造成燎原之势啊！

这病人听出了爷爷的告诫意思，知道不是龙胆泻肝汤泻火之力不行，也不是消炎针消炎作用不强，而是自己有一种火上浇油的生活习惯。有什么样的生活习惯，就有什么样的疾病状态。

随后爷爷又叫他服用龙胆泻肝汤，因为病人脉势弦硬有力，同时叫他冲服羚羊角粉，第二天眼睛赤肿就消退了，眼中原本感觉有翳膜遮睛，也像拨云见日一样散开了。

小指月说，原来这羚羊角还有明目退翳之功。爷爷说，李时珍在《本草纲目》中提到，羚羊角入厥阴肝经，肝开窍于目，若肝热上扰，便容易导致目赤目暗，目有翳障。羚羊角能平息肝经木火，令眼睛恢复清明。所以《神农本草经》说羚羊角主明目，便是这个道理。随后小指月在小笔记本中记道：

张锡纯经验：奉天王某孙女，年五六岁，患眼疾。先经东医治数日不愈，延为诊视。其两目胬肉长满，遮掩目睛，分毫不露，且疼痛异常，号泣不止。遂单用羚羊角二钱，俾急煎汤服之。时已届晚九点钟，至夜半已安然睡去，翌晨胬肉已退其半。又煎渣服之，全愈。盖肝开窍于目，羚羊角性原属木，与肝有同气相求之妙，故善入肝经以泻其邪热，且善伏肝胆中寄生之相火，为眼疾有热者无上妙药。（《医学衷中参西录》）

◎羚羊角拾珍

张锡纯经验

友人毛某，善治吐衄闻名。其治吐衄之方，多用羚羊角。曾询其立方之义，毛某谓：吐衄之证多因冲气上冲，胃气上逆，血即随之妄行。其所以冲胃冲逆者，又多为肝火肝气之激发，用羚羊角以平肝火肝气，其冲气不上冲，胃气不上逆，血自不妄行而归经矣。愚深韪斯论，遇吐衄证仿用之，果效验异常。（《医学衷中参西录》）

指月按：吐衄必降气，如果吐衄属于血热妄行，气逆不降的，通过降气能够迅速让吐衄消失。羚羊角善于清降心肝之气，这样心肝逆气下潜，血随之而降。

奉天韩姓媪，年六十余，臂上生疔毒，外科不善治疗，致令毒火内攻，热痰上壅，填塞胸膛，昏不知人。有东医数人为治，移时不愈，气息益微。延为诊视，知系痰厥。急用硼砂五钱，煮至融化，灌下三分之二，须臾呕出痰涎若干，豁然顿醒。而患处仍肿疼，其疔生于左臂，且左脉较右脉洪紧，知系肝火炽盛，发为肿毒也。遂投以清火解毒之剂，又单将羚羊角二钱煎汤兑服，一剂而愈。（《医学

衷中参西录》)

指月按：疗疮脉盛者，乃热毒所聚。羚羊角能清热解毒，凉血散血，乃温热疗疮之良药也。特别是疮毒内攻严重，无法内消外透，便容易引起热扰神明神昏或抽搐，这时急用羚羊角粉，能肃清心肝内陷之热，以解疗疮走黄之忧。

沧州赵某幼子，年五岁，因感受温病发痉，昏昏似睡，呼之不应，举家惧甚，恐不能救。其脉甚有力，肌肤发热。因晓之曰：此证因温病之气循督脉上行，伤其脑部，是以发痉，昏昏若睡，即西人所谓脑脊髓炎也。病状虽危，易治也。遂单用羚羊角二钱，煎汤一盅，连次灌下，发痉遂愈，而精神亦明了矣。继用生石膏、玄参各一两，薄荷叶、连翘各一钱，煎汤一大盅，分数次温饮下，一剂而脉静身凉矣。盖痉之发由于督脉，因督脉上统脑髓神经也（督脉实为脑髓神经之根本）。羚羊之角乃其督脉所生，是以善清督脉与神经之热也。（《医学衷中参西录》）

指月按：同样是动物顶角，鹿角则走督脉善于补肾壮阳，而羚羊角则达督脉而善于清热保阴。督阳不足，则鹿角补之。督脉阳热亢盛，则羚羊角清之。

唐山赵××来函：小女一年有余，于季夏忽大便两三次，带有黏滞，至夜发热，日闭目昏睡，翌晨手足筋惕肉瞤。后学断其肝风已动，因忆先生论羚羊角最善清肝胆之火，且历数其奇异之功效，真令人不可思议。为急购羚羊角尖一钱，上午9点煎服，至11点周身得微汗，灼热即退。为其药甚珍贵，又将其渣煎服三次，筋惕亦愈。继服滋阴清燥汤一剂，泻痢均愈。（《医学衷中参西录》）

指月按：《药性赋》曰，犀角解乎心热，羚角清乎肺肝。心热神昏用犀角，肝热抽搐用羚羊角。手足抽动乃风盛则动之象，羚羊角善于平肝息风，对于热极生风的病证，既有治疗之效，也有预防之功。张锡纯知道羚羊角功用奇妙，不过价格高昂，不到万不得已不轻易使用，但它又想出替代此物的一种办法，《医学衷中参西录》中讲：所可虑者，羚羊角虽为挽回险证之良药，然其价昂贵，愚因临证细心品验，遇当用羚羊角之证，原可以他药三种并用代之，其药力不亚羚羊角，且有时胜于羚羊角，则鲜茅根、生石膏与西药阿司匹林并用是也。今爱将此三药并用之分量酌定于下，且为定一方名，以便于记忆。

甘露清毒饮：鲜茅根（六两，去净皮，切碎），生石膏（两半，捣细），阿司匹林（半瓦）。将前二味煎汤一大碗，分三次送服阿司匹林，两点钟服一次。若初次服药后遍身出汗，后两次阿司匹林宜少服。若分毫无汗，又宜稍多服。以服后微似有汗者方佳。至石膏之分量，亦宜因证加减，若大便不实者宜少用，若泻者石膏可不用，待其泻止便实仍有余热者，石膏仍可再用。

82、牛黄

◎黄疸神昏用牛黄

小指月说，爷爷，为什么牛黄这么贵重？爷爷说，物以稀为贵。牛黄药效神奇，是治疗温热病的解毒良药。

小指月说，爷爷，牛黄是怎么来的呢？爷爷说，牛得了胆结石病后，自会枯瘦，不能喝水吃草，最后病死，然后从牛的胆里取出结石块，这东西便是牛黄。

小指月说，胆结石也可以作药，真是太神奇了。爷爷说，牛食百草，牛的结石有百草药力，所以古人说牛黄善解百毒。

小指月说，这么贵重的药，哪有那么多啊？爷爷说，现在采取人工合成的方式，制造出人工牛黄来代替天然牛黄，同样有不错的效果。

有个小婴儿，刚出生不久，通体发黄，高热神昏，原来这是黄疸。医院给小婴儿用了茵栀黄，黄疸虽然消了一些，可高热神昏仍然不解。

爷爷说，热毒亢盛，急用牛黄解毒。于是便用豆大的一丁点牛黄，调些蜂蜜，用乳汁化开，用吸管滴到婴儿口中，让胎儿咽下。这些牛黄乳蜜滴完后，婴儿就热势退，神志清，第二天，身上发黄也慢慢淡去。

小指月说，牛黄解黄疸热毒之效，真是立竿见影。爷爷说，牛黄本身就是牛得胆病后的产物，它能入肝胆，而胆汁又是偏凉偏苦的，所以牛黄能够凉降胆浊，清热解毒。随后小指月在小笔记本中记道：

《小儿药证直诀》记载，治初生小儿胎热或身体发黄者，用豆大的牛黄，蜜调成膏，加入乳汁化开，时时滴入小儿口中。形色不实者，勿多服。

◎安宫牛黄丸

有个小孩，从楼梯上摔下来后一直发热，神志昏沉，还口吐痰浊，呼吸气粗，不时啼哭，面色紫暗。家人非常担心，不知道会不会摔伤脑部，导致出血，赶忙送来竹篱茅舍。

爷爷说，不管怎么样先退热，消除呼吸痰阻再说。孩子的父母说，要不要到大医院先拍个片子？

爷爷说，急则治其标，现在分秒必争，耽搁不得。于是爷爷叫小指月从柜子里拿出珍藏的安宫牛黄丸。安宫牛黄丸是中医凉开"三宝"之首，善于治疗各类热邪内陷心包、痰热壅闭心窍的高热惊厥、神昏谵语。各类脑血管意外、中毒性脑炎、中风痰阻等常需要用到。

爷爷把安宫牛黄丸用手揉成一粒粒细小的丸子，调点温开水给孩子灌进去，1个小时后，孩子热退身凉，呼吸渐平，痰阻之感消失，面色由紫暗转为淡红，神志渐渐清醒过来。他家人也就放心了。

爷爷说，再调养几天，如果还担心的话，就去做个检查，看看脑部有没有残存的瘀血。后来一做检查，没有发现问题。

爷爷说，用安宫牛黄丸，要抓住痰、热、惊厥这几大症，它能够芳香醒脑开窍，又能够豁痰清热解毒，降温排痰，其中牛黄起到解百毒的重要作用。随后小指月在小笔记本中记道：

据报道，2002年5月10日，一列从伦敦开往剑桥的火车突然脱轨，车上的香港凤凰卫视女主播刘海若受重伤。医院发出病危通知，并判断她已脑死亡。6月8日，国际SOS救援中心将刘海若送到北京宣武医院治疗。令人不可思议的是，车祸100天之后，已被英国医学界认定为脑死亡的刘海若终于恢复了神志，并且开口说话。这很大程度上应归功于我国传统中医药疗法的神奇。当刘海若被送到北京宣武医院后，权威专家很快制订了一套特殊的综合治疗方案，即在采用现代高压氧、电刺激和神经营养治疗外，还每天施以针灸和中药治疗，同时配合康复训练。值得一提的是，医生每天早、晚都要给刘海若灌饲一粒安宫牛黄丸，可以说该药对恢复病人神志起到了很重要的作用。

安宫牛黄丸与紫雪丹、至宝丹合称为"中医三宝"，是一种名贵中成药，由牛黄、麝香、珍珠、朱砂等11味中药组成，为中医治疗急症必备要方。因牛黄具有清热解毒、开窍豁痰、息风定惊之功而被广泛用于高热、中风、高血压、癫痫等所致神志昏迷。临床应用还发现，安宫牛黄丸对脑外伤、重症肝炎、婴儿重症肺炎、流行性脑脊髓炎、乙型脑炎、有机磷农药中毒、蛇咬伤等导致的意识障碍或昏迷，均有十分显著的疗效。现代药理研究表明，安宫牛黄丸有镇静、抗惊厥、解热、抗炎、降压及降低机体耗氧量等作用。

中医认为，中风昏迷有闭证和脱证、热证和寒证之分。而安宫牛黄丸属凉开开窍剂，它主要适用于中医的闭证、热证，只要表现出突然昏倒、不省人事、牙关紧闭、肢体强痉等，并兼见颜面潮红、声息粗鼾、口臭身热、躁动不安、舌红苔黄腻、脉弦滑数等，使用安宫牛黄丸可有立竿见影之效。病性属寒者，如病人虽有突然昏倒、不省人事、牙关紧闭等，然又兼有面白唇青、痰涎壅盛、四肢不温、静卧不烦、舌苔白腻及脉沉滑而缓者，则不宜使用。因为它属寒闭神昏，当用祛寒开窍剂以温开之，使用苏合香丸乃是对症之方。当中风病人表现以虚寒证为主时，如突然倒地、不省人事、四肢冰冷、面色发白、大汗淋漓、口张齿松、两手撒开等，此属中风脱证，也不宜使用安宫牛黄丸，可用参附汤或四逆汤加减灌服以求回阳救逆之功。

安宫牛黄丸为蜜丸（亦有散剂），每丸重 3 克，成人每次口服 1 丸，温开水送服，每日 3 次。小儿用量可酌减。若昏迷不能口服者，可用温开水化开，由鼻饲管给药。由于该药内含朱砂、雄黄等有毒之物，孕妇当慎用，急症病人也不宜久服，神志清醒后就应当停用。

◎牛黄解毒片

有个小伙子刚考试完，就想去放松放松，连续两天在网吧里通宵上网，买麦当劳当饭吃。两天后大便不通，口干舌燥，牙龈肿痛，唇舌糜烂生疮，额头发热，非常难受。

小指月说，爷爷，这是不是要用安宫牛黄丸啊？只有用牛黄才可以快速地解毒清热退火。爷爷笑笑说，别一下子就把看家之宝拿出来，用安宫牛黄丸治疗这些普通的口舌生疮、咽喉肿痛、高热，那是高射炮打蚊子——大材小用了。

小指月说，那该用什么呢？爷爷说，买两瓶牛黄解毒片，这是用人工牛黄合成的，几块钱而已。牛黄乃清热解毒良药，善治诸痛痒疮，对热毒引起的口舌生疮、咽喉肿痛、大便不通有良效。

小伙子吃了牛黄解毒片后，第二天大便通畅，热就退了，咽喉也没那么沙哑疼痛了，第三天口舌生疮也渐渐收口了。爷爷交代他以后千万别折腾自己的身体，虽然考试完可以去放松放松，但放松并不等于放纵，放纵反而会招致疾病。

83. 珍珠

◎拥有一颗珍珠心

一富商之女，极其暴躁，心高气傲，从不把别人放在眼里，经常跟周围的人吵架。这样计较吵架多了，心情自然不好，心情不好，脸上就长斑，晚上睡眠也不好。看过不少医生，吃了不少的名贵药材，都没什么效果。听说竹篱茅舍有高人，就过来瞧瞧。

爷爷把完脉后说，你脉象弦硬带数，性格急躁，肝气郁结化火，平时容易胁胀，心烦不安。你脸上的斑也是脾气不好引起的，中医叫肝斑，必须要顺肝气，降心火，才能够斑退心安。这富商女听后点点头，爷爷确实说中她的症结。

她说，大夫，那你就给我开药吧。爷爷摇摇头说，心病还需心药医，吃药只能治好一半的病，另一半得靠你自己去养。

这富商女不解地问，我怎么养呢？爷爷在纸上写了"忍、让"两个字，说，当你包容别人时，你的心是最美的；当你憎恨别人时，你的心是扭曲的。

富商女若有所思。爷爷说，钱比别人多，不一定骄傲；楼比别人高，不一定自豪；出入战场千百次，胜千敌不如胜一己。在商场里，战胜无数对手，不如真正战胜自己。这富商女豁然大悟，觉得自己多年之所以苦恼，不得解脱，都是因为在外面与别人比拼，从来没有向内心反省自己恶劣的坏脾气。

爷爷说，你手上戴的珍珠链子，为什么那么受人喜爱呢？这富商女说，因为珍珠稀有难得。

爷爷摇摇头说，这只是表面的意思。珍珠怎么形成的？它就是一粒细沙，被蚌含在体内，这粒细沙却时时刺痛蚌的身体，而这蚌却分泌汁液去包容它，最后这些包容的汁液凝聚成漂亮的珍珠。人也一样，当你去包容别人时，自己就会练就一颗珍珠之心，这颗心就像珍珠那样清凉，能安神定志。

这富商女恍然大悟，说，我家人给我买珍珠链子，说带了这个可以心安神定，原来是这个道理啊。爷爷说，链子只是个表法，真正心安神定，是教你拥有珍珠那般清凉之性。而珍珠确实也是一味很好的中药。

珍珠也是中药，很多人听都没听过。珍珠内服，可以清凉安神，治失眠烦热，外用可以治目赤翳障、疮痈肿毒，还可以作为美容护肤佳品。

随后爷爷便教这富商女服食珍珠粉，用珍珠研末和蜂蜜调服。原来这就是《肘后方》记载的珍珠散，单味珍珠就能治疗烦躁失眠、心神不安的疾病。同时又教她用珍珠磨细粉，做成珍珠面膜敷脸。

富商女很快就能安神入睡，不久以后，脸上的斑也消退得干干净净。

小指月说，爷爷，为什么她以前用了那么多名贵的药，效果都不理想，这次爷爷给她单味珍珠散，却有这么好的效果？

爷爷说，相由心生。如果她心态没有转变，再好的珍珠散也不能达到理想的效果。美丽的相貌源自于平和的心态，漂亮的容颜需要一颗包容的心来涵养。

小指月似懂非懂，但他知道爷爷有时用语言来做药引子，有时用小故事来开导病人，这些都是一般的书里学不到的。难怪爷爷经常叫指月要多读圣贤书，书读得好的话，可以以书为药，治人体的身病、心病。小指月终于明白为何爷爷常说天地万物皆能为药的道理了。随后小指月在小笔记本中记道：

《本草纲目》记载，珍珠是具有令人心清凉功效的一种中药。李时珍指出，珍珠甘寒无毒，能解热毒，镇心明目，安魂定魄。涂面，令人润泽好颜色，内服除小儿惊热烦躁。

84、钩藤

◎会转弯的刺

《常用中草药手册》记载，用钩藤 6～15 克，水煎服，治高血压头晕目眩，神经性头痛。

小指月拿着一个钩藤，两边对称有钩。爷爷说，这是双钩藤，也有单钩的。

小指月说，爷爷，我还是第一次见到会转弯的刺。爷爷说，能够转弯的刺确实比较少，大多数刺都锋利朝天，刚直不弯，比如仙人掌、穿破石，唯独钩藤之钩刺能转弯，说明它的走向和一般带刺之物不同。

小指月说，有什么不同呢？爷爷说，有其形必有其气。一般带刺的往外穿破，可以消肿溃坚，而这钩藤还能倒钩回来转个弯，说明它能够让上亢之势转头。这就是钩藤平肝息风、清热降火的道理所在。

小指月恍然大悟，说，原来钩藤息风止痉、平肝清热是这么来的。天麻钩藤饮用钩藤也是帮助身体气机转个弯，把血脉上冲之势引导下来，把高血压调回来。

一病人头胀头痛，眼目昏花，血压高，一发脾气就耳鸣眩晕加重。

爷爷说，这是肝阳上亢，用一味钩藤就能平肝潜阳。于是叫病人每次用 15 克钩藤，水煎服，连服 10 日。煎药时不能久煎，因为钩藤能扩张末梢血管，有镇静、降压作用，如果久煎，超过 20 分钟，就会破坏降压有效成分。

病人服完药后，头脑清爽，眩晕消失，非常舒服。

小指月说，我想通钩藤的作用机制了。钩藤带刺，能扩张血脉，它的钩刺能折回来转弯，可以把上亢的压力引下来。肝阳肝火上冲头目，钩藤便可平息之。

随后小指月在小笔记本中记道：

龚士澄经验：纯用嫩钩，其功十倍。钧藤药力在对生于梗上之双钩，故处方用名钧藤钩、净双钩。现在市售钧藤，藤梗多而钩少或无钩，故煎剂每次用至15克，也难显其药效。所以每遇肝风、心火相煽之眩晕头痛，必拣双钩者，每次10克以上，还须后煎，方能确保疗效。鉴于眩晕一症，每因情志变化、饮食不宜而复发。乃用纯钧藤40克，白芍30克，牡丹皮20克，合研细末，和匀，瓶收，每次5克，上、下午各服1次，开水调下。其中钧藤轻清而凉，能泻火定风，白芍、牡丹皮清泻肝胆之阳元，不但用之方便，且可防止复发。

◎ 滋水涵木令风静火息

又有一个血压高的病人，头晕目眩。他用钧藤煮水喝，发现效果不理想，便前来竹篱茅舍找老先生。

他不解地问，大夫，为什么你给那个病人用钧藤能够降血压，我自己也血压高、头晕，跟他症状相似，用了却没有效果。

爷爷摸了摸他的脉，笑笑说，他的病是纯粹风火上攻，其脉弦数，所以用钧藤可以很快清火息风。而你是因为脉细数，肾水不足，肝血不能涵养，所以木燥火炎，这时用钧藤平其木火上扰，还必须加以养阴药，才能够滋水涵木，令根基牢固，则风火不易动摇。于是加了白芍、熟地黄两味药。

病人服用后，果然风静火息，神清气爽，眩晕得平，血压得降。

爷爷说，很多人试用了一些民间偏方，发现效果不理想，便说方子不行，其实不是方子不行，而是没有对证用药。所以学偏方重要，学辨证更重要。如果搞不清基本的八纲，那么你空有许多金刚钻，也无所用其巧啊！随后小指月在小笔记本中记道：

《本草新编》记载，钧藤，去风甚速，有风症者必宜用之。但风火之生，多因于肾水不足，以致木燥火炎，于补阴药中少用钧藤，则风火易散，倘全不补阴，纯用钧藤以祛风散火，则风不能息，而火且愈炽矣。

◎ 钧藤拾珍

王鹏飞经验 钧藤饮治疗小儿夜啼

小儿夜啼多为日间精神如常，入夜则惊哭啼闹不安，食欲欠佳，大便偏干。我在诊疗时，不论其为寒、为热、为惊、为滞，概从肝、胃、肠入手，总可见效。应用钧藤10克，清热平肝；蝉蜕3克，散风解痉，治小儿夜啼，取昼鸣夜息之意；

木香 3 克，温中和胃，下气宽中；槟榔 3 克，开泄行气破滞；乌药 6 克，顺气降逆，散寒止痛；益元散 10 克（包煎），清热降火，镇惊除烦。以上诸药相伍，既有甘寒清热平肝之功，又具辛苦温调胃肠之效，使三焦安宁，则啼哭烦闹自止。

指月按：《药性论》说，钩藤主小儿惊啼。《本草纲目》记载，钩藤通心包于肝木，风静火息，则诸证自除。可见心肝有热，烦躁难眠，晚上容易闹夜不安，所以但见有热象，都可以用钩藤清心平肝，则热退神安。

朱小南经验

朱老师对肝热型经行发热病例，先用柴胡疏肝散疏肝清热，再加青蒿、黄芩，奏效不显，且热势燔盛，头目眩晕，口鼻燥热，犹如喷火之状，遂于上方中加钩藤 18 克（大于一般剂量）。他认为钩藤平肝息风，解除心热，适于此病。果然 2 剂后热平身清，效如桴鼓。

指月按：钩藤能够让风火下行不上扰，这种倒钩之刺，能够引导逆气下走。肝热气逆，口中如有喷火之状，这都是一派风火相煽。风助火势，火借风威，所以热盛不降，用钩藤可以通心包之火于肝木，令风静火息，则热退身凉。

85、天麻

◎风把痰吹上头顶

一妇人眩晕耳鸣多年，一旦晕起来，眼花，头痛，影响工作、生活。

爷爷说，平时痰多吗？病人说，多啊，老吐，但吐不干净。

爷爷说，西医说这是耳源性眩晕，但在中医看来这是痰饮浊阴上犯清窍，导致清阳不升，浊阴不降，所以头晕眼花。这妇人说，那我该怎么办？

爷爷说，少吃生痰之物，杜绝痰源，头部就会清爽。这妇人又问，哪些是生痰之物呢？小指月说，鸡蛋、牛奶、水果、糯米、肥肉等黏糊、生冷之品。

爷爷说，过度饱食，也容易生痰。吃撑吃胀，会吃伤脾胃。你喝水、吃米饭都会生痰饮。所以吃什么很重要，怎么吃更重要，要懂得吃七分饱就收住，这样可以减少痰湿的生成。

这妇人点点头，确实，她在家里经常吃得打饱嗝，不是因为她贪吃，而是家人吃不完的饭菜，她不愿意浪费，都努力地吃掉，以为这样才不浪费。因为很多中老年人都是贫苦年代过来的，不舍得倒掉残羹剩菜。

爷爷笑笑说，这太简单了，你每次做饭时少做点不就行了，这样大家吃个七八分饱，反而更健康，这是用钱都买不到的健康啊！只是一个小小理念的调整，就可以让你和你的家人身体更好。

小指月说，若要身体好，饮食七分饱，夜饭减一口，定能致高寿。

这妇人点点头。老先生说的都是她家里经常犯的错，不仅是她的家庭，很多家庭都在犯这个胡吃海塞的错，消化不了，变生的痰饮便会伤害身体。所以健康以不吃饱为第一要义，疾病以减食为最佳汤药。

爷爷说，指月，痰饮头痛用什么？眼花头晕又用什么？小指月引《脾胃论》说，足太阴痰厥头痛，非半夏不能疗；眼黑头眩，风虚内作，非天麻不能除。

爷爷看病人舌苔白腻，脉弦滑，明显是痰饮夹风上冲，便说，那就用半夏白术天麻汤。小指月随后把这方子写了下来，这方子由二陈汤加白术、天麻、姜、枣组成。二陈汤降已生之痰，通降阳明胃肠，使痰浊下行；白术化未生之痰，强大脾胃，使脾胃不生痰；天麻平肝息风，痰浊非风不能上攻巅顶而眩晕，故平息其风，痰浊自降。正如风筝没有风就飞不上天一样，痰浊没有风就不能被吹上头顶，通过天麻息风，即是息痰。

这妇人听从爷爷的告诫，服用了10剂半夏白术天麻汤，眩晕头痛再没有发作。

◎找出风动的原因

有个小孩，一次拉肚子，很长时间才康复，但留下个后遗症，就是经常昏昏欲睡，手足轻微地抖动。医生看到这种抖动之象，都想到是风，因为风主动，诸风掉眩，皆属于肝。所以给他用了天麻，因为天麻又叫定风草，专门治疗虚风内动，既能补益人体，又能够平息风动。这小孩吃了1个月的天麻粉后，手部抖动没那么频繁了，可还是没能够彻底根治。家人便带他来到竹篱茅舍。

爷爷看这孩子有黑眼眶，又比较瘦小，再一把脉，一派濡弱之象，便问，指月啊，为什么平息风动最好的天麻，都不能帮这孩子止住手抖？

小指月说，根深不怕风摇动。久病伤及肾气，肾是人体之根，如同树木根伤，必定容易为风所摇，所以应该滋养肾气，令根基牢固，则风动可息。

爷爷点点头说，滋养肾气是没错，根基牢固可以使得风邪无法撼动，但还有一点，必须要厚培其土，其根乃固。你看外面种的茄子，要想结得丰硕，不被风吹倒，就要往这茄根部培土，土厚了，风就不容易摇动。腹泻伤及脾胃之气，人又瘦小，没什么肌肉，这样就容易引起风动，中医称之为慢脾风。脾土巩固，才能从根源上抵抗风邪，站住脚跟。

小指月恍然大悟，原来还要培土，土虚则木摇，土厚则木牢。

爷爷说，那就用滋水培土加平肝息风。小指月笑笑说，我明白了，滋水者，六味地黄丸也；培土者，四君子汤也；平肝息风者，天麻也。

小孩子再吃这方子后，人就特精神，胃口也开了，十来剂药下去，手不抖了，白天昏昏欲睡之感，如同风卷残云，彻底消失。

爷爷说，看一个病，不要只停留于表面局部，大家都知道诸风掉眩，皆属于肝，为什么只用平肝息风的药不能把风给止住？小指月说，因为引起肝风动摇的原因有很多，根基不牢要培补肾气，因为肾为人体的根；土壤不固，要固护脾胃，因为脾胃乃人体的土壤。只有脾胃健壮，肌肉满实，风才不容易摇动。

爷爷点点头说，《普济本事方》中有个醒脾丸，专治小儿吐泻过后脾虚慢惊风，神志昏沉，手部抖动。方中除了天麻定风之品，还配以人参、白术培土之物，现在你就能够看得懂这个方子的设计思路了。

86. 地龙

◎一味地龙治无名肿毒

《本草纲目》记载，地龙一条，连泥捣烂外敷，治龙缠疮毒。

小指月说，爷爷，蚯蚓也是药，而且还经常用到。爷爷说，没错，广东的蚯蚓是道地药材。蚯蚓又叫地龙，是一味非常重要的中药。它埋伏在土中，下饮黄泉之水，性寒凉，能清热平肝，加上它如同脉络般蠕动，所以善通人体经络血脉。

小指月说，既能疏通脉络，又能清热解毒，这真是一味好药。

爷爷说，各种局部红肿热毒，导致气血凝滞，血不得通，热不得降。这时用一味地龙，既可通其经脉而止痛，又可清其热毒而消肿。小指月说，地龙可是一味疮肿妙药，专治无名肿毒的特效药啊！

爷爷点点头，接着跟指月讲了地龙治疗带状疱疹的故事。宋太祖赵匡胤登基不久，患了缠腰火丹，哮喘病也一起复发了。太医院的医官们绞尽脑汁，仍是效果不好。一位河南府的医官想起洛阳有位擅长治疗皮肤病的药铺掌柜，外号"活洞宾"，善治此病，于是上表推荐。活洞宾来到宫中，见太祖环腰长满了大豆形的水疱，于是打开药罐，取出几条蚯蚓，放在两个盘子里，撒上蜂蜜，使其溶化为水液。他用棉花蘸水液涂在太祖患处，太祖立刻感到清凉舒适，疼痛减轻了许多。他又捧上另一盘蚯蚓汁，让太祖服下。太祖惊问，这是何药？既可内服，又可外用。活洞宾怕讲实话而受到太祖责罚，就随机应变地说，皇上是真龙天子下凡，民间俗药怎能奏效，这药叫地龙，以龙补龙，定能奏效。太祖听后非常高兴，立即服下。几天后，太祖疱疹愈，咳喘止，疼痛消失。活洞宾也因此享尽荣华。从此，地龙的名声与功能也就广泛传开了。随后小指月在小笔记本中记道：

祝谌予经验：活蚯蚓治疗无名肿毒。无名肿毒，是指体表局部骤发肿痛而言，因其随处可生，无适当的名称，故名。多由风寒热毒客于经络所致。因热毒而成者，局部肿燃而色赤，可用活蚯蚓 10 条，用清水洗净，加糖或盐适量渍之即化成黏液，涂于局部。皮肤溃破者用糖渍之，以防灼痛。皮肤无破损者可用盐渍之。本品有解时行热毒、破血消肿之功用。祝老常用此法治疗一些无名肿毒，收效甚佳。曾见一男性病人，下肢突然出现大片皮疹，红肿热痛 3 天，且心烦，口苦口干，大便不通。用盐渍活蚯蚓 10 条，涂于局部，1 周后肿消热退，皮疹消失。

◎ 一味地龙治痔疮

一长途车司机苦闷地说，人家都说开车有职业病，腰椎和颈椎不好。可我的腰椎和颈椎没问题，就是老犯痔疮。

爷爷笑笑说，痔疮也是开车的职业病。你经常久坐不动，湿热下注，加上长途劳顿，中气不足，导致湿毒下陷，聚到肛门便为痔疮。

司机说，大夫，我经常大便后出血，熬夜久点，肛门就红肿热痛，非常难受。我该怎么办呢？爷爷笑笑说，不要太操劳，另外不要喝酒和吃辛辣之物，这些都容易加重痔疮。

这司机又说，大夫，我经常出车，熬药不大可能，有没有可以直接吃的药粉？

爷爷说，你这脉象还不算太虚，可以单用地龙打粉，装胶囊吞服。如果脉象虚，就要加黄芪往上托。地龙咸寒走下，善清下部热肿，又能疏通脉络，缓解血脉瘀滞。不过以后你要注意，能站就要少坐，久坐伤肉，湿热下注，必定会加重局部肿痛。这司机笑笑说，我这工作就是整天坐着，以后我尽量能站就站，少坐。

然后这司机便服用地龙胶囊，连续服食了 7 天，痔疮没有再发作。平时他少吃辛辣刺激之物，多站多走，少坐，这样反而觉得身体舒服，精神百倍。随后小指月在小笔记本中记道：

罗大伦经验：我们家以前是祖传中医肛肠科，有一个治疗痔疮的秘方——蚯蚓治痔疮。对于单纯的内痔或者外痔、混合痔，用蚯蚓很有效。去药店买50克地龙，让药店研成粉末，装入胶囊，每次服用6克，早、晚各服1次。还可以将地龙磨粉，与2倍于药末体积的瘦猪肉馅搅拌，不要放佐料，包成饺子，蒸熟，每次吃7~10个，每日2次。可以蘸佐料吃。虽然味道怪些，但是效果不错。连吃四五天，就可以达到收缩痔疮的效果。大家不必惊讶，地龙在国外某些地区就是食物，做菜常用。

◎补阳还五汤治中风后遗症

一中风病人，虽然经过医院全力抢救，但留下后遗症，左手偏瘫，动不了了。半年来经过大量的康复训练和营养支持，但一直没有恢复。就这样行动迟缓，走路不利索，干什么活都不方便，就连生活自理也成了问题。

爷爷说，这个时代，很多病都开始年轻化，像中风偏瘫越来越多。人们生活条件好了，胡吃海塞，身体残疾了，都不知道问题出在哪儿。

爷爷一语正中病人要害，原来这病人经常大鱼大肉，吃喝应酬，海鲜鱼翅，美酒佳肴，应有尽有。爷爷说，表面的福气未必是真福，看起来是病苦，里面含有后福。他听不懂爷爷的话。

爷爷说，人生有很多转折，疾病也是一种转折，它让你过一种新的生活，如果还按以前的活法，那就是在走病痛的老路。病人问，那我该怎么办呢？

爷爷说，要吃素，不要再看电视，必须要勤加锻炼，保证睡眠。

病人听后大惑不解，问，不是说大病后体虚，要补益吗？我这半年来每隔两天都要喝一锅鸡汤，目的是不让身体缺乏营养。爷爷说，这是很多人的养生误区。大病后体虚，未必能够运化高营养，清淡的素食反而更有利于吸收消化。高营养下去，消化不良，都变成痰浊了。你现在身体肥胖，又打呼噜，咳痰多，你想想这些痰浊如果都壅塞在经脉里，堵塞气血，影响循环，偏瘫的身体怎么恢复啊？

病人想了想，觉得也是，这一段时间以来，他越发觉得身体沉重，原来营养没有被身体吸收，为自己所用，反而成了赘肉痰湿，加重身体负担。

爷爷又看他唇暗，脉沉，明显元气亏虚，血脉推不动瘀滞。便说，气虚血瘀用什么方子？小指月说，中风后气虚血瘀，经络不利，半身不遂，补阳还五汤主之。这是王清任《医林改错》里的经典方，用大剂量黄芪，把失掉的五成元气补回来。再借助桃红四物汤，去掉滋腻的地黄，加进通络的地龙，把瘀血挡道、经络阻塞打通，这样气足血活，便能够加快康复。

爷爷点点头，然后再加进白花蛇。小指月问，爷爷，为何加白花蛇呢？

爷爷说，这是名医唐福舟的经验，他用地龙配白花蛇，是一通络药对，取白花蛇性急燥烈，能祛风外出；而地龙性缓寒凉，能够平息内患。两味药一属温阳，一属阴凉，这样白花蛇得地龙则不燥烈，地龙得白花蛇则不寒凉。两者相辅相成，有阴阳调和之妙，而无偏寒偏热之弊，用以通经走络，无微不至，可以使邪风痰瘀无容留之地。

这位病人少荤多素，勤锻炼，少看电视，保证睡眠，连服了一个多月的补阳还五汤加白花蛇，瘫痪的一只手居然能够活动了，走起路来也利索多了。这家人都感叹中医神奇。

爷爷笑笑说，你自己功能锻炼加上饮食保健的功劳占一半，医生用药也只起到一半的作用，两个一半合在一起，方才能够尽到治疗的全功。随后小指月在小笔记本中记道：

竺友泉经验：地龙有息风通络之效用，临床多以其治疗急慢性中风。竺老大夫治疗中风偏瘫时地龙用量在 30～60 克。地龙还用于治疗痹痛、瘰疬等症。地龙配伍没药可治疗偏头痛。

◎地龙平喘降压利尿

《斗门方》记载，地龙捣烂，以冷水滤过，浓服半碗，治小便不通。

《吉林中草药》报道，治支气管喘息，用地龙研粉，装胶囊，每次 3 克，每日服 3 次，温开水送下。

爷爷说，指月，《劝学》里怎么讲地龙的？小指月随口背出《劝学》里的名句，蚓无爪牙之利，筋骨之强，上食埃土，下饮黄泉，用心一也。蟹六跪而二螯，非蛇鳝之穴无可寄托者，用心躁也。

爷爷点点头说，这就是蚯蚓和螃蟹的区别。蚯蚓虽然没有锋利的爪牙，凭着它柔软的身体，却能够在土地中到处钻孔，安家定宅；而螃蟹虽然有大爪钳，可却不会建房子，还要去找别人的空穴来安家，因为螃蟹没有耐性。所以学医不看你先天有多少资本，而是看你用心够不够精专。用心精专，滴水可以穿石；用心不专，不能坚持，刀斧也砍不开木头。

小指月知道爷爷又跟他讲修学的精神。爷爷经常强调人生唯有恒是第一美德，学医能日积月累，不断坚持，乃是最佳的捷径，舍此别无他法。所以能够不间断，不夹杂，不怀疑，一门深入，长期熏修，没有不成就的。

一哮喘病人，喘粗气，口气发热，小便不利，血压也偏高，这都是一派痰浊壅塞管窍之象，而且痰浊又有化热之势。

爷爷说，要找一味药，既能平降压力，又可以解除肺热哮喘，还要能够开通水道管窍，令压力从尿道而解，用什么药呢？

小指月说，清肺平喘，平肝降压，又要善利小便，一味地龙最妙。

爷爷点点头说，李时珍在《本草纲目》中讲地龙性寒而下行，性寒能够解除各种热疾，包括痰浊化热，堵塞在肺部而喘，下行能够利小便，通经络，降血压，治足部顽痹。所以爷爷便教病人把新鲜的地龙捣烂，用冷水过滤，服下半碗浓汁，遂喘平，血压降，小便通畅。随后小指月在小笔记本中记道：

《湖南中医杂志》报道，史某，男，58岁。患高血压病3年，经常头晕不适，胀痛难耐，口苦咽干，舌红脉弦，尿赤。证属肝阳上亢，宜降压利尿。遂用新鲜地龙15条，剥开，洗干净泥土，加白糖100克，半小时后，地龙可化成水，然后顿服，每日早、晚各1次，5天为1个疗程。待血压恢复正常后，再服用1个疗程，以巩固疗效。后来随访，未再复发。服药期间戒荤腥酒肉，身体恢复后也要少荤多素。

◎地龙拾珍

齐强经验　蚯蚓水治红眼病

1975年夏秋之季，故里有红眼病流行。一同仁荐用已故名中医蒲老之验方，用新鲜蚯蚓化水点眼，而取良效。挖取鲜蚯蚓数条，洗净泥土，放在碗中，加糖少许，上盖一碗，待24小时后，蚯蚓化为水液，用其水点眼，每小时点1次。

曾遇一张姓病人，一家四口，3天之内先后而发红眼病，故将该法介绍用之，分别先后各点2~3天均获愈。据病人称，用蚯蚓水点眼，自觉清爽舒适，且有止痛退红的效果。

指月按：《太平圣惠方》记载，治风赤眼，地龙十条，焙干，捣细为散，临睡前以冷茶调下两钱服之。可见治疗目赤，火热上攻的，外用地龙点眼，取它咸寒降火之性，也可以内服，取它善于走窜，引药达下，因为地龙专走窜于土中，所以能够引眼目肿热下行。

高辉经验

马某，女，56岁。右侧肢体麻木，头晕头痛，两侧尤甚，食少纳果，恶心呕吐，舌质稍红，脉弦滑，不能下床。查：血压190/110mmHg。经用西药降压及中医治疗，血压降为正常，主症如前。用补阳还五汤加减连服 5 剂仍未效。余辗转反思，究为邪郁少阳，经络欠畅，遂用小柴胡汤加地龙 30 克投之，服 1 剂，主症即去六七，连服 3 剂告愈。后观 10 余例高血压出现中风先兆病人均有不同程度的时寒时热之象，均用小柴胡汤加地龙 30 克投之，3～6 剂均获降压效果，主症消失或基本消失。其后又把此方加减用于卒中后遗症，亦有卓效。

指月按：小柴胡汤可以退往来寒热，而地龙乃通管脉、降压、清热要药，故《山东中草药手册》记载，用新鲜地龙三五条，放在盆内排掉污泥，切碎，炒鸡蛋，隔天吃一次，可以降血压。临床上但见病人脉象弦硬亢盛，这种脉压偏高，是体内堵塞壅滞所致，用地龙善于疏通堵塞，可平降压力。

87．全蝎

◎一味全蝎治带状疱疹后遗症

《本草纲目》记载，全蝎疗风疮。

一老翁得了带状疱疹。民间叫蛇串疮，这种疱疹会沿着肌肤四处发展，就像一条蛇一样，疼痛难耐。风善行而数变，带状疱疹也属于风疮的一种。

老人家用龙胆泻肝汤除去湿热毒浊，疱疹隐退了，可留下个顽固后遗症，就是肋骨周围刺痛如针扎，久久不除，用了不少药都没法消除。

爷爷说，久病入络，久病多瘀，看来得找一味能搜刮经络、逐去瘀滞的药。

小指月说，搜刮经络之药大都是动物药，还要能逐瘀，那就选择全蝎吧。爷爷说，用全蝎可以，它还有止痛之功。

随后给病人 30 克全蝎，研成细粉，包成 10 包，每天早、晚各服 1 包。病人吃了 5 天药后回来，感谢说，大夫，吃了你这药真好，我这肋间的疼痛好了大半，没那么难捱了。爷爷又让他再用 1 个疗程，结果痛去如失，后遗症未再出现。

小指月说，这个小方服药方便，临床又有效，一味全蝎治带状疱疹后遗症，肌表刺痛不已，真是简验便廉的小单方啊！随后小指月在小笔记本中记道：

全蝎是止痛神药。著名皮肤科专家朱仁康先生常以全蝎治疗缠腰火丹疼痛。他认为，缠腰火丹乃湿热毒邪为患，热偏盛者投龙胆泻肝汤，湿偏盛者用除湿胃苓汤，大多获效。然而，往往由于湿热未尽，滞留经络，遗痛不止。今取全蝎以剔解毒邪，解毒通经，故能止痛矣。朱氏摸索出全蝎粉可以止痛的经验后，治疗了很多缠腰火丹后遗疼痛的病例，均获显效。

◎一味全蝎治痉咳

一小男孩得了百日咳，治了半个多月，不但没好转，反而加重，脸色晦暗，咳嗽一顿一顿的，像是抽搐一样。小指月说，这叫痉咳，一旦吹风，咳就加重。

爷爷说，就用 1 个全蝎，打成粉，包在煮熟的鸡蛋里嚼服，每日吃 2 个。结果吃到第三天，就不咳嗽了，脸色也渐渐转为红润。

小指月不解地问，爷爷，没听过全蝎可以止咳啊，为什么百日咳用它呢？

爷爷笑笑说，全蝎可以息风止痉，它是治疗拘挛抽搐的要药。严重的百日咳，就像肺中气脉拘挛，需要息其风，止其痉，其病乃愈。所以把治破伤风、拘挛抽搐的全蝎移用到治疗痉咳，这就是中医触类旁通、取象比类的思维。随后小指月在小笔记本中记道：

《浙江中医杂志》报道，王某，男，5 岁。患百日咳，治疗 10 余天未好，颜面浮肿，咳嗽剧烈，遂用全蝎 1 个，炒焦为末，煮鸡蛋 1 个，用鸡蛋包全蝎末食之，每日 2 次，经治 5 日，诸症皆愈。

◎一味全蝎治项上痰核

《山东中草药手册》记载，治流行性腮腺炎或淋巴结核，全蝎用香油炸黄，每次吃 1 个，每日吃 2 次，连服 2 日。

爷爷说，指月，你可要好好学全蝎这味药，它可是中药里的一把金刚钻，它祛风祛的不是一般的风，通络通的不是一般的络脉不通，解毒也不是解除一般的毒浊。对于顽固风痰阻络、毒浊深伏者，它都可以搜剔之。

小指月说，难怪黄元御的《玉楸药解》讲全蝎能穿筋透骨，除湿逐风。

一妇人下颌部肿硬，如鸽蛋大，推之可移。医生说，这是淋巴结结核，需要动手术。病人要先找中医瞧瞧。

爷爷说，这是中医所谓的痰核，痰浊留注在肌肉筋骨间，肿硬异常，非一般草木药能够刮除。于是叫她服食全蝎，每次用全蝎 3 个炒焦打粉，以黄酒送服，每日 2 ~ 3 次，服用 1 周后，肿硬之处消无芥蒂。

病人说，大夫，你这单方就像代刀散，代替了手术之苦啊！

爷爷说，碰到顽痰阻络，盘根错节，往往非动物药不能通开。全蝎就是内服中药里的一把钢刀，可以搜刮剔除经络的伏痰垢积，就像用杀猪刀剔除骨面上的肉一样。但毕竟是动物药，凶猛有余，服食应该中病即止，不可过量服之。随后小指月在小笔记本中记道：

> 张锡纯经验：本村刘氏女，颔下起时毒，甚肿硬，抚之微热，时愚甫弱冠，医学原未深造，投药两剂，无甚效验。后或授一方，用壁上全蝎七个，焙焦为末，分两次用黄酒送下。服此方三日，其疮消无芥蒂。盖墙上所得之蝎子，未经盐水浸腌，其力浑全，故奏效尤捷也。（《医学衷中参西录》）

◎全蝎治顽固荨麻疹

《开宝本草》记载，全蝎疗诸风瘾疹。

一顽固荨麻疹病人，每次喝酒、吃海鲜时，荨麻疹周身发作，瘙痒甚剧，夜间辗转反侧，无法入睡，此时百药乏效，必须待酒肉之毒从肠道排出，连续多日清淡饮食，瘙痒瘾疹才会慢慢消去。这次又下馆子应酬，跟朋友拼酒吃肉，早把病痛忘得一干二净，真是好了疮疤忘了痛。可到了晚上，他就后悔了，又得几个晚上瘙痒难耐。他急忙跑来竹篱茅舍，想看看有什么对治良策，可以截断扭转。

爷爷说，既然知道疾病诱因，就要懂得去回避，不要每次大鱼大肉，吃香喝辣，满足口腹之欲后，再来遭受病苦。随后爷爷教他用全蝎1个打粉，在鸡蛋上敲一个小孔，倒出蛋清，将全蝎粉塞进去，然后封上口蒸熟，再吃这全蝎蛋，每天吃2次。第一天吃完痒疹就没有发作，连吃了5天，1个疗程，未再感觉瘙痒。随访半年，未见复发。可见全蝎祛风痒之功甚效。随后小指月在小笔记本中记道：

> 《浙江中医杂志》报道，任某，四肢躯干部广泛发荨麻疹，骤起骤消，瘙痒剧烈，夜间尤甚，病起7年。用全蝎1枚，洗干净，取鸡蛋1个，在顶部开孔，将全蝎塞进去，破口朝上，放在容器内蒸熟，丢掉蝎子，单纯服食鸡蛋，每天2次，5天为1个疗程。吃完1个疗程，瘙痒大减，吃完第2个疗程，痒除病愈。又服第3个疗程，以巩固疗效，杜绝病根，至今未发。

◎全蝎治眼皮异常跳动

有个人得了一种怪病，两只眼皮跳动，日夜无休止。他听算命的说，左眼跳财，右眼跳灾。这两只眼都跳动，难不成既有财运，又有灾劫？可经过各种检查，又没查出原因，他便找中医。很多人说糊里糊涂的病就去找中医，中医可以糊里糊涂地治好病。

爷爷说，中医不糊涂，就像这眼跳，中医认为是风动之象，各种肌肉跳动，肌肉抖动，都要懂得平息肝风。于是叫病人单用全蝎一味，装胶囊吞服，服用第一天眼皮跳动频率减少，连服 3 天，眼皮跳动消失，足见全蝎祛风止痉制动之功。

爷爷说，全蝎治眼病常常能够建奇功，它通窍明目之力鲜为医家所知。常将全蝎加到补益药中，可以增强补益药的效果，或单用全蝎一味，皆有助于恢复视力，使眼部经络畅通，则有明目之功。小指月说，气虚清阳不升的眼花，即用补中益气汤加全蝎；肝肾亏虚，视物昏蒙的时候，就用杞菊地黄丸加全蝎。

爷爷点点头说，全蝎还以止痛见长，对于目胀痛也有较好的效果。譬如血压升高，引起眼胀，大都是风火痰上扰，用镇肝熄风汤冲服 3 ~ 5 克全蝎，不仅能肃降血压，还能缓解头目胀痛，取全蝎息风止痛之功。

◎全蝎拾珍

张锡纯经验

一壮年中风，半身麻木，无论服何药发汗，其半身分毫无汗。后得一方，用药局中蝎子二两，盐炒轧细，调红糖水中顿服之，其半身即出汗，麻木遂愈。然未免药力太过，非壮实之人不可轻用。（《医学衷中参西录》）

指月按：一般的中风半身麻木属于实证的，以搜络逐风、剔除痰瘀为第一要义。而全蝎既能祛风通络，又可以逐瘀剔痰，正符合经络为痰瘀闭塞的中风之象。所以《开宝本草》提到，全蝎疗中风半身不遂，口眼㖞斜，言语艰涩，手足抽搐。如果体虚可以配以黄芪，以红糖水调服，也取它补益之意。病人药后汗出，麻木除，经脉打通，痰瘀化去。

《中医杂志》报道，林某，女，28 岁。产后半夜突见乳房胀痛，伴畏寒发热，触之有包块，压痛明显。遂以全蝎 2 个，馒头 1 个，用馒头裹全蝎粉，饭前吞服，1 剂而肿痛消。又有王某，女，25 岁。产后 2 个月，乳房红肿热痛，畏寒发热，诊断为急性乳腺炎。遂用全蝎粉 3 克装胶囊，1 天内吃完。连服 3 天，胀痛除，红肿消。

指月按：《本草纲目》记载，全蝎能主诸疮肿毒。不管是瘰疬痰核，还是乳痈肿胀，或者骨关节结核，全蝎皆能入络止痛，刮剔痰瘀，而且动物药善于开破，使得肿消络通，其病自去。

齐强经验　全蝎疗疮毒

全蝎是虫类中药，辛平有毒，为息风止痉之药，同时有化瘀解毒医疮之功效，蝎尾功尤捷。如治痔疮发痒，以全蝎烧烟熏之。还有治诸疮肿痛，用麻油煎之，加黄蜡为膏，敷于患部，一般多外用。而少有人单用全蝎治疗疮毒。余得已故中医外科好友马氏所传，用全蝎在瓦上焙干，细研为末，每服 3 克，治疗各种疮疖肿毒，每收佳效。尤其对西医所称的毛囊炎或多发性睑腺炎（麦粒肿）等病，疗效甚佳。一年方 20 岁男患，双眼反复生针眼（麦粒肿），久治不愈。经服全蝎粉，每服 3 克，每日 2 次，共治 4 天，服药 24 克，痊愈后未再复发。

指月按：眼科专著《银海精微》中记载一种漏眼疮，又叫漏眼脓血症，是眼科常见病，相当于西医的慢性泪囊炎急性发作，大都是肝经风热湿毒上扰而成。如果不及时治愈，就容易化脓。这时但用全蝎，能平肝息风，又能解毒消肿，还可以通络止痛，每次服用 1 ~ 2 克，每日 2 次，开水服下，一般 3 日内即肿消痛定而愈。

陈玉峰经验

陈老喜用全蝎，常用全蝎治疗多种疾病。如治疗神经性头痛属于血瘀者，症见头痛，日久不愈，痛如针刺，痛处不移，夜间尤甚，舌有瘀斑，脉弦涩。用《医林改错》解毒活血汤加入全蝎，效果显著。治疗百日咳，取全蝎解痉作用，在对证方剂里加入全蝎，有较好的止咳效果。治疗腓肠肌痉挛（俗称抽筋），全蝎 1 只，烘干，研成极细面。鸡蛋 1 个，去少量蛋清。将全蝎粉装入鸡蛋内，用纸将口糊好，烧熟后食之。此方不但效果好，且药费少，确实是临床难得的一方。

指月按：《大明本草》记载，全蝎能通血脉开窍，对于一些顽固头痛，西医所谓的血管神经性头痛、偏头痛，每每情志波动，或季节交替，或疲劳过度，容易发作，常规药物难以收到效果，这时在辨证方中加全蝎一味，可以搜剔伏瘀，通络止痛。譬如交节头痛发作，用血府逐瘀汤加全蝎。章次公喜欢用全蝎配蜈蚣，治疗各类顽固痹痛，他认为这两味药最善搜风剔络，对于邪伏年久的疼痛尤为有效。若再顽固，可配合露蜂房、蕲蛇同用。

88. 蜈蚣

◎一味蜈蚣散治面瘫

蜈蚣又名天龙，走窜飞速。小指月跟爷爷在野外采药时，看到土块中有条蜈蚣，小指月跑过去，没有踩着，蜈蚣迅速钻进草丛，一眨眼就不见了。

爷爷说，从蜈蚣善于走窜，可以看出它善祛风，所以蜈蚣有息风止痉之妙。

有个病人，因为天热在外面露宿，第二天醒来，发现嘴歪了。原来半夜着了风，受了凉，导致面瘫。

爷爷说，像这种急性面部风瘫，中医认为是风动经络，口眼㖞斜，这时只要用蜈蚣来搜风，驱逐经络风邪，就可以使得头面牵引麻木之感消失。

遂用单味蜈蚣研粉冲服，小指月称之为一味止痉散，专治面部风瘫拘挛。

病人用酒送服，服了 2 次就好了。吃药时觉得面部发热，好像有虫行蚁咬之感，原来这就是气血流通，经脉扩张，风邪被驱逐出去的现象。随后小指月在小笔记本中记道：

张锡纯经验：一人年三十余，陡然口眼歪斜，受病之边目不能瞬，用全蜈蚣二条为末，以防风五钱煎汤送服，三剂全愈。（《医学衷中参西录》）

◎蜈蚣酒治蚊虫叮咬

夏天到了，很多小孩的头面四肢被蚊虫叮得起包，肿痒难耐，越挠越厉害。有些体质不太好的孩子，因此还引起局部红肿热痛，甚至发热。

爷爷看到这种现象，连忙叫小指月装了几十小瓶蜈蚣酒。凡是前来治疗蚊虫叮咬、蜜蜂蜇伤的小孩子，都给他们一小瓶蜈蚣酒，涂擦在肿痛处，马上觉得清凉舒服，涂擦几次就肿消痛除。

小指月说，爷爷，我们的蜈蚣酒比一般的万金油效果还要好啊！爷爷笑笑说，那是当然了，你知道蜈蚣又叫什么名字吗？

小指月说，又叫百足虫，它是百虫之王啊！爷爷说，没错，所以《神农本草经》讲蜈蚣能啖诸蛇虫鱼毒。小指月说，爷爷，蜈蚣如何解除这种肿毒痒痛的呢？

爷爷笑笑说，你说为什么会痒？小指月说，痒为泄风，局部疏泄不利，因为肿毒瘀聚，所以身体通过自救来搔痒，令气血能够过去，经络疏通，其痒痛自平。

爷爷说，蜈蚣善于走窜，配上酒和冰片制成的蜈蚣酒，更能够活血祛风，就像来回帮你的肌表挠痒痒一样。同时它又能以毒攻毒，辛以散结消肿，故局部肿结、恶疮瘙痒，皆可平之。小指月说，原来还有这层道理。

爷爷说，痛则不通，你看蚊虫叮咬，有些又痒又痛，因为局部气血痹阻不通，所以疼痛肿胀，蜈蚣善于开通，通则不痛。随后小指月在小笔记本中记道：

任之堂经验：余师治疗蚊虫叮咬及蜜蜂蜇伤等用雄黄蜈蚣酒，乃清明节后抓到的活蜈蚣，加上雄黄，用烧酒泡一周后配制而成，效果很好。山里毒蚊子多，经常会被叮咬，有了这药就不怕了。只要把这药抹上一点，很快就好了，蜜蜂蜇了也有效。

◎ 小孩高热抽搐

有个小孩高热，快40℃了，两目上视，四肢抽搐。

小指月马上想到羚羊角，因为诸风掉眩，皆属于肝。热极生风，非羚羊角息风止痉不可，特别是小孩高热抽搐，一味羚羊角乃特效药。可羚羊角最近缺货，巧妇难为无米之炊，良医手头若无良药，也会掣肘。

爷爷说，别急，明白疾病的机制，就可以想出各种应对的招法。首先这孩子壮热，我们要找能够迅速退热的药，脉洪数乃阳明热火燔灼，而清降阳明热火最好的药是什么？小指月不假思索地说，当然是石膏了，石膏乃降阳明大热妙品。

爷爷又说，壮热常会引起风动，除了用石膏大降其热外，还要用一味药能够平息其风，最好能息风止痉，令其手足不再抽搐，哪味药是息风止痉药的代表呢？

小指月想都没想，脱口而出，蜈蚣息风止痉之要药也。名医恽铁樵曾说，凡惊风抽搐，虫类药最为特效，蜈蚣最猛，全蝎最平。有用全蝎不能制止之风，用蜈蚣则无有不制止者。惊风以撮口最为酷烈，非蜈蚣不能取效，寻常抽搐则全蝎足以济事，不宜用蜈蚣也。

爷爷点点头说，行，我们就用白虎汤加蜈蚣来代替羚羊角治热极生风。小孩服第一次药后，热就退了，抽动减轻，服第二次药后，脉静身凉，神志恢复，病去若失。小指月高兴地说，爷爷，这次我不仅学到用石膏加蜈蚣代替羚羊角的经验，更学到一种分析疾病来龙去脉再遣方用药的思维。

爷爷点点头说，学经验就像得到一条鱼，学到一种分析疾病的思维就像得到捕鱼的技巧，你能够自己领悟，真不错啊！随后小指月在小笔记本中记道：

张锡纯经验：奉天陈××之幼子，年五岁，周身壮热，四肢拘挛，有抽掣之状，渴嗜饮水，大便干燥，知系外感之热引动其肝经风火上冲脑部，致脑气筋妄行，失其主宰之常也。投以白虎汤，方中生石膏用一两，又加薄荷叶一钱，钩藤钩二钱，全蜈蚣二条，煎汤一盅，分两次温饮下，一剂而抽掣止，拘挛舒，遂去蜈蚣，又服一剂，热亦退净。

奉天那姓幼子，生月余，周身壮热抽掣，两日之间不食乳、不啼哭，奄奄一息，待时而已。来院求治，知与前证仿佛，为其系婴孩，拟用前方，将白虎汤减半，为其抽掣甚剧，薄荷叶、钩藤钩、蜈蚣其数仍旧，又加全蝎三个，煎药一盅，不分次数，徐徐温灌之，历十二小时，药灌已而抽掣愈，食乳，知啼哭矣。翌日，又为疏散风清热镇肝之药，一剂痊愈。隔两日，其同族又有三岁幼童，其病状与陈姓子相似，即治以陈姓子所服药，一剂而愈。

奉天吴姓男孩，生逾百日，周身壮热，时作抽掣，然不甚剧，投以白虎汤，生石膏用六钱，又加薄荷叶一钱，蜈蚣一条，煎汤分三次灌下，尽剂而愈。

此四证皆在暮春上旬，相隔数日之间，亦一时外感之气化有以使之然也。（《医学衷中参西录》）

◎蜈蚣拾珍

张锡纯经验

有病噎膈者，服药无效，偶思饮酒，饮尽一壶而病愈。后视壶中有大蜈蚣一条，恍悟其病愈之由，不在酒，实在酒中有蜈蚣也。盖噎膈之证，多因血瘀上脘，为有形之阻隔，蜈蚣善于开瘀，是以能愈。观于此，则治噎膈者，蜈蚣当为急需之品矣。为其事甚奇，故附记于此。（《医学衷中参西录》）

指月按：现代研究，蜈蚣有抗癌作用。中医所谓的噎膈，相当于西医的食管癌、胃癌。用蜈蚣研粉，每日服 2~3 条，对于食管癌、胃癌、乳腺癌、皮肤癌、结肠癌、宫颈癌，甚至肝癌，都有一定辅助疗效。

有个妇人腿被狗咬伤后受风，周身抽掣，医治十多日，抽掣更厉害，发现前面每剂药中都有全蝎数钱，配合祛风活血益气之药，但方中却没有用蜈蚣，于是张锡纯再次用方，黄芪六钱，当归四钱，羌活、独活、全蝎各二钱，大蜈蚣两条，煎服一剂，抽掣遂止，再服一剂，永不复发。（《医学衷中参西录》）

指月按：全蝎都制不服的抽掣，而蜈蚣却能制服。各类惊风、破伤风，甚至癫痫抽掣，古籍里的名方没有不重用蜈蚣的。张锡纯说，蜈蚣走窜之性最速，内而脏腑，外而经络，凡气血凝聚之处皆能开之。其性犹善搜风，内治肝风萌动，癫痫眩晕，抽掣瘛疭，小儿脐风，外治经络中风，口眼㖞斜，手足麻木。而被蛇或狗咬伤，病发之时，不仅局部剧痛漫肿，而且会出现一系列中医所谓的风象，即四肢麻痹，抽掣不安，甚至头目肿胀，而蜈蚣乃最善治风之药，又能够攻毒，所以是各类蛇药、狗咬伤药的主药之一。

季德胜经验

江苏省南通市的蛇医专家季德胜，有一次为研究一条从未见过的小花蛇的毒性，让它在自己的小臂上咬了一口，当时被咬的皮肤陡然发黑。虽然内服了 2 次他原来制成的蛇药，但未能控制毒性发展，并头昏目眩，进入半昏迷状态。在这生命的紧急关头，各位前来会诊的名医束手无策，还是季德胜自己有气无力地说，药物已经无效了，给我捉 5 条大蜈蚣来，让我吞下去，也许还有希望。结果 5 条蜈蚣生吞下肚，病情仍未见好转，生命危在旦夕。当即去电重庆，向大师兄求救。大师兄回电云，仍吃蜈蚣，数量加倍。依法服用后，奇迹发生了，季德胜小臂皮肤的黑色逐渐消退，神志清醒了。15 条蜈蚣挽救了这位蛇王的性命。从此以后，蜈蚣便成了风靡世界的季德胜蛇药片的主要成分。

指月按：清代有位捕蛇者，曾传下解蛇毒的一首内服良方，即用蜈蚣一条，全蝎两条，共研成细末，以酒调下即愈。《洞天奥旨》也载有专治蛇虫咬伤的蜈蚣散，用蜈蚣三条，雄黄五钱，白芷一两，樟脑三钱，研成细粉，用香油调敷肿胀处，随干随擦。李时珍也称赤足蜈蚣最能伏蛇，为上药，白芷次之。可见无论内服、外用，蜈蚣皆可解蛇毒。《朱良春用药经验集》里提到，有个农民在水田里劳动时被蝮蛇咬伤，从小腿肿到膝上，疼痛异常，眼花头胀，神昏不安，此蛇毒攻心之象，宜解毒祛风，用蜈蚣粉，每次 3 克，6 小时 1 次，同时在肿胀处用粗针穿刺数处，以排毒血。当天痛减神安，次日肿消痛止，连服 4 日而愈。

朱良春经验

费某，男，57 岁，农民。患骨结核 4 年，左腿有瘘管两处，脓水淋沥，用蜈蚣内服外敷，即蜈蚣烘干打粉装胶囊，每次 5 粒，每日 2 次，同时外用凡士林纱布蘸蜈蚣粉，填入瘘管内，每日 1 次。10 日后，瘘管分泌脓水减少，瘘管变浅。2 个月后，骨结核痊愈。

指月按：蜈蚣有毒，却可以攻毒散结，此以毒攻毒也，所以各类恶毒疮痈可以用之。《江苏中医杂志》报道，一男子下肢溃疡多年不愈，后采用蜈蚣散，即用蜈蚣打粉，洒于疮面，每日 1 次，3 周即愈。又有一男子右腿患附骨疽，由于失治，造成 2 年不愈，反复流脓水，后单用蜈蚣散，即蜈蚣焙黄打粉，1 周后碎骨浊物排出，2 周疮口愈合，未服任何药而告愈，至今 6 年未复发。足见蜈蚣善于治疗痈疽疮肿溃疡，故古人称蜈蚣有攻毒疗疮之效。

89、僵蚕

◎一味僵蚕治酒后咳嗽

《瑞竹堂经验方》记载，风痰喘嗽，夜不能卧，白僵蚕炒研，好茶末各一两，为末，每用五钱，卧时泡沸汤服。

一病人饮酒后开摩托车吹了风，后开始咳嗽，咳了半个月都没好。

爷爷说，这是外风引动伏痰，酒味辛热走肺，能把痰湿发到肺，而外风袭表入肺，这样风和痰相搏结，肺部气机不利，便咳嗽不已。

小指月说，爷爷，是不是该祛风化痰啊？爷爷说，没错，不要思维定式，只想到止咳，必须找出咳嗽的原因。既然是风痰为患，那么就用一味白僵蚕，祛风解除气管拘挛咳嗽，化痰解除肺部气机郁结。这样就用一味白僵蚕焙干研粉，用茶调下 3 克，每日 2 次，3 天后咳嗽就消失了。随后小指月在小笔记本中记道：

酒后咳嗽，白僵蚕焙干研末，每茶服 3 克。

小儿呛咳，用白僵蚕细末，洒在乳头上，小孩吮乳时，吸进一些就有效。

◎喉痹要药

《千金要方》记载，余常苦咽喉肿痛，用僵蚕直者，不拘多少，炒为末，以生姜自然汁调服一钱半，甚效。

一妇人感到咽喉有物，吞之不下，吐之不出，生气时梗塞加重。

这是中医所谓的梅核气。既然知道是气机郁滞，用顺气的药不就行了吗？于是医生给她开了逍遥散加半夏厚朴汤，吃药时稍微舒服些，可不吃药，就觉得咽喉肿痛，如有物塞。小指月说，这方子思路没有错哦，左关瘀滞逍遥散条达之，右寸关不降半夏厚朴汤敛降之，应该能治好啊？

爷爷笑笑说，凡气机郁滞，可以通过顺气的药来疏通。这就像一团丝线缠在一起，如果没有打成死结，可以小心地把它们解开，这就像用理气药，把这些纠缠理顺一样。可如果缠得厉害，打成了死结，这时是不容易解开的。就像咽喉部已经结成梅核气了，有硬结了。那么软的不行，就得来硬的，已经成为盘根错节的痰气胶阻，那就非用斧凿来破开不可，就像快刀斩乱麻。而僵蚕质地僵硬，能破结，带有秋金肃杀之气，就像以金制木一样，能够开破木郁。

小指月点点头，遂把僵蚕一味药加到原方中。病人再喝药时，咽中痰结消失殆尽，不再那么肿痛难耐了。

爷爷说，这僵蚕可是一味治疗喉痹的常用药，特别是喉痹痰阻，影响到吞咽、呼吸，用一般的顺气药，缓不济急，而用僵蚕能够破开痰结，方能治愈。

◎一味僵蚕治血管紧张性头痛

黄元御说，僵蚕通经活络，祛风开痹，善治头痛。

有个中学生，每次考试前一紧张就头痛，可一考完试，放松了，头就不痛了。不管吃什么止痛片，都没法根治这头痛。

爷爷说，这是心理素质的问题。一紧张血脉就扭曲，不通则痛，一放松，血脉就舒张，通则不痛。

随后爷爷给他用了四君子汤配合逍遥丸，再加僵蚕，以培土达木，祛风止痛。这中学生服用几剂汤药后，几年以来，每逢考试紧张焦虑头痛之感居然消失了。

爷爷说，虽然一味僵蚕乃治疗头风头痛之妙药，但如果他心理这一关没过来，服药效果就没有这么好。随后小指月在小笔记本中记道：

冯云天经验：冯氏在临床上以辨证组方加僵蚕治疗血管神经性头痛效佳。血管神经性头痛，多因内伤、外感致风痰上扰清窍，治疗多应祛风化痰为主。僵蚕善祛风化痰通络，佐入主方，常获显效。

刘某，男，41 岁，教师。自述近 5 年来，间断性头痛，劳累加重，乏力，余无特殊不适。经检查均正常。西医诊断为血管神经性头痛。经中西医治疗，疗效欠佳。舌有齿痕，舌苔薄白，脉弱，证属中气虚弱。处方：补中益气汤，3 剂后疗效不显著，在原方中加入僵蚕 10 克。连服 3 剂后，头痛缓解，上方继续服用 6 剂，随访 2 年未复发。

赵某，男，18 岁，学生。自述头痛 1 年余，加重 1 个月，西医诊断为血管神经性头痛，伴腰膝酸软，乏力，舌质红，舌苔薄白，脉细数。证属肾阴亏虚。处方：六味地黄汤加僵蚕 15 克，水煎服。3 剂后，病人头痛大减，效不更方，继服 10 剂，随访 1 年未复发。

◎僵蚕拾珍

朱良春经验

瘰疬多由肝肾两亏，痰火内郁，结而为核，其核肿硬未化脓者，可用僵蚕、大贝母各 2 份，全蝎 1 份，研为细末，另用玄参、夏枯草各 1 份煎取浓汁，泛丸如绿豆大，每食后服 4 克，3 日 2 次。能软坚散结，化痰消核。坚持服用，能取得良效。

指月按：《千金要方》中记载，单用白僵蚕研粉水冲服，可治疗瘰疬。因为白僵蚕有化痰软坚之功。所以凡痰核、瘰疬、喉痹，均有佳效。

乳腺小叶增生症，属于乳癖范畴，多因肝气不舒、痰气交凝、冲任失调而致，治宜疏肝解郁、化痰软坚、协调冲任。以僵蚕为主组成消核汤（僵蚕 12 克，露蜂房、当归、赤芍、香附、橘核各9克，陈皮6克，甘草3克），具有佳效，一般连服5～10剂，即可奏效。如未全消者，可续服之。

指月按：乳腺增生，一般肝气郁滞在前，痰核结节在后，所以疏肝理气，可以在无形气机郁滞层面上解散病邪，而化痰软坚却可以针对局部痰核而消散开。这样无形之气聚和有形之痰阻一同治理，更有助于消散乳癖。

单味僵蚕粉，每服3～5克，每日2次，对哮喘轻者有缓解作用，可解痉定喘，化痰止咳，散风泻热。但虚喘、寒喘勿用。

指月按：僵蚕能够祛风解痉，化痰散结，而哮喘大都伴随痰阻气滞，引发肺部经脉拘紧，僵蚕既可祛风化痰，又可解除经脉拘紧，有止痉之功，所以比较符合哮喘的病机。不过毕竟喘证有寒热虚实，可在辨证方中选用僵蚕。

荨麻疹多为风热客于营分而致，应予祛风泻热、凉血活血。僵蚕长于散风泻热，对风热型荨麻疹甚有佳效。常用僵蚕、姜黄、蝉蜕、乌梢蛇、生大黄等份，共研细末，每服5克，每日2次。如久治未愈，而气血亏虚者宜佐以益气养血之品，脾虚者又应参用补脾渗湿之剂。

指月按：《太平圣惠方》记载，单用僵蚕研粉，以酒送服，可治疗遍身瘾疹瘙痒，即现在所谓的荨麻疹。但毕竟僵蚕辛散咸降，对于风热型的荨麻疹效果才好。

90．麝香

◎家中常备麝香保心丸

《本草纲目》记载，麝香通诸窍，开经络。

一老妇人有冠心病，经常心慌气短，天气变化或疲劳生气后胸闷就加重，不过只要休息休息，就能够慢慢缓解。可有一次连续阴雨不止，老人家晚上睡觉又忘了盖被，着凉后胸痹就加重，胸闷短气。她家人赶忙来问老先生。

爷爷叫他们先买麝香保心丸应急用。含化麝香保心丸后，病人觉得心胸闷痛气短消失。爷爷说，对于有冠心病病人的家庭，像麝香保心丸应该家中常备，甚至病人外出都要随身携带，这样心脏病发作时就能够应急用。

小指月说，不是说麝是国家一级保护动物，麝香已经不准再用了吗？

爷爷说，现在含有麝香的中成药大都是用人工麝香，也有效果。《内经》讲诸窍易闭。人体孔窍容易因为外在虚邪贼风或内在痰浊瘀血阻闭不通，这时疾病就危急了。而开窍药以它辛香走窜之性，能开窍醒神，在这里就能够大显身手。这也是麝香之所以越来越贵重的道理。随后小指月在小笔记本中记道：

《本草纲目》记载，麝香走窜，能通诸窍之不利，开经络之壅遏。若诸风诸气诸血诸痛，惊痫癥瘕诸病，经络壅闭，孔窍不利者，安得不用为引导以开之通之耶。非不可用也，但不可过用耳。

◎通窍活血汤治脑部损伤

有个摩托车司机，由于疲劳驾驶，撞到电线杆上，前额触地，头破血流，晕厥了过去。医生说是轻微脑震荡，虽然没有血肿，需要留院观察。摩托车司机却急着出了院，后来这司机老觉得伤处疼痛，好像风钻了进来。他就找来竹篱茅舍。

小指月一下子就想到了通窍活血汤，可通窍活血汤全凭好麝香才能取效，现在没有上好的麝香了，巧妇难为无米之炊，怎么办呢？爷爷笑笑说，这还不简单，你用开窍活血祛瘀的草药来代替不也行吗？比如白芷、葱、苏木、石菖蒲。

小指月一乐，原来古方里的药不是不可以换的，如果熟悉理法，知道开窍活血解表，那么你随手都可以找出替代之药。爷爷说，没有野生的麝香，你还可以叫病人买麝香保心丸。

小指月说，这不是治疗冠心病的药吗？爷爷笑笑说，要活学活用。心主血脉，不仅主心胸中的血脉，也主周身的血脉。所以麝香保心丸开窍辟浊，消肿止痛，不仅消心胸中瘀血梗塞，连脑中跌打伤损皆可开通消散之。

小指月豁然开悟，这样旁通用药，药物主治的范围就更广了。病人服用了 7 剂通窍活血汤和 2 盒麝香保心丸，脑部的瘀肿消失，疼痛遂愈。随后小指月在小笔记本中记道：

孙允中经验：治血瘀头痛以血府逐瘀汤合通窍活血汤加减，因麝香昂贵且药源缺乏，每以葱茎、生姜、石菖蒲、郁金、白芷配伍代用取效。

◎六神丸治喉痹

有个小伙子急性扁桃体发炎，咽喉肿痛，吞咽不下，水谷难入。爷爷看他咽喉肿得都快闭塞在一起了，这在古代叫喉痹。

小指月说，还没见过这么严重的扁桃体炎症，肿得水谷都进不了。小伙子用沙哑痛苦的声音说，大夫，我已经吃了好几剂中药都没效果。

爷爷看了前面用的中药都是清热解毒的，便说，这些中药对于你的严重咽喉肿痛，只是杯水车薪，难以济急啊。小伙子说，那该怎么办呢？

爷爷说，你这急性扁桃体炎要按痈疽肿毒来治，就用治咽喉肿痛的六神丸吧。原来六神丸里含有麝香、硫黄、蟾酥、珍珠等非常贵重而又对毒痈有强大消解作用的中药，是一般草木药所难以企及的。

小伙子看六神丸一粒就那么一丁点，便疑惑地问，大夫，这点药管用吗？爷爷说，炸药虽少，却可以开山破石。

小伙子慢慢咽下六神丸，尽量不急着咽下去，目的是让药力持续保留在咽部。吃了几次六神丸，咽喉闭塞就通开了。再服用其他清热解毒的治咽喉药，随后咽喉肿痛就消了。连小指月都说太神奇了。

爷爷说，麝香开窍，咽喉也是人体之窍门，若窍闭不开，麝香进去，必能开窍通闭，辟秽化浊，所以在急性痈疮肿毒的治疗里发挥着巨大的作用。

◎麝香拾珍

余听鸿经验

某男，弱冠时患石淋，小便滴沥难解，欲解时少腹与茎中痛不可忍，以头额抵于墙角，历半小时许，方点滴而下。延医治之，不外八正散、琥珀散、石韦散、五苓散之属，愈利愈痛。诸医皆束手无策，遂延余听鸿诊视。先了解病之始末，及至病家，见忙在料理后事。余氏诊毕曰：病由肾虚而败精阻窍，与膀胱热邪相搏，蓄于下焦，窒塞不化也。左脉沉弦，尺部细弱，病重恐难挽回。疏方仅二味：当门子（上好麝香）一克，鲜杜牛膝半斤，嘱捣汁，分两次灌服。翌日，病人小溲时骤然疼痛加剧，苦不堪言，尿中有血，忽出一物，形似橄榄核大，坚如石。此物一出，病即霍然。后以六味地黄汤加减善后。病人将排出之物长期保存，留作纪念。杜牛膝，俗名对节草，性凉，功能解毒泻火，扩张尿管；当门子为麝香之上品，性辛温，功能开窍辟秽，活血散结，二药性专力猛而走下，能扩张尿道，有利于异物排出，符合《内经》通则不痛之旨。

指月按：麝香开窍不仅开心窍，尿道也是孔窍，只要有物梗堵，皆可开之。所以顽固的结石壅塞，尿闭不通，常常会用到麝香。有个治小便不通的外治法，就是用炒盐加 0.1 克麝香，如果没有的话，可以用 0.3 克冰片代替，填敷肚脐中。再用葱白 9 克，车前草 15 克，共捣烂摊纱布上，盖于脐部，用胶布固定即可。这样就能够很快开通尿道，以助排水。《三家医案合刻》叶案中有一例曰：酒客淋浊，必系湿热之邪，着于气分，故五苓、八正，俱用通利。病数年不愈，必由败精腐阻居多，必通败精，一定之理。叶氏亦取此方治之。因为初病气结在经，久病血伤入络，这些顽固积血，非厉害的开窍排瘀之药，很难把它们通导下来。

《话说中药》记载，麝香为群香之首。一老妇人因脑血管意外住院 5 天，仍昏迷不醒，每日只能靠输液、鼻饲维持生命，医院已下病危通知书。病人家人前来咨询，陈胜威医师告知他们最好的办法就是用安宫牛黄丸，通过鼻饲灌下，或许能清醒过来。而病人家人走遍各家药店，找到的安宫牛黄丸说明书上写的都是人造麝香、人工牛黄，很难买到含有天然麝香的。恰巧病人的亲戚存有以前产的含有天然麝香的安宫牛黄丸。将这安宫牛黄丸灌入病人胃内，第二天清晨，病人居然奇迹般地睁开了眼睛，并能清晰说话。家属和医生无不惊奇，认为这老牌的安宫牛黄丸醒脑开窍之功非比寻常。又有一 40 余岁妇人，因为肝硬化引发肝昏迷，不省人事，医院抢救也没有醒过来。后来找不到天然麝香的安宫牛黄丸，便连续灌入几丸人造麝香的安宫牛黄丸，也缓缓醒过来了。

指月按：《济生方》记载，治中风神昏不醒，用麝香两钱研末，清油二两调匀灌之，可见古人已经单用麝香开窍醒神来急救病人。而现代安宫牛黄丸里含有麝香，故为中医治疗各种危急热闭昏迷、神志不清的急救首选药物。

91．冰片

◎百药之先导

一妇人腹中刺痛如刀割。一般中医都能辨出这是瘀血在少腹，宜用逐瘀之法，可这妇人吃了几剂专治瘀血疼痛的失笑散，仍然每日发作腹痛。

爷爷说，蒲黄、五灵脂，虽然为活血化瘀要药，可对于顽固瘀血阻在脉道孔窍，这时还欠缺一味透关开窍之药。小指月说，是不是要用点麝香啊？

爷爷说，还没到那程度，麝香当然有效，但这普通疾病，怎么能轻易亮出撒手锏呢？可以用便宜的冰片，冰片也是开窍药，能够开窍通闭，而且冰片又为众药之先导，一入人体，可以开达诸窍，无往不利。

《名医别录》里记载，妇人难产，取冰片研末少许，用刚打的井水调开服下，能够令胎儿迅速下来。

小指月说，原来是这样，能够让腹中难产胎儿都下来，这透窍之力够大。

这妇人还是用失笑散，再加点冰片，就像猛虎添翼一样，吃后觉得肚腹有股气在转，只吃了 2 次，肚腹刺痛就消失了。随后小指月在小笔记本中记道：

邓铁涛经验：五灵止痛散是邓铁涛教授 20 世纪 80 年代献出的一首家传止痛秘方，其组成即古方失笑散加一味冰片（现已由广州中药三厂正式生产）。该药对胸腹部位的疼痛治疗效果较好，一般 30~60 分钟即可见效，无任何不良反应，尤适用于一些诊断不明或久治不愈并伴有口干口苦的疼痛性疾病。

◎冰硼散治口舌疮

有个小孩，夜晚总是哭闹不已，家人以为是小儿夜啼，就给他用了蝉蜕配灯心草，一般像这种病吃几次药就好了，可吃了 3 次，小孩还是哭闹，睡不着觉。

爷爷叫小孩把嘴巴张开，看到小孩口舌生疮糜烂，马上笑笑说，夜间哭闹只是表象，口舌生疮才是病根。治好口舌生疮，晚上就不哭闹了。

小指月马上说，咽喉肿痛，口舌生疮，用冰硼散。冰硼散是五官科的常用药，用冰片配合硼砂、玄明粉、朱砂，共同研成细粉，撒在患处，能够迅速退热止痛。

小孩外敷冰硼散后，非常舒服，晚上就不哭闹了。几天后疮口收敛而愈。

爷爷说，冰硼散不仅对口舌生疮有效，对于化脓性中耳炎，脓多腥臭的，把耳内脓液擦拭干净，将药末均匀地喷入耳内，也能够治疗。随后小指月在小笔记本中记道：

赵东奇经验：治疗口腔溃疡有一种很便宜又很有效的外用药，叫冰硼散，它不仅可以用于口腔黏膜溃疡，还是一种不错的妇科良药。临床上常用于阴道炎，尤其是真菌性阴道炎，轻者 2~3 天就愈，重者 1 周收效。

◎冰片拾珍

《本草纲目》记载，一妇女发热腰痛，手足厥逆，渐渐神志昏闷，不思饮食，症状危重。医生怀疑是痘疮，当时正逢暑月，遂取猪心血，加冰片调和服用。醒来后出了一身痘疮，后神清恢复。若非此方，则横夭矣。

指月按：《沈存中良方》记载，痘疮稠密，严重时会变黑，用新鲜的猪血，加冰片、温酒调和服。这是取猪血能引冰片入心经，冰片辛凉走散，能让心经郁热毒气宣散于外，这样血活而痘疮发出，大有火郁发之之意。所以脉道通利，经络条达，而热退神安，疮毒排出。

92. 苏合香

◎苏合香酒去山岚寒湿气

《本经逢原》记载，苏合香聚诸香之气而成，能透诸窍脏，辟一切不正之气。凡山岚瘴湿之气袭于经络，拘急弛缓不均者，非此不能除。但性燥气窜，阴虚多火之人禁用。

有个水果商，经常凌晨三四点就要冒着雾露去批发市场批发水果。他开着摩托车，冒着严寒，刚开始不觉得不舒服，可时间久了，几年后发现自己经常腰酸背痛，骨节疼痛，白天没有精神，晚上睡不好，冬天手脚特别凉。他听人家说，可以用药酒来疏通经络，排出寒气，也泡了几坛药酒，喝完后还是老样子。

爷爷说，你这算是老毛病，顽固伏寒导致窍闭脉郁，清晨一切雾露清冷之不正之气闭塞腠理，这时如果不用开窍导气之药，就不能把伏寒排泄出去。于是在药酒方里再加进苏合香，取它开窍醒神止痛之功。

病人再服用这药酒时，觉得通身温暖，气血流通，连服一坛药酒，病去若失，骨节不再疼痛，手脚也不再发凉。

爷爷说，以后大清早外出，要么含片姜，要么就穿得厚一点，摩托车不要开得太快，懂得基本的养生之道，才不会招致疾病。随后小指月在小笔记本中记道：

《梦溪笔谈》记载：王文正太尉气羸多病，真宗面赐药酒一注瓶，令空腹饮之，可以和气血，辟外邪。文正饮之，大觉安健，因对称谢。上曰："此苏合香酒也。每一斗酒，以苏合香丸一两同煮，极能调五脏，却腹中诸疾。每冒寒风兴，则饮一杯。"因各出数榼赐近臣。自此臣庶之家皆仿为之，苏合香丸盛行于时。此方本出《广济方》，谓之白术丸，后人亦编入《千金要方》《外台秘要》，治疾有殊效。予于《良方》叙之甚详，然昔人未知用之。钱文僖公集《箧中方》"苏合香丸注"云："此药本出禁中，祥符中尝赐近臣。"即谓此也。

◎开窍过度元气散

一冠心病病人，经常心胸中冷痛，饱食后加重。医生说，这是寒痹心脉，应该用苏合香丸，温通散寒，开窍通脉。病人服用后，果然心胸舒坦。

病人就备了很多苏合香丸，稍有闷胀不舒，便马上服用这药丸。半年后病人老觉得气不够，上楼梯腿脚提不起来，小便排不干净，记忆力也大不如前。他不知道为什么。

爷爷一摸他脉象散大，心中便了然，说，指月啊，这是过服开窍的香类药，导致真气耗散，所以中气不足，头晕耳鸣，溲便为之不利，记忆力也减退。

遂用补中益气汤，病人连服10剂，方才行走有力，排尿顺畅，记忆力恢复。随后小指月在小笔记本中记道：

《本草从新》记载，今人滥用苏合丸，不知诸香走散真气，每见服之，轻病致重，重病即死。唯气体壮实者，庶可暂服一二丸，否则当深戒也。

93、石菖蒲

◎不忘散

很多家长都非常苦恼，因为自己孩子学习效率低，成绩不好。家教请了不少，可孩子就是没长进，一上课就打瞌睡，背诵课文随后就忘。

有这样一个中学生，睡觉打呼噜，鼾声如雷，老是没精打采，学习成绩越来越差。家人以为他生病了，但去检查又没查出什么问题。于是来看中医。

爷爷看他胖嘟嘟的样子，心中就明白了。这叫肥人多痰湿，痰湿阻气，容易气虚，多走几步路，就短气乏力，气喘，学习久一点就耐不住，脑子一片空白，明显是头脑清窍气血供应不足。

爷爷笑笑说，你们家条件太好了，牛奶、鸡蛋、糕点、零食，应有尽有，肠胃堵得满满的，上部的气血都被抽走供应肠胃消化去了，头脑清窍就会气血供应不足，整日晕晕沉沉。

这中学生说，大夫，我就是这样，老觉得气力不够用，看会书很快就累了，老想睡觉，上课我都强撑着，虽然睁着眼睛，大脑却昏昏沉沉，一片空白。

爷爷笑笑说，牛马吃得太饱了，就走不动路，就会很疲倦，所以吃到六七成饱，干活就有劲。我们人呐，也是这样，吃得撑了，就不想动，就像蛇吃下一只老鼠，几天都动不了。所以你想要精神，就要管住嘴巴，不要吃零食，三餐之外不要吃任何点心、夜宵，你这体重得减减肥。这中学生和他家人一听，马上懂了老先生的意思，看来得制定减肥计划了。

爷爷说，指月，为什么人会善忘，会疲倦，会昏沉？小指月说，痰湿迷住心窍则昏沉，脾气不足则倦怠，所以应该健脾开窍化痰。

爷爷点点头说，那就用不忘散吧。随后小指月便写下《千金要方》里专门治疗健忘昏沉的不忘散，方里人参、茯苓健脾除湿，配合石菖蒲、远志开窍豁痰。

这中学生吃了一个多月的不忘散，配合爷爷教他三餐七分饱，远离零食、点心、夜宵，加上每天下午跑半小时的步，很快体重减了好几斤，脑子也灵敏不少。而且再也没有白天嗜睡、容易困倦的现象。

他家人担心花时间运动会影响功课。爷爷笑笑说，磨刀不误砍柴工，运动锻炼就是在打磨身体这把刀，刀越锋利砍柴越不费劲，身体越强壮，读书就越轻松。随后小指月在小笔记本中记道：

胡烈经验：嗜眠主要病因，一是脾胃气虚，气血生化不足，机体无以充养，以致心脾功能失常；二是痰湿困脾，上蒙心神，阻遏气机，阳不出于阴。痰湿嗜眠，多见于形体肥胖之人，表现沉困乏力，怠惰嗜卧，神情呆顿，健忘，胸闷纳少，痰多泛恶，舌苔白腻，脉多濡缓。治宜燥湿化痰，开通心神。燥湿化痰，可用二陈平胃汤加减，但开通心神则非其所能胜任。石菖蒲苦温辛香，归心、脾二经，善化痰湿，且舒心气，尤为化痰开窍的代表药。胡氏从临床体验到，燥湿化痰方中加用石菖蒲，可以提高祛痰湿的疗效，而痰湿嗜眠，尤需石菖蒲入心涤痰，开通心神。痰浊去，气血通，阴阳正常出入于心，则嗜眠自愈。

◎石菖蒲开心窍

《验方新编》记载，治痰迷心窍，用石菖蒲、生姜，共同捣汁服下。

一失眠病人，每天睡前服用安定方能入睡，最近胸闷心烦，口干口苦。

小指月摸他脉象滑数，见他舌苔黄腻，明显痰浊壅在胸膈，说，这是小陷胸汤证。病人确实经常感到胸胃处痞满难耐。可前面医生也给他用了小陷胸汤（黄连、半夏、瓜蒌），吃了没什么大的改善。

爷爷说，这痰浊蒙蔽清窍，就像乌云遮日一样，小陷胸汤大方向对了，去痰浊之力有余，叩开心窍之力不足，可以加进一味石菖蒲试试。

病人再服用时，便觉得心胸开豁，睡眠得安，晚上不吃安定，也可以睡得香。随后小指月在小笔记本中记道：

石恩骏经验：前人有"怪病皆生于痰"之论，寻常之病与痰浊有关者实不为少数。石氏曾患痰饮伏留上焦之证，胸闷气促，全身乏力，心率慢至 45 次/分，疑有心肌损害，苔黄腻，脉滑迟，以痰热之辨用黄连温胆汤未效，加石菖蒲 12 克于方中，数剂而愈。

◎气虚的抑郁病人

有个抑郁的女孩，经常板着脸不开心。中医说这是肝气郁结，心窍不开，给她用逍遥散加石菖蒲，吃了5剂药，这女孩觉得胸间郁结散开了，比以前舒服多了，脸上隐隐有些笑容。于是她又回去抓了5剂药，可这5剂药吃下去，又郁闷了，不仅没有效果，反而觉得人没有力气。她便来到竹篱茅舍。

爷爷叫指月先摸摸她的脉象，指月说，这脉象是有郁结，不过沉取力量不足，脉比较沉，还有气虚。爷爷点点头说，指月，石菖蒲不是能开心窍吗，为什么服用了还不开心呢？

小指月说，石菖蒲开心窍是散开的，如果心窍有实痰、气滞可以用之，但这病人是心气不足，虽然也有心窍闭郁，是虚闭，应该补虚为主，而不是开窍。

爷爷笑笑说，没错，在原方基础上再加一味人参试试。

小指月说，《神农本草经》里讲人参能够令人开心，是因为人参能补益膻中之气，膻中之气足，喜乐之官就能开心地工作。

这女孩吃完这药后，那种短气郁闷之感又消失了，终于露出久违的微笑。

爷爷说，凡心窍之闭，非石菖蒲不能开。如果佐以人参就更好，因为大凡心窍之闭，源于心气虚，膻中气不足，展不开。而补益心气最上之药，莫过于人参。虽然石菖蒲能够暂时开心窍，但恐其只开一时，气力不足者，随后又会闭回去。如果配合人参，就能标本兼治，而无后顾之忧。随后小指月在小笔记本中记道：

《重庆堂随笔》记载，石菖蒲舒心气，畅心脉，怡心情，妙药也。清解药用之，赖以祛痰秽之浊而卫官城；滋养药用之，赖以宣心思之结而通神明。

◎石菖蒲拾珍

汤宗明经验

语言謇涩，甚不能言，用石菖蒲、竹茹、天竺黄宣窍豁痰，若因肾虚精不上承者，加巴戟天、仙茅补肾填精。尤石菖蒲最需重用，用量25～30克，鲜者更妙。《神农本草经》谓石菖蒲有开心孔、通九窍、明耳目、出声音之功。足见用之治失语，恰当不过。

指月按：李时珍讲，一妇人中风失语，服石菖蒲1年，后百病皆愈。邹润安讲，假使躯体为寒水所蒙，灵明为痰涎所壅，则运动不周，视听不协。外面痰浊不化，里面声音就出不来。唯独石菖蒲生于水石之间，而辛温芳烈，有阳达阴化之功。故凡水液浑浊，而蒙蔽神明者，悉皆主之。所以从这石菖蒲的生长习性和气味看来，它入于人体，能使身体不为痰涎湿浊所阻。这样清窍不被浊阴蒙蔽，则失语可愈。

后　记

有个老师傅跟他的徒弟们说，怎样让茅屋前的空地不长杂草？

大徒弟用镰刀把杂草都割掉了，可1个月后又杂草丛生。

二徒弟用锄头把杂草都锄掉了，2个月后照样杂草丛生。

三徒弟买来除草剂，一喷，杂草全干枯了，然后又点起一把火，把杂草烧成灰烬，可3个月后杂草照样丛生。

小徒弟却在杂草中开垦，种上茶树。几年后空地成为茶园，茶树成棚，杂草再也长不起来了。而且大家还可以坐在屋里品尝着小徒弟种的山茶，茶香四溢，沁人心脾，大家无不津津乐道。

如果把身体比喻成空地，杂草丛生看成是各种疾病，而用刀割、锄除、除草剂、火烧是各种治疗手段的话，那么种上庄稼、茶树就是正知正见，勤于去耕耘，浇水施肥，就是运动锻炼。而一个人懒惰，就会生百病，就像空地不耕耘则会生百草，通过外力，刀割、火烧、除草剂，就像针灸、手术、抗生素、消炎药等治疗，有没有效果呢？当然有，但事实证明，绝大部分药物治疗都只能取得暂时的效果，就像世界上没有任何一种药物能保证你一辈子不感冒一样。

但是你通过健康的正知正见，勤于运动锻炼，拿出耕耘田地的精神来耕耘身体，虽然挥洒了汗水，但得到的却是健康的硕果！而这种养生保健之道，却能取得长期持久的效果。就像耕耘好茶树林后，杂草自然少了。所以懂得运动锻炼、劳逸结合的人，不是说他完全不生病，而是生病明显少了，并且每次生病都更容易好转、恢复。所以要想根除疾病，根除烦恼，必须要勤于耕耘自己的身体。

靠药物、医生，只能靠一时。而靠自己，却可以靠一辈子！

有空的时候，我们不要把时间浪费在闲聊、看手机、玩游戏、无所事事上，把锻炼强身置入进去，形成锻炼意识、锻炼习惯、锻炼能力！

很多运动，有空就做做，这个空隙甚至不用一分钟。如果时间多一点，还可以来个劳逸结合，动静相兼，做完运动后，静坐站桩，休息下，养养神，这就是中医人的养生法。需要很多时间吗？不用，一点点就够了。

最近流行一种运动——微运动，很适合现代忙碌的人们。就是把锻炼插入到每一个你不注重的时间节点中去，把一天串起来，工作学习就像是阴静，而微运动就像是阳动，久坐不动，气血自然凝滞，但抽时间动一动，气血就活了，气血一活，病痛垃圾就会被炼化搬运走。

这就是大养生家的不传之秘，不是叫你一整天都运动，而是叫你顺势而动，巧妙地抓住网眼，牵一发能动全身，拔一毛亦可利天下！

起床后，来几个俯卧撑，饭前来几个俯卧撑，出门前来几个俯卧撑，工作休息来几个俯卧撑，下班来几个俯卧撑，聊天来几个俯卧撑，睡前来几个俯卧撑……

一天下来，不知道做了多少个俯卧撑。但你知道这些都是在利用你平时毫不在意的时间间隙中完成的吗？我们有多少这样的时间被白白浪费掉，我们又有多少人抱怨太忙没时间锻炼，这些人都是不知道为自己而活，只知道围着工作生活转而已。真为自己，真爱惜自己，哪有没有时间的！

触目不见道，运足焉知路！见道了，青青翠竹，尽是真如，郁郁黄花，无非般若！人上道了，就会明白健康靠自己，自爱才能爱人，人要活就要动。

所以锻炼去吧！不就是动一动，举手之劳吗！

领悟了这点，健康对你来说是轻而易举，唾手可得的！

（《小郎中学医记——爷孙俩的中医故事5》完结，敬请期待下一部《小郎中学医记——爷孙俩的中医故事6》）。